NOUVELLE

PHARMACOPÉE

ET POSOLOGIE

HOMŒOPATHIQUES.

NOUVELLE

PHARMACOPÉE

ET POSOLOGIE

HOMŒOPATHIQUES,

OU

DE LA PRÉPARATION DES MÉDICAMENS

HOMOEOPATHIQUES

ET DE L'ADMINISTRATION DES DOSES,

PAR G.-H.-G. JAHR.

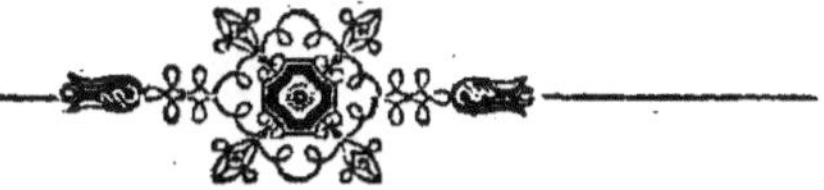

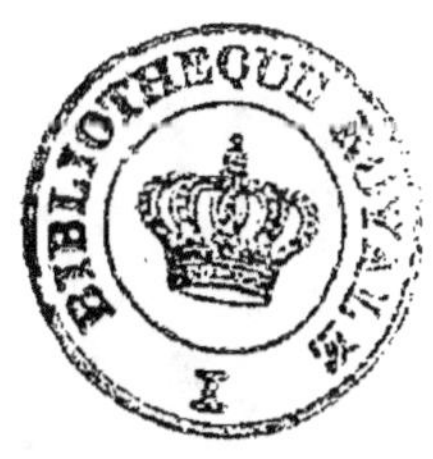

PARIS,

J.-B. BAILLIÈRE,

LIBRAIRE DE L'ACADÉMIE ROYALE DE MÉDECINE,

RUE DE L'ÉCOLE DE MÉDECINE, 17,

A LONDRES, CHEZ H. BAILLIÈRE, 219, REGENT-STREET.

1841.

PRÉFACE.

Dans le nouveau manuel de médecine homœopathique que nous avons publié récemment , nous avons négligé à dessein de faire précéder la partie qui comprend les médicamens de notions sur leur préparation , pensant qu'il serait préférable d'en réunir l'ensemble dans un ouvrage *ex professo* , qui contiendrait tous les détails nécessaires sur chaque médicament en particulier, et qui répondrait aux progrès que l'homœopathie a faits dans ces derniers temps. Tel est le motif qui nous a fait entreprendre la nouvelle pharmacopée et posologie homœopathiques que nous publions. Quant à ce qui regarde sa composition , nous nous sommes fait un devoir d'étudier avec soin tout ce qui a été écrit depuis plusieurs années sur la préparation des médicamens homœopathiques , et nous croyons avoir réuni tout ce que la littérature homœopathique allemande et américaine possède sur ce sujet de plus digne de fixer l'attention. Parmi les ouvrages allemands , nous citerons la *Pharmacopée homœopathique du docteur Buchner*, qui par la manière dont les articles y sont traités autant que par les renseignemens de tout genre que l'on y trouve, mérite d'être placée au premier rang. Nous nous étions proposé d'abord de traduire cet ouvrage, en y faisant toutefois quelques augmentations, et l'accompagnant de notes et de remarques ; mais remarquant qu'un travail de cette nature manquerait d'ordre et d'unité, nous avons préféré faire un ouvrage nouveau , lui donner une forme entièrement indépendante, en mettant à profit tout ce qui a été publié avant nous et que nous avons jugé digne de quelque attention.

Nous devons surtout à l'ouvrage du docteur *Buchner*, l'*idée* d'avoir donné, à chaque médicament, non-seulement les renseignemens nécessaires pour leur préparation homœopathique, mais encore des détails sur leurs propriétés physiques. Quant à la description physique des médicamens, dans la plupart des cas, nous l'avons faite de nouveau d'après les meilleurs auteurs français (1) et nos propres connaissances. Nous avons en même temps eu soin d'indiquer les préparations identiques à celles qui ont servi aux études des médicamens dont les effets ont été recueillis dans la matière médicale de notre école, ayant soin de faire ressortir la différence qui existe entre les préparations usitées et celles que certains innovateurs allemands ont proposé récemment de leur substituer.

Les matières de l'ouvrage ont été distribuées en *trois parties*, dont la *première* traite des *règles générales* pour la préparation des médicamens homœopathiques ; la *seconde*, de la préparation et de l'obtention de chaque substance en *particulier*, et la *troisième*, de l'*administration* des médicamens. Le sujet de cette dernière partie ne se trouve dans aucune des précédentes pharmacopées homœopathiques ; mais comme cet ouvrage est aussi bien destiné à l'usage des médecins que des pharmaciens, nous avons pensé qu'il y aurait avantage pour les uns et pour les autres, et peut-être encore plus pour les médecins de trouver réunies dans un seul ouvrage la *Pharmacopée* et la *posologie* homœopathiques.

Le nombre des substances que nous avons décrites dans ce livre, s'élève à 310, dont 200 seulement sont traitées dans notre *nouveau Manuel* ; nous avons cru devoir y comprendre environ 110 substances non admises encore

---

(1) Nous citerons particulièrement l'important *Dictionnaire de Matière Médicale et de Thérapeutique générale*, par MM. Mérat et Delens, Paris, 1820-1834, 6 vol. in 8.

dans les traités de matières médicales, bien qu'elles aient trouvé place dans les Pharmacopées allemandes ; afin que ceux qui voudraient en étudier les effets, soient d'accord sur la substance et la préparation qu'il faut soumettre à l'étude. C'est pourquoi nous n'avons pas hésité non plus à admettre aussi les médicamens dont le docteur *Fiekel* (Heyne, Hoffbauer, etc.), a publié des pathogénénésies imaginaires ou controuvées ; car quelque dérisoire qu'il eût été de les admettre dans la matière médicale, la description des caractères physiques de ces substances, dans une pharmacopée, ne fera de tort à personne, et pourra, au contraire, engager à en étudier d'une manière exacte les effets. Le nombre n'en est pas du reste très-considérable, ce sont : *Actæa spicata*, *Aquilegia vulgaris*, *Atriplex olida*, *Chenopodium glaucum*, *Cahinca*, *Nigella sativa*, *Osmium*, *Physalis Alkekengi s. Solanum vesicatorium* ; tout ce qui a été publié sur ces substances dans les journaux homœopathiques français, devra donc être complètement rejeté, puisque ce ne sont que les traductions des publications erronées que nous venons de mentionner.

Quant à l'ordre dans lequel se suivent les substances, il nous a paru préférable de les diviser d'après les règnes de la nature d'où on les a tirées, et de les faire précéder de considérations générales et d'un aperçu des classes et des genres auxquels elles appartiennent. C'est ainsi que dans le *premier* chapitre de la seconde partie, on trouvera un coup-d'œil général sur tout l'ensemble de nos médicamens ; dans le *second*, les *minéraux* et les produits chimiques ; dans le *troisième*, les *végétaux ;* dans le *quatrième*, les *substances animales*. Dans chacun de ces chapitres, nous avons encore divisé les substances en deux ordres, savoir : 1° celles qui se trouvent dans notre manuel, ou qui sont *généralement usités ;* 2° celles qui ne se trouvent point encore dans les matières médicales, faute d'avoir été étudiées, et que nous avons désignées sous le titre de substances *peu usitées*. Enfin , dans le *cinquième* chapitre nous avons encore traité de la nature et de l'emploi homœopathique de quelques matières impondérables , ainsi que de plusieurs substances accessoires qui, quoique non usitées comme médicamens , nous ont paru mériter l'attention des médecins homœopathes. Notre but principal en traitant de ces dernières substances, est sur tout d'engager les pharmaciens homœopathes d'en avoir dans leurs officines , attendu que la plupart de celles qui se trouvent dans le commerce, sont toujours plus ou moins sophistiquées.

En général , nous avons tâché de donner à notre ouvrage une forme qui le rende propre à être consulté non-seulement par ceux qui voudraient préparer les médicamens , mais aussi par ceux qui s'intéressent assez à notre science pour désirer connaître les caractères physiques des substances qui nous servent de médicamens , et les usages qu'on en faits en dehors de la médecine.

Paris, ce 29 juillet 1841.

G. H. G. JAHR.

DISTRIBUTION DES MATIÈRES.

SECONDE PARTIE.

SUR LA PRÉPARATION ET L'OBTENTION DE CHAQUE MÉDICAMENT EN PAR-
TICULIER.

TROISIÈME PARTIE.

DE L'ADMINISTRATION DES MÉDICAMENS HOMŒOPATHIQUES.

APERÇU GÉNÉRAL

DES SUBSTANCES TRAITÉES DANS CET OUVRAGE,

Avec indication de l'atténuation la plus usitée pour chaque médicament, et de la VOIE *(sèche ou humide) par laquelle chacun est ordinairement préparé.*

NOTA 1. La lettre *a*, placée à la suite du nom d'un médicament, indique qu'il est préparé *dès le principe* à L'ALCOOL; les lettres *tr*, au contraire indiquent que les *trois* premières atténuations d'un médicament se font par la TRITURATION au sucre de lait. Quant aux médicamens qui sont suivis par les deux signes *tr* et *a*, ce sont ceux qui peuvent être préparés de l'une ou de l'autre de ces deux manières, mais pour lesquels on préfère aujourd'hui la TRITURATION. Enfin, les lettres *aq* indiquent que la première atténuation se fait à l'EAU PURE, la seconde à l'*alcool aqueux*, et que ce n'est qu'à la *troisième* qu'on commence à se servir d'un alcool ordinaire.

NOTA 2. L'astérisque (*), placée devant un nom, indique les médicamens qui, faute d'avoir été expérimentés, ne font pas encore partie de la *matière médicale* quoiqu'ils se trouvent traités dans les pharmacopées. — Les substances précédées par un *petit zéro* (o), sont celles qui ne sont PAS des *médicamens proprement dits*, mais que nous avons cru convenable de traiter également dans cet ouvrage.

NOTA 3. Le *chiffre* placé à la suite du nom des médicamens indique celle de leurs atténuations qui est la plus usitée; les substances où ce chiffre manque, sont celles pour lesquelles il est encore inconnu.

---

* Absinthium. *a.*   Actœa spicata. *a.*
* Aceti acidum. *aq.*   o Adeps suilla.
o Acetum.   o Æther sulfuricus.
Aconitum Napellus. *a.* 24.   Æthusa Cynapium. *a.*

Nitri spiritus dulcis.
Nux moschata. *tr. a.* 30.
Nux vomica. *tr. a.* 15.
 * OEnanthe crocata. *tr. a.* 6.
Oleander. *tr. a.* 6.
 ° Oleum Amygdal. dulc.
Oleum animale. *tr.* 30.
Oleum jecoris morrhuæ. *tr. a.*
 ° Oleum olivarum.
Oniscus Asellus. *tr. a.*
 * Ononis spinosa. *a.*
Opium. *tr. a.* 6.
 * Osmium. *tr.*
 * Ovi membrana. *tr.*
 * Padus avium. *a.*
Pæonia officinalis. *a.* 3.
Paris quadrifolia. *a.* 9.
Petroleum. *tr.* 18.
Petroselinum. *a.* 3.
Phellandrium aquaticum. *tr. a.* 6.
Phosphorus. *tr. a.* 30.
Phosphori acidum. *aq.* 3.
 * Physalis alkekingi. *a.*
 * Pichurim. *tr. a.*
Pinus sylvestris. *a.* 18.
Platina. *tr.* 6.
 * Plumbum aceticum. *tr.*
Plumbum metallicum. *tr.* 12.
Prunus spinosa. *a.* 3.
Pulsatilla nigricans. *a.* 12.
 * Rana bufo. *a.*
Ranunculus bulbosus. *a.* 12.
Rannunculus sceleratus. *a.* 12.
Ratanhia. *tr. a.* 30.
Rhabarbarum. *tr. a.* 9.
Rhododendrum chrysanthum *tr.*
 a. 18.
Rhus toxicodendron. *a.* 30.
Rhus vernix. *a.* 30.
 * Rosmarinus officinalis. *a.*
Ruta graveolens. *a.* 12.
Sabadilla. *tr. a.* 30.
Sabina. *a.* 24.
 ° Saccharum lactis.
 ° Saccharum Sacchari.
Sambucus nigra. *a.* 3.
Sanguinaria canadensis. *a.* 3.
Sapo domesticus. *a.*
 * Sassafras. *a.*
Sassaparilla. *tr. a.* 12.

Secale cornutum. *tr. a.* 3.
 * Sedum acre. *a.*
Selenium. *tr.* 30.
Senega. *tr. a.* 9.
Senna. *tr. a.* 6.
Sepiæ saccus. *tr.* 30.
 * Serpentaria. *tr. a.*
 * Serpyllum. *a.*
Silicea. *tr.* 30.
Solanum mammosum. *a.* 15.
Solanum nigrum. *a.* 15.
Spigelia. *tr. a.* 30.
Spongia tosta. *tr. a.* 3.
Squilla maritima. *a.* 18.
Stannum. *tr.* 6.
Staphysagria. *tr. a.* 30.
Stramonium. *a.* 12.
Strontiana carbonica. *tr.* 30.
 * Strontiana caustica. *a.*
Sulfur. *tr.* 30. *a.* 0.
 * Sulfur alcoolisatum. *a.*
Sulfuris acidum. *aq.* 3.
Tabacum. *a.* 6.
Tanacetum vulgare. *a.*
Taraxacum. *a.* 3.
Tartarus emeticus. *tr.* 12.
Tartari acidum. *a.*
Taxus baccata. *a.*
Terebinthinæ oleum. *a.*
Teucrium mar. ver. *a.* 9.
Thea sinensis s. cæsarea. *tr. a.* 3.
Theridion curassavicum. *a.* 30.
Thuya occidentalis. *a.* 3.
Tongo. *tr. a.*
 * Ulmus campestris. *a.*
Urtica urens. *a.*
Uva ursi. *a.*
Valeriana officinalis. *a.* 12.
Veratrum album. *a.* 12.
Verbascum Thapsus. *a.* 3.
 * Verbena officinalis. *a.*
Vinca minor. *a.*
 * Vincetoxicum. *a.*
 ° Vinum.
Viola odorata. *a.* 9.
Viola tricolor. *a.* 9.
Zincum metallicum. *tr.* 30.
Zincum sulfuricum. *tr.*
Zingiber officinalis. *tr. a.*
 ° Zoo-magnetismus.

PHARMACOPÉE

ET

POSOLOGIE

HOMŒOPATHIQUES.

PREMIÈRE PARTIE.

Sur la préparation des médicamens homœopathiques en général.

INTRODUCTION.

Nature et forme des médicamens homœopathiques.

1. On se sert, en homœopathie, des mêmes substances sim·
ples que dans l'ancienne école ; mais au lieu d'en faire, comme
dans celle-ci, des remèdes composés, on cherche au contraire à
se procurer chaque médicament dans toute sa pureté et à l'administrer sans aucun mélange qui puisse en altérer les vertus
particulières. Sans toutefois nous étendre ici sur la préférence à
accorder à ce mode d'administration, nous devons cependant
faire observer qu'il est lié au principe de l'homœopathie d'une
manière tellement étroite qu'il ne saurait en être détaché sans
porter atteinte à la pratique. Partie du principe qu'aucun médicament ne saurait être employé avec succès, qu'autant qu'il
est connu dans ses effets purs, l'homœopathie a soumis à l'étude
une quantité de médicamens simples qu'il importe maintenant
de reproduire tels qu'ils ont été expérimentés, si l'on veut pouvoir

1

se baser sur ces observations. Même pour les médicamens qui n'ont pas encore été étudiés, il n'importe pas moins de les soumettre à ces expérimentations dans toute leur pureté et simplicité ; car quoique tout remède composé forme, après tout, aussi une espèce d'unité médicamenteuse qu'on peut étudier dans ses effets, jamais on ne parviendra à le reproduire pour une seconde fois exactement comme la première, tandis que les productions de la nature se montrent partout et toujours avec les mêmes propriétés.

2. En rejetant ainsi tous les remèdes composés de l'ancienne école, comme impropres à être soumis à l'étude et à être employés dans la pratique, l'homoeopathie n'a cependant point la prétention de ne se servir que de corps absolument simples, tels que le soufre, par exemple, les métaux et autres substances élémentaires ; elle tire au contraire ses médicamens des trois règnes de la nature, tout comme le fait l'ancienne école, et toutes les combinaisons chimiques même qui d'après des lois invariables se reproduisent constamment de la même sorte, peuvent lui servir de remèdes. En un mot, la simplicité des préparations homoeopathiques dont nous parlons, ne se rapporte point à la substance primitive qui sert de médicament, mais bien au médicament même, qui, comme tel, ne doit être composé que d'une seule substance médicamenteuse, et préparé de manière à ce que les vertus de cette substance soient aussi pures et aussi développées que possible.

3. Si toutes les substances douées de vertus médicamenteuses se présentaient sous une forme aussi commode que quelques eaux minérales, par exemple, rien ne serait ni plus naturel, ni plus rationel que de les employer telles que la nature les produit. Mais chez un grand nombre de ces substances, la vertu réelle se trouve à un état plus ou moins latent et ne saurait être mise en activité que par la destruction de la matière primitive et l'addition d'une autre substance qui, en qualité de simple véhicule, reçoit la vertu développée et la transmet à l'organisme. Dans d'autres substances, au contraire, la vertu médicamenteuse se trouve développée, mais elle est tellement énergique que sans l'addition d'une substance qui puisse en modérer les effets, on ne saurait les employer sans péril pour la santé ou même pour la vie des malades. Enfin, il est d'autres substances

encore qui, bien que leur vertu n'ait besoin ni d'être développée ni d'être modérée, se présentent sous une forme qui s'oppose tantôt à leur dispensation tantôt à leur conservation, et qui par-conséquent exigent également l'addition de substances étrangères pour être rendues convenables à l'usage.

4. La préparation et l'administration des médicamens étant donc impossible sous aucun mélange, il s'agit de trouver des substances qui, tout en opérant sur la forme des médicamens, soient cependant en elles-mêmes assez innocentes pour ne pas en altérer la vertu. Cette condition, quelque simple qu'elle paraisse en théorie, n'est cependant pas aussi facile à remplir que l'on pourrait le croire; car il n'existe peut-être pas de substance au monde qui, dans telle ou telle circonstance ne puisse à la rigueur exercer une influence pathogénétique, et par-conséquent altérer les effets particuliers du médicament avec lequel elle est mêlée. L'*Eau pure* même, la substance la plus innocente que nous connaissions, n'est pas complétement exempte de cet inconvénient; et lors même qu'elle le serait, elle ne suffirait, à elle seule, ni à la préparation, ni à la conservation des médicamens. L'homoeopathie lui a donc substitué deux autres *véhicules*, savoir : 1° l'*Alcool* ou l'*Esprit-de-vin* pour la préparation des substances liquides et solubles; 2° le *Sucre de lait* pour la préparation des substances sèches, et bien que ces deux véhicules ne soient pas non plus absolument sans vertus médicamenteuses, le fait pour la pratique est absolument le même que si les médicaments auxquels ils sont mêlés étaient employés purs, vu que toutes les préparations qu'on fait de cette manière sont constamment égales entre elles.

5. Au moyen de ces deux substances, l'*Alcool pur* et le *Sucre de lait*, l'homoeopathie fait toutes ces préparations médicamenteuses sans exception, soit sous forme de *Teintures* soit sous forme de *Poudres*. On obtient les premières, c'est-à-dire les teintures, en mêlant à l'alcool le suc récemment exprimé des plantes fraîches, ou en faisant infuser dans ce liquide les substances sèches dont les principes actifs peuvent être extraits de cette manière. Les poudres, au contraire, s'obtiennent par la trituration des substances insolubles avec une quantité convenable de sucre de lait. Les *teintures alcooliques* et les *poudres*, sont donc les seules préparations connues en homoeopathie. Toutes

les espèces d'*essences*, de *sirops*, de *pâtes*, de *tisanes* et autres inventions de l'ancienne école, lui sont entièrement étrangères.

6. Delà il ne s'en suit pourtant pas non plus que l'homoeopathie n'emploie toujours que les préparations *primitives* des médicamens; au contraire, elle les regarde dans la plupart des cas comme trop énergiques pour être administrées telles qu'on les a obtenues. Mais au lieu de chercher à diminuer leur énergie au moyen de ce que l'ancienne école appèle des *Correctifs*, l'homoeopathie s'efforce à obtenir ce résultat par la simple *Atténuation* de la substance primitive. C'est ainsi que, voyant qu'une goutte ou un grain de la préparation primitive d'une substance vénéneuse, par exemple, serait encore trop active, elle atténue cette goutte ou ce grain en le mêlant avec une nouvelle quantité du véhicule, jusqu'à ce qu'elle ait obtenu une préparation qui ne soit ni trop faible pour opérer la guérison, ni trop énergique pour faire craindre des accidens fâcheux. L'homoeopathie prépare ainsi de chaque médicament une série d'*atténuations* dont la suivante contient ordinairement la 100e ou parfois aussi la 10e partie du principe actif de la précédente, et c'est généralement de l'une de ces atténuations, et rarement de la préparation primitive d'un médicament que le médecin homoeopathe administre à ses malades.

7. Enfin, quant à la forme sous laquelle le médecin homœopathe dispense ses médicamens, elle n'est pas moins simple que leur préparation, et se fait également sans aucun autre mélange que celui des substances les moins médicamenteuses, telles que l'*Eau pure*, l'*Alcool*, le *Sucre de lait* et des *Globules* composés de *sucre* et d'*amidon*. Les atténuations de chaque médicament étant toujours préparées d'avance, le malade en reçoit la dose prescrite, soit en forme de *solution*, avec une quantité convenable d'eau pure ou d'eau mêlée d'alcool, soit en forme de *poudre*, mêlée avec une petite quantité de sucre de lait, ou bien encore en forme de *globules* imprégnés de l'atténuation alcoolique du médicament.

8. Quelque simple qne soit ainsi la préparation des médicamens homœopathiques, quant à son principe, elle exige cependant beaucoup de précautions et un soin tout particulier, si l'on veut être certain d'avoir des médicamens aussi actifs et aussi sûrs que possible dans leurs effets. Aussi l'homœopathie a-t-elle

à cette fin des prescriptions et des règles positives qu'il importe de connaître avant tout, afin de les suivre avec exactitude et de prévenir ainsi les fautes qui, quelques minimes qu'elles puissent paraître en elles-mêmes, n'en seraient souvent pas moins graves pour la pratique. Dans les chapitres suivans, nous passerons en revue toutes ces règles et prescriptions, en traitant successivement : 1° des *Véhicules* qui servent à la préparation des médicaments; 2° de la *Préparation des médicamens à leur état primitif;* 3° des *Atténuations;* 4° de la *Dispensation et de la Conservation des médicamens homœopathiques.* Ces quatre chapitres contenant tout ce qui a rapport à la pharmacopée générale, nous nous occuperons ensuite, dans la seconde partie de cet ouvrage, de la pharmacopée *spéciale,* c'est-à-dire des règles à observer pour la préparation de chaque médicament en particulier et de la description des substances primitives que l'homœopathie a introduites dans sa pharmacie.

CHAPITRE PREMIER.

Des véhicules qui servent à la préparation des médicamens homœopathiques.

9. Les véhicules dont l'homœopathie se sert pour la préparation de ses médicamens, sont en tout au nombre de quatre, savoir : 1° l'*Alcool* ou l'*Esprit-de-vin;* 2° le *Sucre de lait;* 3° des *Globules* composés de sucre et d'amidon ; et 4° l'*Eau pure.* Quelques médecins en ont voulu encore ajouter un cinquième, l'*Éther,* et nous verrons plus bas (n° 28) en quoi ce liquide est propre à la destination qu'on lui donne. Quant aux quatre véhicules que nous venons de citer, l'homœopathie s'en est jusqu'ici servie pour toutes ses préparations, et il importe de se les procurer aussi purs que possible pour être sûr d'obtenir des préparations tout-à-fait identiques avec celles sur lesquelles Hahnemann et ses disciples ont fait leurs observations pures et cliniques. Cette pureté n'est cependant pas toujours la qualité distinctive des objets que l'on trouve dans le commerce, ou que la nature fournit, et c'est pourquoi il est presque indispensable que l'homœopathe sache se préparer lui-même ses véhicules ou du moins les rendre propres à l'usage qu'on veut en faire. Nous allons tâcher de donner dans ce chapitre les instructions nécessaires à cette fin.

1. *L'Alcool.*

10. L'alcool (*Spiritus vini, Spiritus vini alcoolisatus,* Esprit-de-vin, Esprit-de-vin alcoolisé) ne se rencontre jamais dans la nature; il est constamment le produit de l'art; mais il se forme toutes les fois que le sucre se trouve en contact avec une matière fermentescible dans de l'eau et à une température convenable, c'est-à-dire qu'il se développe dans le cours de la fermentation à laquelle on a donné, d'après ce phénomène, le nom de *spiritueuse* ou *alcoolique.* Comme toutes les liqueurs qui ont subi la fermentation spiritueuse contiennent de l'alcool, et que celles qui abondent en matière sucrée sont par cela même susceptibles d'en fournir, il en résulte qu'on obtient ce liquide d'un grand nombre de substances végétales, telles que le vin, la bière, le cidre, la drèche, le marc du raisin, le jus de canne à sucre, les céréales germées, les cerises pilées, le vin, la mélasse, le jus de carottes ou de betteraves, les pommes de terre, le miel, etc. Les Tartares en retirent même du lait de leur jumens.

11. De quelque substance qu'il provienne, l'alcool est identique; mais il faut toujours recourir à des moyens plus ou moins compliqués pour l'obtenir pur. Dans tous les cas il contient une plus ou moins grande quantité d'eau, et souvent encore il est mêlé soit à de l'acide acétique, soit à un peu d'acide prussique, soit à une huile empyreumatique, etc., suivant les substances dont il a été tiré. L'alcool qui paraît être le plus convenable aux préparations homœopathiques est celui qu'on extrait du *marc de raisins,* sans l'addition d'autre substance, ou bien l'*esprit de seigle* ou *de froment.* Les espèces d'alcool les moins convenables sont celles qui sortent des laboratoires chimiques ou pharmaceutiques et qui, pour la plupart, sont tirées de quelque résidu de préparations chimiques, telles que la résine de jalap, etc. L'alcool tiré des pommes-de-terre ne saurait convenir non plus pour les préparations homœopathiques, attendu qu'il contient une grande quantité d'huile empyreumatique dont même les procédés chimiques, qui consistent à le traiter par le chlorure de calcium et la poudre de charbon, ne le débarrassent point entièrement. Souvent cette huile se trouve même dans l'esprit de seigle ou de froment, mais dans ce cas il suffit de mêler cet esprit à une quantité convenable d'huile d'olive pure et de secouer de temps en temps ce mélange pendant plusieurs jours ; de cette manière l'huile empyreumatique se combine avec l'huile d'olive et surnage l'alcool, d'où ensuite on peut l'enlever facilement.

12. L'alcool *pur* et complètement anhydre, est un liquide incolore, d'une fluidité remarquable, d'une odeur suave et pénétrante, d'une saveur chaude et brûlante, et lorsqu'on le frotte entre les mains, il ne doit ni mousser ni exhaler aucune odeur étrangère. Sa pesanteur spécifique est beaucoup moindre que celle de l'eau, dans laquelle il se dissout parfaitement et en toutes proportions, avec dégagement de chaleur. Exposé à l'air, il s'évaporise en partie, et la portion qui reste perd de sa force en se chargeant de l'humidité de l'air, dont il est très-avide. A l'approche d'une bougie, ou par l'effet de l'étincelle électrique, l'alcool brûle rapidement, avec une flamme blanche au centre et bleue sur les bords, et ne laisse aucun résidu. Mis en contact avec d'autres substances, il en dissout un grand nombre, telles, entre autres, que le phosphore et le soufre (tous deux en petite quantité), les alcalis fixes, les baumes, les résines, le camphre, le sucre, les huiles volatiles, les matières extractives, etc. Les acides ont une action marquée sur lui ; les uns s'y dissolvent simplement, tandis que les autres s'y transforment en *éther*.

13. L'alcool à l'état de complète pureté a une pesanteur spécifique de 0,791. Il ne contient alors aucune trace d'eau et marque par l'*alcoolomètre* 100 *degrés* de force. Mais on ne l'emploie jamais à cet état de concentration ; celui que présente le commerce, ainsi que celui dont on fait usage en médecine, est toujours plus ou moins affaibli. Suivant les proportions dans lesquelles l'eau s'y trouve mêlée, on en distingue généralement *quatre* espèces, savoir : 1o l'esprit-de-vin du *commerce*, la qualité la plus faible, n'ayant qu'une pesanteur spécifique de 0,910 à 0,920 ; — 2o l'esprit-de-vin *rectifié*, qualité qui s'obtient en mêlant 7 parties d'eau à 17 parties d'esprit-de-vin *le mieux rectifié* (voy. 3o) ; la pesanteur spécifique de cet esprit est de 0,890 à 0,900 et son degré de concentration 60 0/0 ; — 3o l'esprit-de-vin *le mieux rectifié*, qualité supérieure dont la pesanteur spécifique est de 0,830 à 0,840, et son degré de concentration de 85 0/0 ; — 4o l'esprit-de-vin *alcoolisé* ou l'*alcool absolu*, la qualité la plus concentrée, ayant une pesanteur spécifique de 0,810 à 0,820, et contenant de 95 à 100 0/0 d'alcool. — Pour la prépa-

ration des *teintures mères* de l'homœopathie, la qualité la plus convenable est l'*Alcool absolu* de 95 0/0; pour les *atténuations* on pourra, dans la plupart des cas se contenter d'un esprit-de-vin à 60 ou 70 degrés.

14. Pour obtenir un alcool aussi anhydre que possible, on a eu recours à plusieurs procédés chimiques qui réussissent assez bien quant à la concentration, mais la plupart de ces moyens (la chaux, l'acétate de chaux, le sulfate de soude, l'alun, etc.) produisent constamment une plus ou moins grande altération de ce liquide. Le chlorure de chaux même n'est pas exempt de ce défaut, ce qu'on peut aisément reconnaître, en brûlant l'alcool rectifié par ce moyen, après y avoir ajouté du nitrate d'argent et en examinant ensuite le résidu. C'est pourquoi l'homœopathe ne devrait jamais se servir d'aucun alcool rectifié par des procédés chimiques, mais bien tâcher d'en obtenir la qualité voulue par des moyens plus innocens. Celui qui paraît être le plus convenable consiste à obtenir la concentration par la simple évaporation. Depuis longtemps on a remarqué que l'alcool conservé dans des vases bouchés par des vessies préparées acquiert de la force, tandis qu'il en perd dans les vases fermés par du caoutchouc, en sorte que pour le concentrer il suffit de le mettre dans des vessies de bœuf ou de porc et de suspendre celles-ci dans un lieu chaud et sec. A cet effet, après avoir soigneusement nettoyé la vessie, on l'enduit d'une couche assez mince de colle de poisson; puis on l'a remplit de l'alcool qu'on veut concentrer, on la suspend, bien fermée, dans un endroit parfaitement sec et à une température de 20 à 25° R. Plus l'air qui entoure la vessie est sec, plus l'évaporation de l'eau se fait promptement; et en laissant la vessie dans les conditions convenables jusqu'à ce qu'on y remarque l'odeur de l'alcool, on peut être sûr d'avoir obtenu une quantité aussi anhydre que possible.

15. La manière la plus simple et la plus sûre de se procurer un alcool aussi concentré et aussi pur que l'homœopatie l'exige, serait donc, de prendre les eaux-de-vies de premières qualités, et de les concentrer d'après la méthode ci-dessus indiquée. L'alcool obtenu de cette manière se trouve ordinairement dans un état de concentration de 95 à 96 0/0, et convient ainsi parfaitement à la préparation des extraits alcooliques. Seulement, avant

d'être employé, il a besoin d'être encore une fois rectifié par une nouvelle distillation. Pour celle-ci, on devra avoir soin de n'employer que des appareils en verre, attendu que dans les appareils de cuivre ou d'étain le produit de la distillation est souvent imprégné de parcelles de ces métaux, adultération qui est d'autant plus à redouter que souvent les moyens chimiques ne sont pas capables de la démontrer, quoiqu'elle soit assez forte pour altérer les effets des médicamens qui seraient préparés avec un produit de cette nature.

16. Quant aux eaux-de-vie dont on veut extraire l'alcool, nous avons dit plus haut que les plus convenables étaient celles tirées du marc de raisin ou bien du blé. Mais en prenant ces liquides tels qu'ils se trouvent dans le commerce il faut toujours s'assurer qu'ils sont réellement purs. Souvent il s'y trouve du plomb, ce qu'on reconnaît en les traitant par le foie de soufre, qui dans ce cas donne un précipité brunâtre ou noirâtre ; si elles contiennent du cuivre, l'ammoniaque liquide leur fait prendre une couleur bleuâtre. La falsification des eaux-de-vie par l'alun se découvre par l'addition d'une solution de potasse, et les sulfates minéraux se font reconnaître à l'aide de l'acétate de baryte. Enfin, pour s'assurer que l'alcool dont on veut se servir est réellement fait de la substance voulue, on en mêle 30 grammes avec 0,15 grammes de potasse caustique liquide, et faisant chauffer ce mélange à l'esprit-de-vin, on le laisse évaporer jusqu'à ce qu'il n'en reste que 4 grammes. On introduit ensuite ce résidu auquel on ajoute 4 grammes d'acide sulfurique faible, dans un petit flacon bien bouché, ayant soin de secouer le mélange ; en débouchant ensuite le flacon, on sentira une odeur franche de la substance dont l'eau de vie a été extraite.

2. Le Sucre de lait.

17. Le sucre de lait, *Sacharum lactis*, est un sel d'une saveur douce, légèrement sucrée ; il forme des tables assez épaisses, dures, cristallines, demi-transparentes, incolores et inodores. Par ses propriétés soit physiques soit chimiques, cette matière qui est exclusivement propre au lait des divers animaux, semble tenir le milieu entre le sucre et la gomme. Suffisamment purifié, le sucre de lait ne contient pas d'azote ; il se dissout dans 12 fois son poids d'eau froide, et 4 fois son poids d'eau bouillante ; l'alcool

ne le dissout qu'en très-petite quantité et l'éther pas du tout. Il ne s'altère point à l'air, n'est pas susceptible de subir la fermentation vineuse, se fond, se boursoufle et se transforme en une sorte de matière gommeuse par l'action du feu, décompose l'acétate de cuivre à la manière du sucre ; enfin, traité par l'acide nitrique, il donne de l'acide mucique, et par l'acide sulfurique ou muriatique affaibli, du sucre de raisin. Sa proportion, comme celle des autres principes constituans du lait, varie dans les diverses espèces des mammifères. En général, il abonde plus dans le lait d'ânesse que dans celui de vache, de jument, de chèvre, etc. D'après Berzélius, mille parties de lait écrémé en fournissent 35, et mille parties de crême donnent 44 parties de sucre de lait mêlé de matières salines.

18. C'est dans les montagnes de la Suisse que se prépare le sucre de lait que l'on trouve dans le commerce. On l'extrait par l'évaporation du sérum que donne, en si grande quantité dans ce pays, la préparation des fromages. Là, il présente plusieurs variétés suivant son degré de pureté. C'est surtout le sucre cristallisé en forme de grappes qu'on regarde comme la qualité la plus pure ; les autres contiennent toujours plus ou moins de matière animale. Souvent aussi on trouve dans le commerce sous le nom de *Sach. lact. inspissatum*, le sérum de lait solidifié et desséché ; mais c'est là une qualité qui ne convient nullement aux préparations homœopathiques. Le sucre de lait qu'on trouve chez les droguistes, est dans la plupart des cas plus ou moins altéré par les mortiers de fer ou de cuivre dans lesquels on le pile, et souvent encore il se trouve imprégné des exhalaisons d'une quantité de substances aromatiques au milieu desquelles on le conserve. De là la nécessité pour le médecin homœopathe de se préparer lui-même son sucre de lait, toutes les fois qu'il le peut, ou du moins de l'épurer par de nouveaux travaux de cristallisation, s'il est obligé de s'approvisionner chez les droguistes. Ces travaux ne sont cependant pas sans difficultés, attendu que le sucre de lait ne se cristallise, dans toute solution aqueuse, que bien lentement et toujours d'une manière fort incomplète. Ce n'est qu'en le traitant avec des parties égales d'alcool et d'eau, que l'on pourra bien réussir ; l'opération, il est vrai, devient par cela plus couteuse, mais en vue des avantages qu'offre ce procédé, nous pensons que la cherté n'est pas une raison pour le faire rejeter.

19. Pour épurer le sucre de lait de cette manière, on en dissout environ un kilogramme de la meilleure qualité dans 4 kilogrammes d'eau de pluie ou d'eau distillée bouillante, puis on filtre la dissolution à travers du papier joseph, dans un vase de verre ou de porcelaine, et la mêle avec 4 kilogrammes d'alcool absolu, après quoi on place le vase contenant ce mélange dans un endroit sec et on le laisse tranquille. Le sucre de lait étant insoluble dans l'alcool absolu, et celui-ci étant assez avide d'eau pour en attirer une grande quantité, la cristallisation marche assez rapidement et souvent on obtient déjà au bout de trois, quatre jours une croûte de cristaux blancs et brillans, d'un poids à-peu-près égal au sucre de lait qui a été dissout dans l'eau. Lorsque cette croûte s'est formée, on la retire, la lave à l'eau distillée à laquelle on a mêlé un peu d'alcool, et ensuite on l'essuie avec du papier joseph. Cela fait, on peut regarder le sucre de lait comme parfaitement convenable à toutes les préparations homœopatiques mêmes les plus délicates ; il est complétement incolore et inodore ; traité par les réactifs les plus énergiques, il ne montre aucune trace de sels étrangers.

20. Cependant, quelque bon que soit le procédé que nous venons d'indiquer, il serait insuffisant si le sucre de lait qu'on y soumet n'était pas, dès son origine, d'une bonne qualité. Pour cela il doit être entièrement débarrassé de toutes les parties grasses et autres substances étrangères que contient le lait, ce qui se reconnaît à sa couleur parfaitement blanche, à sa résistance assez forte à l'humidité de l'air et à son odeur et sa saveur pures et naturelles. L'adultération du sucre de lait avec le sucre ordinaire se reconnaît au goût sucré ; celle avec l'alun, à l'aide de l'acétate de plomb ou du nitrate de mercure oxydulé. Pour examiner le sucre de lait qui a été bouilli dans des vaisseaux de cuivre, on en fait dissoudre une certaine quantité dans l'eau, et on verse dans la dissolution un peu d'ammoniaque caustique, qui la colore en bleu si elle contient un peu de ce métal. Le nitrate d'argent fait connaître la présence du sel de cuisine, et l'acétate de plomb celle de l'acide sulfurique. Le sucre de lait préparé avec un petit-lait aigre rougit le tournesol.

21. Pour réduire le sucre de lait cristallisé en poudre, on concasse d'abord la croûte dans la direction des cristaux sur

une planche épaisse de bois de hêtre avec un marteau de la même substance et un couteau assez fort; ensuite on introduit les morceaux dans un mortier de porcelaine, où on les écrase et triture jusqu'à ce que la poudre soit devenue assez fine pour l'usage. Cela fait, on fait passer la poudre par un tamis de crêpe qu'on] a eu soin de garnir en haut et en bas d'un parchemin. La partie assez fine du sucre de lait se trouve ainsi, après avoir été tamisée, au-dessous du tamis, tandis que la partie plus grossière et qui a besoin d'être pulvérisée de nouveau reste au-dessus. Pour conserver le sucre de lait, il faut le placer dans un endroit sec afin de le préserver de l'humidité de l'air et de l'empêcher de se gâter.

3. *Les Globules saccharins.*

22. Les globules saccharins (*Globuli saccharini*) sont de petites *nompareilles* destinées à être imbibées des médicamens homœopatiques afin qu'on puisse dispenser ces derniers avec plus de facilité. On les trouve ordinairement chez les confiseurs, qui les préparent avec du sucre et de l'amidon; mais comme le sucre de canne ou de betteraves, qui entre dans cette préparation, n'est pas assez pur pour convenir à l'usage indiqué, il vaut mieux se faire faire exprès des globules avec du sucre de lait, ou bien avec du sucre ordinaire purifié. Quant au volume de ces globules, il importe qu'ils ne soient pas trop gros, afin de pouvoir se prêter à la dispensation des doses les plus minimes; Hahnemann a proposé de leur donner le volume de la graine de pavot, de manière à ce que 40 à peu près pesassent un centigramme. Cette forme a été adoptée par la plupart des homœopathes; quelques-uns cependant les emploient même à la grosseur d'un grain de millet.

23. Pour charger ces globules des principes actifs d'un médicament, et les préparer de manière à ce que même en grande quantité ils puissent se conserver sans s'altérer, on les imbibe d'abord avec celle des atténuations alcooliques que l'on désire; puis après s'être bien assuré que tous ont été bien imprégnés, on les fait sécher, et les renferme dans un flacon bien bouché. La dessiccation complète des globules, avant qu'on les renferme, est absolument indispensable; car sans cela ils tombent en poussière, au bout de quelque temps, et perdent ensuite, en se dé-

composant, de leur vertu médicinale. C'est pourquoi, après les avoir imbibés dans un flacon convenable, on fera bien de les verser sur un papier dont on a relevé les bords, et dans lequel on les agitera jusqu'à ce qu'ils n'adhèrent plus les uns aux autres. Si ensuite on veut les renfermer dans le même flacon où on les a imbibés, on devra avoir soin de le faire sécher aussi, avant de s'en servir, ou de le vider de nouveau et faire sécher les globules jusqu'à ce qu'ils n'adhèrent plus aux parois du flacon. Tous les globules imbibés de cette manière ont un aspect sec et terne; tandis que dans leur état naturel ils sont blancs et brillans.

4. L'Eau.

24. Parmi tous les véhicules il n'y en a pas un qui soit plus dénué de vertus médicamenteuses proprement dites, que l'eau pure; mais d'un autre côté rien aussi n'est plus rare que de trouver dans la nature ce fluide à l'état de parfaite pureté. Quelle que soit la forme sous laquelle l'eau se présente, elle est toujours plus ou moins chargée de matières étrangères, telles que des gaz, des sels, des terres, etc. La qualité la plus pure est l'eau de pluie, laquelle, ainsi que l'eau distillée, n'a ni odeur, ni goût, ni couleur; outre l'air atmosphérique que cette eau contient, il n'y a qu'une très-petite quantité de matières fixes; seulement, après un orage, on y trouve encore des traces d'acide nitrique combiné avec de l'ammoniaque. L'eau des sources et des puits contient constamment plusieurs sortes de sels neutres terreux et de sels muriatiques. Quant à l'eau des rivières, des lacs et des étangs, elle est dans les pays habités trop au-dessous des conditions d'une eau pure, pour mériter ici notre attention.

25. L'homœopathie emploie l'eau à trois usages différens, savoir : 1° pour les opérations chimiques que demande la purification de plusieurs substances primitives ; 2° pour la préparation de quelques-unes des atténuations ; et 3° pour l'administration des médicamens en forme de solution aqueuse. Pour le dernier de ces usages, il suffit entièrement de se servir d'une eau de source ou de rivière, bien filtrée; pour les opérations chimiques, l'eau de pluie qui ne provient pas d'un orage, conviendra dans tous les cas; mais pour la préparation des atténuations il

faut absolument l'eau la plus pure qu'on puisse se procurer.
A cet effet, l'eau distillée qui se trouve dans les pharmacies n'est
pas toujours sans inconvénient ; car, lors même qu'elle n'aurait
pas été distillée dans des vases de cuivre ou d'autres métaux
(inconvénient des plus graves), il est toutours à craindre qu'elle
ne soit imprégnée de principes étrangers provenant des substances qui peut-être peu avant ont été distillées dans les mêmes vases,
et dont les soins ordinaires apportés au nettoyage des appareils
sont loin d'enlever jusqu'à la dernière trace.

26. Pour obtenir une eau entièrement pure, il faut que l'homœopathe en entreprenne lui-même la distillation dans des vases
de verre ou de porcelaine, comme il est indiqué au sujet de l'alcool. L'eau la plus convenable à soumettre à la distillation, est
l'eau de pluie, surtout si l'on a soin, comme nous l'avons remarqué plus haut, de ne pas prendre celle qui tombe pendant
un orage ou quand il fait du soleil. Encore ne faut-il pas,
même dans une pluie ordinaire, recueillir la première eau qui
tombe, puisque celle-ci contient ordinairement les impuretés
suspendues dans l'air ; ce n'est que quand la pluie a continué
pendant quatre, six heures qu'elle donne l'eau la plus pure
qu'il soit possible d'obtenir ainsi. Cette eau contient cependant
encore une certaine quantité d'acide carbonique, et c'est pourquoi, avant de la soumettre à la distillation, on fera bien de la
faire bouillir dans un vase de porcelaine et de la laisser refroidir.
Quant à la distillation même, il faut prendre la précaution de
n'augmenter que peu à peu le feu sous l'appareil, et de préserver, par des linges mouillés, le col de la retorte d'une température trop élevée, afin que les vapeurs en passant ne dissolvent
pas aux parois du vase un peu de silice et d'alcali. Les premières
parties de l'eau obtenue doivent être jetées, et quand le liquide
dans la retorte est diminué de 2/3, il faut cesser la distillation.
Une bonne eau distillée ne doit laisser aucun résidu lorsqu'elle
est évaporée ; elle doit être parfaitement limpide, insipide et
inodore, et ne précipiter ni par le muriate de baryte, ni par le
nitrate d'argent, ni par l'acide hydrosulfurique ou les hydro-
sulfurates. Pour la conserver, on la met dans des bouteilles ou
des jarres neuves de verre jaune, qu'on a eu soin de rincer d'a-
bord avec une partie de la même eau, et qu'on dépose ensuite
dans un endroit aussi frais que possible.

5. *L'Éther.*

27. L'éther *sulfurique* ou éther par excellence (*Æther sul-furicus, Spiritus sulfurico-œthereus*), est un liquide léger, volatil, odorant et inflammable. Comme les autres éthers *hydratiques*, tels que les éthers *phosphorique, arsénique*, etc., il se compose de deux volumes de gaz hydrogène bi-carboné et d'un volume de vapeur d'eau, de manière qu'on peut le considérer, soit comme de l'alcool privé d'une certaine proportion des éléments de l'eau, soit comme un hydrate d'hydrogène bicarboné. Récemment préparé, il n'est ni alcalin, ni acide; et lorsqu'on le brûle, il ne montre aucune trace d'acide sulfurique; preuve évidente que le soufre n'entre pour rien dans sa composition. Il s'unit difficilement à l'eau, dont il faut dix fois son poids pour le dissoudre; mais à l'alcool et à toutes les huiles essentielles, il s'unit en toute proportion. Les huiles fixes aussi, les acides gras, les baumes, plusieurs sortes de résine, le phosphore, le soufre, le brome et plusieurs sels hydrochloriques se dissolvent parfaitement dans l'éther.

28. En homœopathie, on ne connaît jusqu'ici, parmi les préparations éthériques, que celle du phosphore, que quelques médecins ont proposé de substituer à la préparation alcoolique de cette substance. Cette substitution des teintures éthériques aux teintures alcooliques, non-seulement pour le phosphore, mais encore pour plusieurs autres substances, nous paraît en effet assez bien convenir dans un grand nombre de cas, et nous n'hésiterions nullement à la conseiller à tous les médecins et pharmaciens homœpathes, si nous étions plus convaincus que nous ne le sommes que les médicamens ne subiront aucune modification en étant traités indifféremment par l'un ou l'autre de ces deux véhicules. La connaissance des parties chimiques dont se compose l'éther ne nous suffit nullement pour conclure sur ses vertus pathogénétiques, et c'est pourquoi tant que cette question ne sera pas éclaircie par des expérimentations pures, nous croyons que tout ceux qui veulent se baser sur les observations contenues dans la matière médicale homœpathique, feront mieux de se procurer les préparations telles qu'elles ont été employées par les auteurs de ces observations. De là il ne s'ensuit cependant pas encore qu'on ne doive préparer aucune teinture éthérique, et nous sommes nous-même bien éloignés de vouloir les interdire ici ; mais nous insistons seulement sur la nécessité qu'il y a de ne pas les confondre avec celles à l'alcool et d'indiquer au moins sur l'étiquette, le véhicule à l'aide duquel elles ont été préparées.

29. L'éther, tel qu'il se trouve dans nos officines, sous le nom d'éther rectifié, est ordinairement assez pur ; seulement il contient quelquefois un peu d'alcool, dont il convient cependant de le débarrasser. A cet effet, on le secoue pendant quelques temps avec le double de son volume d'eau, et lorsqu'il s'en est séparé on le verse sur de la chaux vive, avec laquelle on le secoue encore à plusieurs reprises pendant quelques jours. En distillant ensuite ce mélange, jusqu'à ce que dans la retorte il ne reste que deux tiers, le tiers qui aura passé dans le récipient, sera de l'éther parfaitement pur. Souvent, cependant, il se trouve aussi falsifié par une addition d'acide sulfurique ou d'autres acides. L'adultération avec de l'eau se reconnaît au résidu aqueux qui se montre, lorsqu'à une température moyenne on expose une petite quantité d'éther à l'évaporation. La présence de l'acide sulfurique se trahit par son odeur désagréable, et celle des autres acides, par ce que l'éther rougira le tournesol. Enfin, pour conserver l'éther exempt de toute altération, on le place dans de petits flacons dont l'embouchure se termine en pointe, de manière à pouvoir être fermée hermétiquement par la flamme d'une lampe. Ces flacons sont ensuite conservés à la cave. Lorsque l'éther a été altéré par l'action de l'air et de la lumière, il est moins volatil, d'une saveur âcre et brûlante, et miscible à l'eau en toutes proportions.

CHAPITRE II.

De la préparation des médicamens homœopathiques à leur état primitif.

1. *Observations et règles générales.*

30. Pour obtenir de bonnes préparations homœopathiques, il importe avant tout de se procurer les substances primitives de la meilleure qualité possible et dans l'état le plus convenable à leur destination. Toutes les substances que nous fournissent les

règnes animal et végétal, perdent toujours plus ou moins de leur énergie en se desséchant, et c'est pourquoi tout médecin ou pharmacien homœopathe devra tâcher de se les procurer, autant que possible, à l'état frais et de les soumettre immédiatement à la préparation. Quant aux substances qui ne se trouvent que dans les pays lointains, et dont, par conséquent, nous ne pouvons obtenir que la teinture préparée déjà sur le lieu qui les a vu naître, ou bien la substance même, mais à l'état sec, il vaut encore mieux accepter cette dernière dans cet état que de se fier à une préparation dont il est impossible de garantir l'intégrité. L'industrie de nos jours a poussé si loin la falsification des drogues qu'il est absolument impossible de se servir avec confiance, pour les préparations homœopathiques, des produits du commerce, et parmi ces derniers, les teintures sont ce qu'il y a de pire et par conséquent de moins convenable. Pour les substances qui parfois aussi se vendent en forme de poudre, il ne faut pas moins de précaution, surtout si ce sont des substances chères, comme l'ambre, le castoréum, etc. S'il est impossible de les avoir à leur état naturel, on ne doit du moins jamais les accepter sans s'être convaincu de leur intégrité. Il en est de même de tous les produits chimiques qui se trouvent dans le commerce; il n'en est absolument aucun dont l'homœopathe puisse faire usage sans en avoir soigneusement examiné la qualité.

31. Un point non moins important que la bonne qualité des substances, c'est le choix exact de l'espèce particulière dont l'homœopathie fait usage, et c'est là un point sur lequel nous croyons devoir insister d'autant plus que non-seulement plusieurs pharmaciens, mais aussi des médecins homœopathes ont souvent cru introduire une amélioration réelle, en substituant aux substances usitées en homœopathie, d'autres qui leur paraissaient, soit plus énergiques, soit plus pures dans leurs qualités chimiques. Quelque bonnes que soient ces améliorations sous le rapport scientifique, il n'en est pas moins certain que le moindre changement essentiel qu'on introduit dans la préparation d'un médicament peut porter l'atteinte la plus grave à la sûreté de la pratique. Ce qui importe au praticien, ce n'est pas toujours que la préparation soit plus ou moins scientifique, mais bien qu'elle soit pareille à celle qui a servi aux expérimentations, et plus en ce sens sa conformité sera grande, plus la préparation sera parfaite

pour le but qu'elle doit remplir. C'est ainsi que pour obtenir le *calcarea* ou sous-carbonate de chaux, par exemple, tel que l'homœopathie l'emploie, il faut absolument préparer l'écaille d'huître comme Hahnemann le prescrit, quoique cette préparation soit loin de contenir du sous-carbonate de chaux pur. C'est encore ainsi que le quinquina, l'opium, la noix vomique, etc., tels qu'ils servent à préparer les teintures du même nom, ne peuvent jamais être remplacés sans inconvénient par la quinine, la morphine, la strychnine, etc., bien que ces dernières substances soient réputées pour contenir les principes actifs des premiers à l'état tout pur.

32. Il en est absolument de même des procédés adoptés par l'homœopathie pour les préparations pharmaceutiques de ses médicamens. Là, comme dans le recueil et la préparation chimique des substances, la plus stricte observation des règles prescrites est de toute rigeur. Toutes les substances que l'homœopathie transforme en *teintures* doivent être préparées uniquement à l'alcool, et celles qui ne se dissolvent ni dans ce fluide ni dans l'eau, par la simple trituration au sucre de lait. Les véhicules, tels que l'alcool, le sucre de lait, l'eau, etc., doivent être de toute pureté et parfaitement bons. En même temps, les proportions indiquées pour les mélanges, ainsi que les manipulations prescrites pour la solution et la division des substances doivent être observées avec la plus grande exactitude possible. Souvent, il est vrai, ces indications et prescriptions sont de nature à laisser une certaine latitude à leur exécution, suivant l'usage qu'on compte faire des médicamens ou le degré d'énergie qu'on se propose de leur donner; mais dans ce cas même, les principes qui ont dicté ces règles doivent toujours servir de guide dans leur application, et dans tous les cas où les indications sont positives, les médecins et les pharmaciens homœopathes ne devront sous aucun prétexte s'en éloigner arbitrairement.

33. Outre l'exactitude à apporter dans le travail même de la préparation, il est encore nécessaire d'éloigner avec le plus grand soin toutes les influences étrangères, afin que celles-ci ne puissent point changer les vertus des médicamens et en rendre ainsi l'action incertaine. C'est pourquoi il faut d'abord que la préparation se fasse dans un lieu dont la température ne soit

pas supérieure à celle des habitations, et où les substances ne soient point exposées à l'action directe des rayons solaires. En même temps, l'atmosphère dans laquelle on travaille, doit être pure et exempte de toute odeur ou vapeur, mais surtout de toute émanation médicinale, telles qu'elles remplissent les pharmacies ordinaires ; car toutes ces exhalaisons mises en contact avec les préparations homœopathiques sont susceptibles d'en changer la vertu. Il en est de même des vases et autres instrumens qui ont servi à la préparation de substances très-odorantes ou susceptibles d'adhérer avec force, comme le musc, les essences, l'arsenic, le sublimé corrosif, etc. ; jamais on ne devra faire usage de ces ustensiles sans les avoir préalablement nettoyés avec le soin le plus minutieux. Quant aux petits flacons et aux bouchons qui ont déjà servi, on ne devra jamais les employer que pour le même médicament, pas plus que le linge dont on a fait usage pour filtrer ou pour exprimer le suc d'une plante ; car quelque moyen qu'on puisse employer pour les nettoyer, jamais on ne saurait être sûr de les avoir débarrassés entièremeut des parcelles qui s'y attachent.

34. En effet, les moyens ordinaires pour nettoyer les ustensiles de pharmacie et les soins que communément on y porte, ne suffisent nullement pour garantir une propreté aussi parfaite que celle que l'homœopathie doit exiger. Même les lavages à grandes eaux, tels qu'on les a conseillés, sont loin de remplir toutes les conditions ; de quelque manière qu'on s'y prenne, un vase, par exemple, qui a servi à la trituration de substances telles que le soufre, le musc, l'asa fœtida, etc., conserve constamment de son odeur, même après avoir été lavé et séché à plusieurs reprises. Quant au nettoyage avec certaines substances chimiques, comme les acides, le chlore, la chaux, la potasse, etc., il va sans dire qu'il ne peut être toléré dans aucun cas, püisque ces substances mêmes, lorsqu'elles ont occupé un vase, ont besoin d'être soigneusement enlevées. Quelques personnes ont encore imaginé de nettoyer les vases à l'esprit-de-vin, mais c'est là également une erreur des plus graves ; car, ou l'esprit-de-vin dissout la substance qu'on veut enlever, ou il ne la dissout pas : dans ce dernier cas il n'en enlèvera rien, et dans le premier il formera, avec le reste de la substance, une préparation médicale qui, quoique faible, sera toujours plus forte qu'une des

dernières dilutions, et aucun homœopathe ne regardera, en effet, celles-ci comme propres au but indiqué. Le meilleur moyen pour obtenir la parfaite propreté des vases, c'est de les nettoyer d'abord à plusieurs reprises à l'eau bouillante, et de les exposer ensuite à l'action soutenue d'une forte chaleur, comme par exemple celle d'un four, ou bien d'y brûler à plusieurs reprises de l'alcool absolu de la plus grande pureté. Quant aux pierres qui ont déjà servi à la pulvérisation d'un métal, on les nettoiera, avant de les employer pour la préparation d'une autre substane, en ratissant leur surface avec un morceau de verre.

35. Enfin, quant aux ustensiles mêmes, il faut que tous ceux qui servent à la préparation des médicamens homœopathiques soient faits d'une masse non susceptible d'altérer les effets des substances. C'est pourquoi tous les mortiers, pilons, et spatules, ainsi que les cuillères et autres instrumens dont on a besoin, doivent être en quartz, en porphyre, en verre, en porcelaine ou en corne ; les ustensiles en métal, en marbre, en serpentine et en bois, sont absolument inadmissibles. Pour fermer les flacons, les bouchons en verre sont constamment préférables à ceux de liége, surtout pour les substances préparées au sucre de lait, auxquelles les bouchons de liége communiquent souvent une odeur désagréable. Pour les substances corrosives, telles que les acides, l'iode, la kréosote, etc., les bouchons en verre sont de toute rigueur. Si, pour les préparations à l'alcool, on veut malgré cela se servir de bouchons de liége, on devra les prendre de la meilleure qualité et n'ayant jamais servi. Avant d'en faire usage, il faudra les tremper dans l'eau pure, après quoi on les lavera à l'esprit-de-vin et les laissera sécher à une température modérée. On a aussi conseillé de les faire bouillir, afin de les rendre plus volumineux et plus mous ; mais préparés de cette manière, ils deviennent plus susceptibles de pomper l'humidité de l'air et de changer constamment de volume.

2. Règles particulières pour la préparation des plantes à l'état frais. — Teintures.

36. Pour que les plantes soient entièrement convenables à l'usage médical, il faut les récolter peu avant ou encore mieux pendant leur floraison, et jamais on ne doit prendre celles qui croissent sur un terrain trop humide et privé de soleil et du

grand air, à moins que la nature de la plante ne requière ces conditions. Dans la plupart des cas, il est encore important de ne pas recueillir les fleurs et les feuilles par un temps constamment froid et humide, parce qu'alors l'huile éthérique, les résines corrosives et les matières alcalines ne se développent point comme il faut et ne se laissent séparer de l'albumine que d'une manière très-incomplète. Le moment le plus favorable c'est lorsque, après plusieurs jours de chaleur, il est tombé une petite pluie ; car c'est alors que la formation des principes actifs et le développement libre de l'hydrogène sont le plus favorisés. Dans tous les cas où l'homœopathie n'indique rien de particulier, on emploie constamment la plante entière, fleurs, herbe et racine. Avant de la soumettre à la préparation on la lave avec soin à l'eau fraîche, afin d'enlever la poussière et les autres impuretés qui pourraient y adhérer.

37. Pour préparer ensuite la plante de manière à réunir toutes les propriétés de ses différentes parties, on la hache aussi menue que possible, on la met dans un mortier de pierre et on la réduit en une pâte fine qu'on renferme dans un morceau de toile propre, afin de la soumettre à l'action d'une presse en bois construite exprès, pour obtenir ainsi le suc du végétal. Ce suc est sur-le-champ mêlé intimement avec une quantité égale d'alcool et renfermé dans des flacons bien bouchés. Au bout de vingt-quatre heures, on décante la liqueur claire qui surnage le précipité de fibrine et d'albumine, et on la met à part pour l'usage médicinal. L'alcool empêche la fermentation de s'établir dans le suc végétal, et la vertu de celui-ci se conserve ainsi complètement sans altération et pour toujours, pourvu qu'on ait soin de le tenir à l'abri du soleil et dans des flacons bien bouchés. Le médicament obtenu de cette manière par l'expression et par le mélange du suc avec une quantité d'alcool égale à la sienne, est la *Teinture-mère* de la plante, obtenu par expression (*per expressionem*).

38. La préparation de la teinture-mère, *par expression*, n'est cependant guère applicable qu'aux plantes à suc abondant ; pour les végétaux qui contiennent beaucoup de mucilage épais et d'albumine, il vaut mieux les préparer en les faisant *macérer* dans une proportion double d'alcool. A cet effet, on les fait d'abord sécher à demi, en les exposant à l'ombre dans un endroit

aéré, et à une température un peu élevée, après quoi on les hache aussi menu que possible, et ensuite on y ajoute la quantité nécessaire d'alcool. Pour les végétaux qui ne sont chargés que d'une excessivement petite quantité de suc, tels que le laurier-rose, le thuia, etc., on doit commencer par les broyer seuls, ensuite, après les avoir réduits en une pâte fine et humide, on imbibe cette pâte avec le double d'alcool, afin que le suc, ainsi mêlé avec ce liquide, puisse être exprimé plus facilement. Le médicament obtenu de cette manière, est la teinture-mère par macération (*per macerationem*).

39. Outre ces deux manières d'obtenir la teinture-mère des plantes fraîches, il y en a encore une troisième qui, quoique bien inférieure aux deux précédentes, mérite cependant d'être signalée comme convenable dans quelques cas particuliers. C'est surtout lorsque les circonstances ne permettent pas d'exprimer le suc des plantes fraîches, immédiatement après les avoir récoltées, et que cependant, en les laissant se flétrir quelque peu que ce soit, on doit craindre qu'elles ne s'altèrent et ne perdent de leurs principes actifs. Dans ce cas, on pourra remédier à cet inconvénient en faisant *digérer* séparément dans l'alcool chaque partie de la plante. A cet effet, on commence par fendre la racine en quatre, et on la coupe en petits morceaux; on procède de même pour les feuilles, puis, après avoir introduit chacune de ces deux parties dans un flacon distinct de grandeur convenable, on les imbibe, avec un volume égal d'alcool. En laissant ainsi digérer les parties séparées pendant quelque temps, et réunissant ensuite dans un seul flacon les produits obtenus, on aura une teinture-mère par digestion (*per digestionem*), qui non-seulement sera parfaitement pure, mais aussi assez chargée de principes actifs pour mériter confiance. Du reste, il va sans dire que dans tout les cas où l'on n'est pas absolument forcé d'avoir recours à ce procédé, la préparation des teintures par expression ou par macération est bien préférable; mais toutes les fois qu'on est obligé de chercher les plantes dont on veut se servir dans des contrées un peu éloignées où l'on ne saurait apporter les appareils nécessaires à l'expression, il vaut mieux les soumettre sur-le-champ à la digestion que de les rapporter chez soi flétries et ayant perdu de leurs principes actifs.

3. *De la préparation des produits végétaux exotiques.*

40. Toutes les substances végétales exotiques dont l'homœo—
pathie se sert, telles que plantes, écorces, graines, résines,
bois, etc., doivent être prises à l'état brut, et jamais on ne doit
les accepter étant déjà pulvérisées. Car, lors même qu'on n'aurait
à craindre aucune falsification avec des substances étrangères,
les moyens ordinaires qu'on emploie pour les réduire en poudre
ne sont pas de nature à les mettre à l'abri de toute altération
possible. Toutes les substances végétales même parfaitement
sèches contiennent encore, quand elles sont entières et à l'état
brut, une certaine quantité d'humidité qui devient inutile pour
l'état de poudre et qui, lorsqu'on ne parvient pas à la faire disparaître, fait qu'au bout de quelque temps la poudre moisit et
s'altère. Si donc l'homœopathe veut être entièrement certain
d'avoir une poudre non-seulement pure, mais encore susceptible
de se conserver sans nulle altération, il faut absolument qu'il en
entreprenne lui-même la préparation convenable.

41. C'est Hahnemann qui, le premier, a enseigné la meilleure
manière de réduire les substances étrangères en une poudre
inaltérable et dépouillée de toute humidité. Cette manière consiste à étaler la poudre sur un plat en fer blanc à bord relevés,
et à la remuer jusqu'à ce qu'il ne se se forme plus de grumeaux,
et que toutes les parcelles glissent également et facilement les
unes sur les autres, comme du sable fin. Mais pour bien réussir,
il faut avoir la précaution de tenir la chaudière constamment
pleine d'eau et de soutenir une chaleur égale, afin de ne pas exposer la poudre à une température trop élevée, puisque toute
chaleur trop intense détruit les substances organiques. En renfermant la poudre ainsi traitée dans des flacons bien bouchés et
cachetés, et la soustrayant à l'action des rayons du soleil et de
la lumière du jour, on peut la conserver pendant un temps infini
sans qu'elle moisisse ni s'altère d'une manière quelconque. La
seule chose qui reste encore douteuse, c'est si par ce procédé les
substances à principes très-volatils ne perdent pas de leur vertu
pendant l'opération même, et si par conséquent il ne serait pas
préférable d'en préparer la teinture alcoolique immédiatement
après les avoir pulvérisées.

42. Pour préparer la teinture des substances sèches, on commence par les piler dans un mortier en marbre; puis, après les avoir réduites en une poudre fine, on y ajoute vingt parties d'alcool dans lequel on les fait digérer pendant six à huit jours, après quoi on décante le liquide clarifié, afin de le conserver pour la pratique. Les substances qui sont très-susceptibles d'attirer l'humidité de l'air doivent en être privées avant d'être pulvérisées, ou bien on les pile dans un mortier chaud, et si elles sont particulièrement dures et tenaces, on les lime. Quant à la proportion dans laquelle l'alcool doit être ajouté, plusieurs médecins ont proposé de la faire de 1 : 10 au lieu de 1 : 20, c'est-à-dire de ne verser que dix parties d'alcool sur la substance pulvérisée; mais à part la certitude qu'il y a que dans la proportion de 1 : 20 le véhicule s'emparera nécessairement de toutes les parcelles médicamenteuses, les teintures de plusieurs substances, comme celle de quinquina, d'opium, de ratanhia, etc., paraissent, dans cette proportion, déjà tellement saturées, qu'il est très-douteux que dans la proportion de 1 : 10 elles acquièrent réellement plus d'énergie.

43. Dans ces derniers temps, Hahnemann a conseillé de ne plus faire aucune teinture des substances végétales sèches, mais de les préparer à la manière des substances minérales solides, c'est-à-dire en les triturant avec la quantité nécessaire de sucre de lait. Il est clair que pour toutes les substances qu'on ne veut employer qu'à un certain degré de concentration, et ne mêler au véhicule que dans la proportion de 10 : 100, ce procédé aurait pour la conservation des préparations tous les inconvénients que nous avons signalés au début de cet article. Même en ne mêlant la substance au véhicule que dans la proportion de 1 : 100, l'humidité qu'elle communiquerait à la trituration serait encore trop sensible pour ne pas faire craindre l'altération de la préparation, si on la renfermait dans des flacons bouchés. Mais la question devient tout autre lorsqu'on ne veut se servir d'un médicament qu'à des atténuations un peu basses (6e, 15e, 30e); dans ce cas, le procédé indiqué conviendra en effet non seulement pour les substances végétales *sèches,* mais aussi pour toutes les plantes *fraîches* qui contiennent trop peu de suc pour donner des teintures par *expression.* Car, n'ayant besoin de conserver, pour la préparation de ces basses atténuations, que tout au plus

la *troisième* trituration, celle-ci sera toujours assez exempte d'humidité végétale pour ne laisser rien à désirer, et les triturations étant en général moins sujettes à s'altérer que les teintures, ce procédé réunira le double avantage de conserver tous les principes actifs des médicamens et de rendre leurs préparations aussi inaltérables que possible.

4. *De la préparation des substances minérales et animales.* — *Trituration.*

44. Toutes les substances non végétales dont l'homœopathie se sert, telles que substances animales, corps minéraux et produits chimiques, sont ordinairement préparées par la trituration avec le sucre de lait, n'importe que dans leur état naturel elles soient liquides ou solides, solubles ou non solubles dans l'alcool. Seulement certaines substances, telles que l'acétate de cuivre, plusieurs acides, et toutes celles dont les qualités chimiques ne permettent pas le mélange avec le sucre de lait, doivent être préparées d'une manière particulière qui sera indiquée à l'occasion de chaque substance. Quant aux substances qui sont solubles dans l'alcool, on peut bien aussi en préparer les teintures, en les dissolvant dans vingt parties de ce liquide, mais pour la bonne conservation des préparations et le développement des vertus médicinales, la trituration au sucre de lait mérite en tout cas la préférence. Même pour les substances animales fraîches qu'ordinairement on prépare en les faisant digérer dans vingt parties d'alcool, après les avoir réduites en pâte fine, la trituration est infiniment plus convenable.

45. Pour soumettre toutes ces substances à la trituration, on peut, dans la plupart des cas, les prendre telles qu'elles se trouvent à leur état pur; seulement pour les métaux, si on ne peut pas les avoir en feuilles extrêmement minces, comme l'or, l'argent, l'étain, etc., il est nécessaire de les réduire en poudre. A cet effet on peut les traiter de deux manières, dont la première consiste à frotter sous l'eau un petit morceau de leur régule contre une bonne pierre à rasoir, jusqu'à ce qu'on ait obtenu une quantité suffisante de poudre métallique. C'est là le procédé qu'emploient la plupart des homœopathes, mais si la pierre dont on se sert est trop molle, la poudre qu'on obtient de cette manière est rarement pure, et dans ce cas il vaut mieux se la pro-

curer par la décomposition des dissolutions de ces métaux dans des acides. En plongeant dans ces dissolutions une petite baguette polie d'un métal dont l'affinité avec l'oxygène est plus grande que celle du métal qu'on a dissous, celui-ci ne tarde pas à se précipiter autour de la baguette et à y adhérer sous forme de poudre. Pour obtenir ensuite cette poudre entièrement pure, on la lave à plusieurs reprises à l'eau distillée, jusqu'à ce qu'elle ne montre plus aucune trace d'acide. La réduction des métaux en poudre au moyen de la lime est un procédé qui conviendrait tout au plus pour le fer, puisque, par les observations de l'Anglais Wells, il est prouvé que le métal ainsi frotté acquiert facilement les vertus de celui contre lequel on le frotte.

46. Comme la trituration des substances avec le sucre de lait a principalement pour but de développer tous les principes actifs par la division des molécules, il est essentiel que la proportion dans laquelle le médicament se trouve mêlé au véhicule ne soit pas trop grande, et que la quantité qu'on soumet à la fois à la trituration soit assez petite pour être bien manipulée. A cet effet, Hahnemann a proposé de ne jamais faire aucune trituration qui contienne plus de 5 grammes (100 grains) de sucre de lait, et de n'y mêler le médicament que dans la proportion de 1 : 100, c'est-à-dire au poids de 5 centigrammes (1 grain) environ, de manière à ce que, la trituration faite, chaque gramme de celle-ci ne contienne qu'un centigramme du médicament primitif. Cette proportion de 1 : 100 est en général aussi celle sur laquelle se basent tous les médecins homœopathes, mais comme pour plusieurs substances le volume que forment 5 centigrammes de leur poids est trop petit en proportion de celui que forme le sucre de lait, et qu'il est essentiel que toute la quantité de celui-ci soit bien imprégnée du médicament, plusieurs médecins ont, dans ces derniers temps, préféré faire toutes les *premières* triturations des médicamens dans la proportion de 10 : 100. Par conséquent, au lieu de ne prendre que 5 centigrammes (1 grain) du médicament, ils en prennent 50 (10 grains) pour les mêler aux 5 grammes (100 grains) de sucre de lait, de manière à ce que chaque gramme de la trituration faite contienne 10 centigrammes du médicament. Il est facile à voir que ce procédé mérite en tout cas la préférence, puisque non-seulement il offre une plus grande sûreté pour l'exactitude du mélange, mais

aussi parce que pour rétablir ensuite la proportion indiquée par Hahnemann, on n'a qu'à prendre 50 centigramm es (10 grains) de la trituration obtenue, et à les triturer d e nouveau avec 5 autres grammes (100 grains) de sucre de lait.

47. En ce qui concerne le travail même de la trituration, Hahnemann prescrit de le faire dans tous les cas de la manière suivante : Après avoir pesé la quantité nécessaire du médicament et du sucre de lait, on prend environ un tiers de celui-ci et on le met, avec la quantité totale du médicament dans un mortier de porcelaine; on mêle ensemble ces deux substances avec une spatule d'os ou ou de corne, et on broie le mélange avec une certaine force pendant six minutes; ensuite on détache, avec la spatule, la masse du fond du mortier et du pilon et on la mêle de nouveau, après quoi on continue le broiement pendant six autres minutes. Cela fait, on détache de nouveau la poudre adhérente au mortier et au pilon, on y ajoute le *second tiers* de sucre de lait qu'on mêle au reste avec la spatule, et ensuite on broie de nouveau pendant six minutes, on détache, on rebroie et détache de nouveau comme pour le premier tiers; enfin on ajoute le dernier tiers de sucre de lait , qui est mêlé, broyé et détaché de la même manière et pendant le même temps que les deux premiers. En broyant ainsi chaque tiers pendant deux fois six minutes, et en comptant environ quatre minutes pour le temps que chaque fois il faut pour détacher et remêler la poudre, on mettra juste une heure à la préparation de chaque trituration.

48. Dans le premier article de ce chapitre nous avons déjà fait observer que pour les triturations les mortiers en serpentine ne peuvent nullement être admis, et que les meilleurs sont ceux en porcelaine. En effet le bois et le verre ne sont pas non plus convenables; le premier à cause de sa porosité, le second parce que le frottement en enlève facilement des parcelles qui contiennent du sodium. Pour les mortiers en porcelaine, ceux qui n'ont pas de poli méritent la préférence, attendu que plus les surfaces sont lisses, moins le frottement est intense, et c'est pourquoi, si l'on ne peut se procurer que des mortiers en porcelaine polie, il faut avoir soin de les dépolir en les usant préalablement avec du sable. Le pilon doit être de la même masse que le mortier et traité de la même manière. Pour empêcher

avec plus de sûreté toute altération possible des préparations, soit par des parcelles de silice que pourrait leur communiquer la porcelaine, soit par des traces que les préparations précédentes auraient pu laisser dans le mortier, on a proposé d'enduire celui-ci ainsi que le pilon d'une couche assez mince d'ichthyocolle pure à laquelle on a mêlé un peu de sucre de lait, et de renouveler cette couche pour chaque nouvelle préparation. Nous n'osons pas nous prononcer sur l'opportunité absolue de ce moyen, mais nous pensons néanmoins qu'il mérite toujours l'attention sérieuse des praticiens.

49. Quant à la forme des mortiers dans lesquels on veut faire la trituration, il est facile de voir que ceux à fond plat ne sauraient nullement convenir, puisque dans ces vases le sucre de lait tendrait à entrer dans les coins, ce qui empêcherait ainsi de triturer, tout le mélange d'une manière égale. La meilleure forme à donner à l'intérieur des mortiers est celle de la partie obtuse d'un œuf. En même temps, le mortier doit avoir une capacité convenable afin de permettre de triturer avec la force nécessaire et d'empêcher la poudre de se disperser ; ses parois internes doivent être parfaitement unies et sans aucune inégalité, et son poids tel que pendant la trituration il puisse être facilement maintenu avec la main gauche sans trop la fatiguer. Le pilon doit être assez large à sa base pour répondre exactement au fond concave du mortier. Afin de détacher la masse triturée qui adhère au fond du mortier et du pilon ; Hahnemann conseille de se servir de la spatule, mais cette opération se fait infiniment mieux moyennant une brosse dure d'une forme convenable et qu'on fait faire à cette fin. Quant aux autres instrumens nécessaires à la trituration, tels que spatule, cuillère, etc., nous avons déjà dit ailleurs qu'il ne sauraient être qu'en os, en corne ou en porcelaine, et que ceux en métal sont absolument inadmissibles, excepté les mortiers en fer pour concasser certaines substances assez dures avant de les préparer par la trituration.

CHAPITRE III.

Des atténuations homœopathiques.

1. *Sur les atténuations en général.*

50. En parlant de la nature et de la forme des médicamens homœopathiques, nous avons déjà fait observer qu'au lieu de corriger les effets trop énergiques de certaines substances par l'addition d'une autre substance médicamenteuse, l'homœopathe cherche à les adoucir par la préparation d'une série d'*Atténuations*, dans lesquelles le médicament ne se trouve mêlé au véhicule qu'en très-petite proportion. Dans le commencement de sa carrière médicale, Hahnemann se bornait à faire ces atténuations dans la proportion de 1 : 100, c'est-à-dire en mêlant une très-petite quantité de la substance concentrée à une quantité 100 fois plus grande d'une substance non médicamenteuse; mais voyant que souvent ces préparations agissaient encore d'une manière trop énergique, il alla bientôt plus loin et prépara une *seconde* et même une *troisième* atténuation, en mêlant, pour la seconde, la 100ᵉ partie de la première, et pour la troisième la 100ᵉ partie de la seconde à 100 autres parties du véhicule. Cette troisième atténuation, bien que ne contenant le médicament que dans la proportion de 1 : 100 ^{3} ou de 1 : 1000,000, Hahnemann la trouva cependant parfois encore trop active, ce qui le porta à pousser les atténuations encore plus loin, et à aller d'atténuation en atténuation, afin d'en trouver le degré le plus convenable. C'est ainsi que, dans ces derniers temps, il est arrivé à porter le chiffre des atténuations pour tous les médicamens indistinctement jusqu'à 30, de manière que dans la dernière de ces atténuations le médicament ne se trouve mêlé au véhicule que dans la proportion de 1 : 100 ^{30} ou de 1 : 1000,000 ^{10}.

51. Quelque absurdes que puissent paraître au premier aspect ces atténuations infinitésimales, il n'en est pas moins vrai que même la 30ᵉ, loin d'avoir perdu toute efficacité, se montre souvent encore trop énergique, et le docteur Korsakow de Saint-Pétersbourg, qui a poussé les atténuations jusqu'au nombre de 1500, a constaté le même fait de la dernière préparation de cette série. En effet, en examinant attentivement le degré d'intensité avec lequel agissent les diverses atténuations homœopathiques,

en peut facilement s'apercevoir que la diminution de leur énergie n'est en aucune sorte proportionnée à la diminution de la matière. Au contraire, plusieurs substances qui à leur état de concentration n'ont que peu ou même point d'action sur le corps, comme le lycopode, le charbon végétal, etc., se montrent souvent très-efficaces aux 2e et 3e atténuations, de manière qu'on est presque fondé à croire que le mode de préparation adopté par Hahnemann, contribue plutôt à développer qu'à affaiblir la vertu des médicamens, ou du moins à les rendre plus aptes à exercer, dans les doses les plus petites, leur influence sur l'organisme. Aussi Hahnemann a-t-il depuis long-temps cessé de regarder ces préparations comme des *dilutions* dans la véritable acception de ce mot, et si aujourd'hui il veut que tous les médicamens soient portés jusqu'à la 30e atténuation, ce n'est que dans l'idée que par ce moyen ils peuvent mieux développer tous leurs principes actifs et devenir plus convenable pour la pratique.

52. Pour expliquer le fait vraiment inouï de l'efficacité de ses atténuations, Hahnemann a essayé de poser en principe que plus on détruisait les parties matérielles d'une substance, plus la vertu dynamique, ou pour ainsi dire l'*esprit* du médicament, se mettait en évidence, et que pour augmenter l'énergie des préparations jusqu'à un degré incroyable, il suffisait de les porter d'atténuation en atténuation, en les soumettant en même temps à un grand nombre de triturations ou de secousses. Si ce principe était conforme à l'expérience, il en résulterait que d'une substance par exemple dont un grain suffit pour donner la mort, la même dose de la 30e atténuation devrait produire cet effet d'une manière beaucoup plus certaine, ce qui cependant n'a pas lieu. Mais lors même qu'on ne voudrait étendre ce principe qu'aux substances qui ne développent leur vertu qu'à force d'être atténuées, il est également contraire à toutes les observations que la 30e atténuation par exemple de ces substances ait une action *absolument* plus énergique que la 6e, la 12e, la 15e, etc. A juger au contraire d'après les expériences faites par les divers homœopathes, les différences d'énergie entre les atténuations d'un médicament sont si petites que jusqu'ici on n'a pu même décider avec certitude si ce sont les premières ou les dernières atténuations qui déploient une plus forte action. C'est pourquoi, tout en admettant l'efficacité des atténuations, plusieurs ho-

mœopathes ont rejeté l'explication donnée par Hahnemann et
ont considéré le procédé par lequel elles acquierent leur efficacité, comme analogue à l'infection par un miasme. Selon eux, le
principe actif du médicament étant devenu libre par la destruction de la matière, il se communique au véhicule, qui par là se
trouve infecté et devient aussi actif que le médicament même.

53. Quant à la comparaison avec les miasmes, cette dernière
opinion est sans contredit celle qui mérite le plus d'attention ;
mais l'explication qu'elle donne, est loin de satisfaire toutes les
exigences, puisqu'au lieu d'expliquer la chose, elle la renvoie à
un ordre de faits qui, bien que généralement admis, ne sont
cependant point encore expliqués eux-mêmes. Le miasme, quoiqu'étant un corps impondérable, n'en est cependant pas moins un
corps, c'est-à-dire de la matière, et partant soumis aux lois de
celle-ci. Or, toute action de la matière, soit mécanique soit dynamique, est proportionnée à la quantité des atômes actifs que présente un volume donné, et tout le monde sait que non-seulement une grosse pierre pèse plus qu'une petite, mais aussi qu'un
aimant d'un volume considérable est susceptible de développer
et de manifester une action beaucoup plus forte qu'un autre qui
serait moins volumineux. Si donc on veut prétendre qu'il se ma-
nifeste quelque part l'action d'un corps soit pondérable, soit impondérable, on est absolument forcé d'admettre aussi la présence
d'une certaine quantité d'atômes ; et ce qu'il y a de sûr encore,
c'est qu'à mesure que cette quantité diminuera dans un volume
donné, l'action de celui-ci diminuera aussi d'énergie. On voit
par là que lors même qu'on aurait prouvé que nos atténuations
n'ont besoin pour agir que d'être imprégnées de parcelles impondérables, comme celles des miasmes, on n'aurait encore rien
fait pour démontrer que leur énergie ne saurait diminuer en
raison de la perte matérielle qu'elles éprouvent, ni rien non
plus pour expliquer comment une atténuation, par exemple,
qui ne contiendrait que la billionième partie des atômes médicamenteux d'une autre, peut manifester une intensité non seulement égale mais souvent aussi supérieure à celle de cette
dernière.

54. Ces faits existent pourtant tels que nous les citons, et
peut-être n'y aurait-on même jamais trouvé rien d'étonnant ,
si dès le principe on avait mieux réfléchi sur la manière dont nos

médicamens agissent en général, et sur le changement que les substances subissent par notre mode de préparation. On aurait dû s'apercevoir autrement que chaque dose médicamenteuse contient un grand nombre d'atômes qui restent parfaitement inactifs, par ce seul fait qu'ils se trouvent renfermés dans l'intérieur des molécules et ne parviennent pas au contact avec les organes; et que, par conséquent, toutes les fois que par un moyen quelconque on parviendrait à diviser ces molécules en corpuscules plus petits, et à augmenter ainsi la surface totale qu'elles pourraient constituer, l'énergie de la dose augmenterait au point que la plus petite partie deviendrait capable d'exercer une influence si non supérieure, du moins égale à celle de la dose entière à l'état primitif. C'est ainsi que le docteur Doppler de Prague a le premier expliqué l'efficacité de nos atténuations, et tel est, suivant lui, l'effet que produit sur les molécules la division à l'infini, que si les molécules d'une poudre fine sont, à la dose de 5 centigrammes, en état de constituer par l'ensemble de leur surface une superficie totale de cent mètres carés, et si chaque trituration de 20 minutes ne divisait chaque molécule qu'en cent corpuscules plus petits, les molécules de la 30e atténuation seraient tellement divisées qu'à la dose d'une goutte seulement elles pourraient occuper, par l'ensemble de leur surfaces, une superficie totale de plusieurs milliers de décamètres carrés.

55. Si ce calcul, que chacun peut du reste aisément vérifier, est juste, il n'y a, en effet, rien de plus facile que de concevoir non seulement comment la 30e atténuation peut encore se montrer efficace, mais aussi comment un seul globule de cette atténuation peut avoir encore assez de vertu pour rendre un verre d'eau presqu'aussi énergique qu'un médicament pur. Car, supposons que la superficie totale qu'une goutte de la 30e atténuation peut couvrir par les surfaces de ses molécules infiniment petites soit seulement de quatre mille décamètres carés, en imbibant de cette goutte 200 globules sacharins, chaque globule contiendra encore de quoi couvrir une superficie de deux cent mètres carés au moins, et agira par conséquent avec une énergie non moindre que celle que peuvent déployer 10 centigrammes d'une substance non atténuée, mais qui sera réduite en poudre assez fine pour que les molécules de chaque centi-

gramme puissent couvrir une superficie totale de vingt mètres carrés. Or, si un globule de la 30e atténuation a de telles ressources, il est clair qu'en le dissolvant dans un volume de 8 cuillerées (4 onces, ou 120 grammes) d'eau, la préparation qu'on obtiendra, ne sera dans aucun cas moins efficace qu'une teinture-mère qui sur 30 grammes (une once) de liquide contiendrait 5 centigrammes (un grain) d'un médicament pur et dissous au point que les molécules de ce grain pourraient couvrir une superficie totale de 500 mètres carés. Tout ces calculs ne sont, il est vrai, pas rigoureusement exacts, mais s'il y a erreur c'est plutôt pour avoir posé des chiffres trop bas que trop élevés, et si l'on suppose, ce qui est plus que probable, que chaque trituration de vingt minutes change chaque molécule de la substance primitive en plus de 2 à 3 cents corpuscules plus petits, le résultat sera encore beaucoup plus étonnant.

56. On a souvent argué contre l'efficacité des préparations homœopathiques, que si l'influence exercée par la trituration ou la succussion était réellement telle que les homœopathes le prétendent, l'énergie des atténuations devrait non-seulement croître avec le nombre, mais encore augmenter d'une manière prodigieuse, à mesure qu'on emploierait des moyens plus puissans pour opérer, dans chaque atténuation, la division des molécules. Cela est parfaitement vrai en principe, et nous pourrions tous les jours constater ce fait dans la pratique, s'il était toujours possible d'utiliser l'accroissement en surfaces qu'un volume donné a gagné de cette manière. Mais la surface totale qu'après les triturations et les succussions ordinaires un seul globule de la 30e atténuation saurait déployer, est déjà tellement vaste, *que si le temps ne lui vient point en aide,* elle ne trouvera jamais assez d'espace dans les organes pour se développer de manière à ce que chacune de son infinité de molécules puisse entrer en action ; et c'est ainsi que tout ce qu'on ajouterait à cette quantité de molécules ne ferait augmenter que le nombre de celles qui restent inactives. C'est là ce qui explique aussi pourquoi deux, trois, quatre globules et même une goutte entière d'une atténuation paraissent souvent ne produire guère plus d'effet qu'une seule cuillerée de la solution d'un globule dans huit cuillerées d'eau ; et si l'on cherche la raison pour laquelle ces dernières atténuations ne paraissent se distinguer des premières par aucune

autre qualité que celle d'une action plus prolongée, c'est encore là qu'on trouvera le moyen de s'en rendre compte.

57. Il y a cependant certaines substances dont l'énergie augmente en réalité d'une manière sensible à mesure que les atténuations avancent, et qui souvent de tout-à-fait inertes qu'elles étaient à leur état naturel, deviennent par ce mode de préparation non moins actives que les médicamens les plus énergiques. Ce sont là des substances qui, même à l'état de poudre la plus fine, ont probablement leurs molécules vraiment actives renfermées encore dans une espèce d'enveloppe qui les empêche de se mettre en contact immédiat avec les organes, et que les moyens ordinaires de pulvérisation et de dissolution sont incapables de détruire. Car, en broyant, comme on a l'habitude de le faire, les substances seules, les molécules d'une poussière déjà très-fine échappent à la force qui tend à les rendre plus petites encore, et ce n'est qu'en les triturant avec une autre substance contre les corpuscules de laquelle elles puissent se frotter, qu'on pourra parvenir à leur faire subir une division à l'infini. Mais encore n'y parviendra-t-on que d'une manière fort incomplète, si en même-temps on ne prend pas soin d'étendre toujours autant que possible les nouvelles parcelles, à mesure que la trituration en augmente le nombre, puisque plus les molécules resteront agglomérées les unes sur les autres, moins il sera facile de les diviser toutes. C'est ce qui fait que plusieurs substances paraissent souvent ne développer toute leur vertu qu'après trois triturations successives, faites de manière qu'à chaque nouvelle trituration il n'y a qu'une partie (1/100) de la précédente qui est mêlée de rechef avec autant de parties du véhicule que la première.

58. Ce que nous venons de dire au sujet de la trituration des substances en poudre, s'applique également et de la même manière à l'atténuation des substances liquides, et à la succussion des substances solubles avec un véhicule liquide. Car, bien que les molécules des liquides, à cause de leur nature globuliforme, soient absolument incapables d'être divisées par aucune espèce de broiement ordinaire, étant triturées avec un véhicule en forme de poudre ou étant traitées par la succussion avec un véhicule liquide, elles subissent, aussi bien que celles des substances solides, la division à l'infini. Il en est encore de même pour toutes

les substances ordinairement insolubles dans l'eau ou dans l'alcool, lorsque, par des triturations suffisantes, leurs molécules sont assez divisées pour être tenues en suspension entre les molécules de ces liquides ; alors elles se soustraient non-seulement à la loi qui les tient en état d'agrégation, mais étant secouées avec le véhicule qui les a dissoutes, elles éprouvent aussi toutes les divisions ultérieures dont les substances liquides sont susceptibles. C'est ainsi qu'après la troisième trituration, l'atténuation même des métaux peut être continuée, sans le moindre inconvénient, par la succussion de ces substances avec des véhicules liquides, et c'est encore ainsi que toutes les atténuations faites de cette manière tendent aussi bien que les triturations à augmenter les ressources des doses, en sorte que si l'on soumettait à de nouvelles succussions la solution faite avec un globule de la 30e dans huit cuillerées d'eau, on pourrait parvenir à rendre cette solution telle que chaque goutte en constituerait une dose beaucoup plus forte que celle du globule qui s'y trouve dissous.

59. Si donc il y a un procédé qui plus qu'aucun autre soit capable de fournir des médicamens énergiques, c'est sans contredit le mode de préparation adopté par l'homœopathie. Quant aux substances qui à leur état naturel ont déjà toute leur vertu convenablement développée, ce pocédé n'augmentera guère, il est vrai, l'énergie des doses usitées par l'école, puisque, comme nous l'avons dit plus haut, il n'y a presque pas moyen d'utiliser toutes les ressources que ces doses y gagneront ; mais l'avantage qu'on en retirera sera toujours celui de trouver les atténuations de ces substances, à la dose d'un seul globule, non-seulement tout aussi énergiques que la dose entière dont elles ont été faites, mais aussi plus propres à exercer une action longue et soutenue. Il en est de même pour les substances à vertu latente, lorsque cette vertu sera entièrement développée ; les atténuations faites au-delà de ce point ne pourront pas non plus agir d'une manière éclatante sur l'énergie des doses usitées ; mais plus on les portera loin, plus on verra que la dose la plus petite possible est encore plus que suffisante pour produire tous les effets que peuvent montrer ces médicamens administrés à la plus forte des doses usitées. Cela pourrait même aller au point que si par le simple mélange et sans aucune nouvelle succussion, on délayait un

seul globule d'une atténuation assez avancée dans un volume
de 3 à 4 verres d'eau, et même plus, chaque cuillerée à café de
ce mélange serait encore à même de produire tout ce qu'on pourrait obtenir par une goutte entière des préparations médicinales ordinaires (1).

---

(1) Pour mieux éclaircir encore cette intéressante question des
doses infinitésimales, nous rapporterons ici une lettre que nous
écrivit dernièrement, à ce sujet, un homme distingué dans les
sciences physiques et mathématiques, M. Poudra, professeur à
l'école d'État major de Paris. Voici ce qu'il nous écrivit :

« Paris, ce 9 juin 1841.

« Voici, Monsieur, comment je conçois la puissance médicale
» de la matière. Afin de simplifier le discours, j'appellerai *médica-*
» *lité* cette puissance.

» La médicalité d'une substance sera donc la puissance en
» vertu de laquelle la matière, mise en contact avec l'organisme,
» le modifie diversement. Cette action de la matière sur l'orga-
» nisme a lieu lorsque cette substance est divisée à l'infini, et se
» rapproche de ce que j'appellerai *l'état atomistique*, c'est-à-dire
» lorsque les molécules, ou mieux les atomes, seront séparés, tenus
» à distance et non plus neutralisés dans un corps par leurs actions
» réciproques ; ceci est conforme à toutes les expériences.

» Il est évident alors que la *médicalité* et l'affinité sont des
» puissances de même nature, résidant dans les derniers molécules
» ou atomes des corps; et je crois même ne pas m'éloigner beau-
» coup de la vérité, en avançant que la médicalité et l'affinité ne
» sont que deux effets divers d'une même cause, ne sont que deux
» manières différentes d'essayer une même puissance.

» Toutes les découvertes modernes tendent maintenant à prou-
» ver que l'affinité est une puissance due à l'électricité de la ma-
» tière à l'état atomistique.

» Or, on sait que dans le plus petit grain de matière, il existe
» une quantité immense d'électricité. M. Becquerel, dans une des
» séances de l'Académie, confirmait dernièrement ce fait; il s'en
» suit donc que si l'électricité est la cause première de l'affinité et
» de la médicalité, il doit exister, dans le plus petit grain de ma-
» tière, une immense quantité d'affinité et de médicalité; mais que,
» de même que pour produire des phénomènes chimiques de com-
» binaison ou d'affinité, il est nécessaire de diviser la matière et

60. On voit, d'après ceci, que si l'on tient à obtenir beaucoup avec peu (*multum per pauca*), il est indispensable de préparer les médicamens d'après la manière prescrite par l'homœopathie ; tandis que si l'on voulait rendre les effets parfois déjà trop violens des doses usitées plus prompts et plus violens en-

---

» de la rapprocher de l'état atomistique ; de même, pour produire
» les phénomènes dus à la médicalité, il faut aussi se rapprocher
» de cet état.

» On peut donc en conclure que le rayon de la sphère d'action ,
» soit d'affinité, soit de médicalité, augmente dans un rapport en-
» core inconnu, lorsque la matière diminue de volume et se rap-
» proche de l'atome.

» Ira-t-on nier l'affinité parce qu'elle ne produit pas d'effets
» entre un milligramme de deux substances et même entre des
» millionièmes de ces milligrammes, millionièmes auxquels on
» peut parvenir par un broiement mécanique ? Ira-t-on nier que
» l'affinité ne produira aucun effet entre les millionièmes de ces
» millionièmes, cette nouvelle division produite par la chaleur ou
» la dissolution ?

» Lorsque deux substances, ayant une action énergique récipro-
» que, seront divisées par la dissolution, ou quand les atomes se-
» ront tenus, par le calorique, à de telles distances que l'action
» n'aura plus lieu, alors nous concevons la limite possible de cette
» puissance de l'affinité et de la médicalité ; or, comme le nombre
» d'atomes contenu dans le plus petit grain de matière est immense;
» que, réduit à cet état, la sphère d'action de chaque atome doit
» être très-grande proportionnellement à leur rayon, il s'en suit
» que cette limite est bien reculée.

» L'affinité et la médicalité proviennent, disons-nous, de l'élec-
» tricité ; mais nous savons que l'affinité est modifiée par le calo-
» rique et par l'état électrique des corps dissous. Alors il est facile
» d'expliquer naturellement l'augmentation de *médicalité* qu'ac-
» quiert la matière lorsqu'on produit sa division par des secousses
» réitérées ; il est évident que ces secousses, produisent des frotte-
» mens, et que ces frottemens doivent modifier, et l'état électrique
» des mollécules, des atomes, et par suite augmenter leur affinité
» et leur médicalité.

» En admettant donc que la médicalité et l'affinité sont des
» puissances de même nature, il n'y aura plus de difficulté à con-
» cevoir le développement de cette première puissance par la di-

core, ce procédé serait non-seulement inutile, mais encore tout-
à-fait contraire au but qu'on se propose. Car bien que les ressources des doses augmentent par ce mode de préparation, il est
cependant non moins constaté que plusieurs substances perdent
aussi, par l'atténuation, de leur énergie primitive, comme par

---

» vision, par le frottement; et pourquoi un fort volume de matière,
» mis en contact avec l'organisme, est sans action, tandis que la
» plus petite partie de la même substance, réduite à l'état atomis-
» tique, et dont la puissance a été augmentée par le frottement,
» produira des effets remarquables. Mais on pourrait demander
» comment se fait-il que l'action d'une quantité finie de matière,
» mise en contact avec l'organisme, ne soit pas la somme des ac-
» tions de tous les atomes ?

» Ici le problème se complique; voici comme j'en conçois la
» solution, en continuant mon rapprochement entre l'affinité et
» la médicalité :

» 1° Une substance ingérée dans l'estomac, sous un certain vo-
» lume, ne s'y dissout quelquefois pas du tout, et par conséquent
» doit être sans action; quelquefois elle s'y dissout peu, et alors
» les résultats seront dus seulement à la partie dissoute; mais sup-
» posons qu'il ne s'agisse que d'une substance dissoute antérieure-
» ment à son introduction dans l'estomac, ou dans l'estomac même,
» il doit arriver, selon moi, dans ce cas, ce qui se passe dans les
» combinaisons chimiques. Lorsque deux substances, réduites à
» l'état atomistique, se combinent, un atome de l'un se réunit à
» 1, 2, 3, etc., atomes de l'autre, ou réciproquement, et cela dans des
» rapports très-limités; si donc, une des substances est en excès,
» elle reste en dehors de la combinaison, et peut, dans certains cas,
» en être séparée; mais dans beaucoup, si l'excès de cette sub-
» stance est trop considérable, on aura au contraire de la peine à
» retrouver la combinaison.

» Appliquons ces idées à la *médicalité*; cette action résidant dans
» les atomes, il en faudra un certain nombre pour produire une
» modification de l'organisme; et de même qu'il y a plusieurs de-
» grés de combinaison, y aura-t-il plusieurs modifications impor-
» tantes et différentes, mais le tout en petit nombre ? Au-delà,
» tout le reste des atomes ou de la substance sera superflu et sera
» rejeté au dehors, et pourra devenir nuisible en dissimulant com-
» plétement la modification obtenue.

» Il y aurait ici, il faut l'avouer, un très-grand travail à entre-

exemple, tous les poisons qui, ainsi que tous les homœopathes le savent fort bien, sont beaucoup moins redoutables dans leurs atténuations qu'à leur état primitif. C'est ce qui arrivera même pour toutes les substances dont les molécules, outre la faculté d'être assez facilement absorbées et répandues dans l'organisme, ont encore celle d'y subir une certaine dissolution ou division. Dans les atténuations, elles auront bien encore la première de ces facultés, mais dès que l'art les aura divisées plus que l'organisme ne saurait le faire, aucune des atténuations subséquentes ne sera, à une dose donnée, en état de fournir à l'absorption autant d'élémens actifs que la substance à son état primitif. Jusqu'à ce point l'énergie des doses diminuera même graduellement; tandis que, cette limite passée, leurs ressources augmenteront à mesure que l'art opérera dans les atténuations subséquentes les divisions ultérieures des molécules, tout comme cela a lieu pour les autres substances. C'est là ce qui explique comment un seul procédé peut en même temps diminuer l'énergie des doses et en augmenter les ressources, ou bien, comment il est possible qu'un même procédé fasse acquérir à un seul globule de la 30e plus de ressources que n'en ont des gouttes entières de la tein-

---

» prendre sur les bases que je viens d'établir; travail qui ne peut
» mieux convenir, Monsieur, qu'à vous qui connaissez si bien l'action
» des médicamens; ce travail consisterait à déterminer : 1° si la
» même substance peut produire une ou plusieurs modifications de
» l'organisme, et la nature de ces modifications, ou, pour nous
» servir de l'expression, s'il y a plusieurs combinaisons entre l'or-
» ganisme et la même substance réduite à l'état atomistique ;
» 2° quelle est la plus petite quantité de matière réduite à cet état
» et dont la puissance a été augmentée par le frottement pour cou-
» vrir en entier l'organisme, c'est-à-dire produire la première mo-
» dification ; 3° que devient la substance en excès ?
» Ce travail ne s'obtiendra que du temps; mais il faudra que tôt
» ou tard la médecine, quel que soit son nom, s'en occupe lors-
» qu'elle voudra connaître toutes les modifications que l'orga-
» nisme peut éprouver par l'action de toutes les substances qui
» nous entourent. »
J'ai l'honneur d'être, Monsieur, votre très-affectionné serviteur.

Poudra.

ture-mère, sans rendre en même temps les substances trop énergiques plus délétères encore.

61. Toutes les explications théoriques que nous venons de donner seraient cependant sans aucune valeur, si la pratique ne confirmait pas tous les faits que nous venons de signaler. Plusieurs homœopathes, il est vrai, ont cru remarquer que les dernières atténuatiens qu'ils employaient ne produisaient pas toujours des effets conformes à ceux qu'on aurait dû avoir le droit d'en attendre, si la théorie sur laquelle cette doctrine est basée était juste. Mais, selon nous, ces exceptions sont plutôt faites pour confirmer la théorie que pour la détruire, surtout si l'on songe que ces observations contradictoires ont été faites, pour la plupart, par des personnes qui ne préparaient pas elles-mêmes leurs atténuations, ou qui, suivant leur manière de voir, ne se conformaient que plus ou moins exactement, pour leur préparation, aux règles qu'il est indispensable d'observer. Car ce qu'il y a de sûr, c'est que si l'on néglige d'opérer, dans chaque nouvelle atténuation, une nouvelle division des molécules, les premières atténuations ainsi obtenues peuvent avoir encore assez de ressources; mais plus on s'avancera de cette manière, plus elles s'affaibliront. Si la division des molécules dans les premières triturations a été portée à un degré assez élevé, il est même possible que sans aucune nouvelle division on puisse continuer le simple partage des doses jusqu'à la 30ᵉ, sans que celle-ci manque encore de ressources; mais les préparations ainsi obtenues n'en seront pas moins de pures *dilutions*, et non des *dynamisations*, comme elles le seraient, si dans chacune on avait de nouveau augmenté les ressources des doses. Dans l'article suivant nous exposerons les règles et précautions à observer afin de préparer les atténuations de manière à ce qu'elles soient toutes de véritables *dynamisations*.

2. *De la préparation des atténuations.*

62. Nous avons déjà dit dans plusieurs occasions que les atténuations homœopathiques s'obtiennent en général de telle sorte que la première contient un grain (5 centigrammes) ou une goutte du médicament à atténuer, mêlé à 100 grains (5 grammes) de sucre de lait où à 100 gouttes d'alcool; et qu'après des triturations ou des successions suffisantes, on obtient la seconde, en travail-

lant de la même manière la 100ᵉ partie de la première avec 100 nouvelles parties du véhicule; la troisième, en soumettant au même procédé la 100ᵉ partie de la seconde, et ainsi de suite jusqu'à la 30ᵉ. Cette manière de faire les atténuations dans la proportion de 1 : 100, est celle indiquée par Hahnemann, et qui est toujours sous-entendue lorsqu'on indique une atténuation par son numéro. Dans ces derniers temps cependant, on a trouvé plus convenable de ne faire les mélanges que dans la proportion de 10 : 100, de manière qu'au lieu de ne mêler qu'*un* grain ou *une* goutte à 100 parties du véhicule, on en mêle chaque fois dix. Ce procédé a l'avantage de donner plus de certitude que dans chaque préparation les molécules du médicament sont bien mêlées avec celles du véhicule, quoique d'un autre côté il permette moins de les étendre. Mais comme on peut facilement réparer cet inconvénient, en préparant chaque fois deux atténuations dans la proportion de 10 : 100 au lieu d'une de 1 : 100, nous recommandons ce procédé à tous les médecins et pharmaciens homœopathes, en prévenant cependant ces derniers, que toutes les fois qu'ils se serviront d'une autre proportion que celle de 1 : 100, ils seront obligés de l'indiquer sur l'étiquette des préparations, afin qu'on sache à quelle proportion se rapporte le numéro que porte chaque atténuation.

63. En général, on peut poser en principe que plus petite sera la proportion dans laquelle on mêle le médicament au véhicule dans chaque atténuation, plus il sera difficile d'obtenir un mélange parfaitement intime et de répandre les molécules du médicament sur tous les points de la préparation ; de même, plus le volume de chaque préparation sera considérable, moins il sera facile de faire subir aux molécules du médicament les divisions nécessaires. Une goutte d'un médicament versée dans le lac de Genève, n'en fera jamais une atténuation homœopathique, quoique la proportion dans laquelle cette goutte est au lac, soit loin d'être une fraction aussi petite que celle à laquelle se trouve le médicament dans la trentième atténuation. Mais ce qui fait que cette atténuation malgré la proportion infiniment petite dans laquelle elle contient le médicament, n'en a cependant pas moins toutes les qualités, c'est qu'on l'a obtenue successivement, en ne préparant d'abord que tout au plus *cent* grains ou *cent* gouttes d'un véhicule avec un ou dix grains d'un médicament, et en

ne prenant de cette préparation pour en obtenir la seconde, qu'après l'avoir bien imprégnée, dans tous ses points, des molécules du médicament. C'est ainsi que successivement on arrive en effet à répandre le nombre toujours croissant des parcelles infiniment petites, de manière qu'enfin à la trentième elles sont aussi répandues par toute la préparation que dans la première. C'est là aussi pourquoi les atténuations obtenues dans la proportion de 1 : 1000, sont beaucoup moins sûres que celles obtenues dans la proportion de 1 : 100 ; et c'est encore pourquoi *on ne devra préparer aucune atténuation qui contienne plus de cent grains, (cinq grammes) ou plus de cent gouttes du véhicule.*

64. Les atténuations des substances qui dès le principe ont été préparées sous forme de *teintures*, se font à l'alcool depuis la première jusqu'à la dernière. A cet effet, si l'on veut conserver toutes les atténuations, on prépare pour chaque substance 30 petits flacons *entièrement neufs*, chacun de la capacité de 150 gouttes environ ; on remplit tous ces flacons d'alcool, jusqu'aux deux tiers de leur capacité, et on indique, tant sur l'étiquette que sur le bouchon, le nom de la substance que l'on veut atténuer. Cela fait, on prend un de ces flacons, on y verse, d'après la prescription de Hahnemann, *une* goutte de la teinture mère, et on imprime à ce mélange 100 à 200 secousses assez fortes, après quoi on marque sur le flacon le chiffre 1, pour indiquer que la préparation qu'il contient est la *première* atténuation. De cette atténuation, on en verse ensuite également *une* goutte dans un autre de ces flacons, contenant environ cent gouttes d'alcool, et après avoir soumis également ce mélange à un nombre de 100 à 200 secousses, on marque le flacon du chiffre 2, pour indiquer que ce qu'il contient est la *seconde* atténuation. De cette manière on continue à préparer et à étiqueter jusqu'à la 30e, en versant chaque fois une goutte de l'atténuation qu'on vient d'obtenir dans le flacon qui contiendra l'atténuation suivante. Il en est de même, lorsqu'on veut préparer chaque atténuation dans la proportion de 10 : 100 ; au lieu de n'en verser chaque fois qu'*une* goutte, on en versera alors *dix* ; mais comme de cette manière il faut chaque fois *deux* atténuations pour en égaler *une* de la proportion de 1 : 100, les mêmes chiffres ne sauraient servir pour désigner ces deux sortes d'atténuations, mais on pourra les mettre d'accord, en se servant, pour la proportion de 10 : 100

des *demies*, de manière qu'on signerait la *première* de cette série par 1/2, la seconde par 1, la troisième par 1 1/2, la quatrième par 2 et ainsi de suite jusqu'à la 30e.

65. Pour les substances qui dès le principe ont été préparées par la *trituration*, on préfère obtenir les *trois* premières atténuations par le même procédé. A cet effet on prend un grain (5 centigrammes) de la *première préparation*, obtenue par la trituration d'un grain de la substance primitve avec cent grains (5 grammes) de sucre de lait, et qui porte le nom de 1re *atténuation*; on mêle ce grain (5 centigrammes) à cent autres grains (500 centigrammes) de surcre de lait et on triture ce mélange comme il est dit à l'article de la préparation des substances sèches. Cette trituration faite, on lui donne le nom de 2e *atténuation*, et l'on en prend un grain qu'on mêle avec cent autres grains de sucre de lait pour en obtenir la 3e *atténuation*. De cette trituration on prend ensuite un grain (5 centigrammes) qu'on dissout dans un flacon rempli de cent gouttes *d'eau* jusqu'aux deux tiers de sa capacité, et on secoue ce mélange comme les atténuations faites à l'alcool, après quoi on lui donne le nom de 4e *atténuation*. Cette quatrième atténuatien doit être faite à l'eau, ou bien à l'alcool mélangé avec une égale quantité d'eau, parceque le sucre de lait ne se dissout point dans l'alcool pur, mais toutes les atténuations qui suivent cette quatrième, se font ensuite à l'alcool pur, tout-à-fait comme celles des teintures. Il va du reste sans dire, que si l'on veut faire les triturations, tant la première que les suivantes, non dans la proportion indiquée par Hahnemann, mais dans celle de 10 : 100, on sera obligé d'en faire *six*, au lieu de *trois*, et on ne pourra désigner la *première* de cette série que par le chiffre 1/2, la seconde par 1, la 3e par 1 1/2, et ainsi de suite. L'atténuation faite à l'alcool aqueux devra alors porter le chiffre de 3 1/2.

66. Comme on ne conserve que rarement toutes les atténuations et qu'on ne se sert guère en pratique que des 1re, 3e, 6e, 9e, 12e, 15e, 18e, 24e, 30e, il serait tout-à-fait inutile de sacrifier chaque fois plus de flacons qu'il ne faut, puisque si, par exemple, on ne veut pas conserver la 2e atténuation, il suffit pour en obtenir la 3e, de vider, à la dernière goutte près, le flacon qui contenait la 2e, de le remplir de nouveau de cent gouttes d'alcool, et de soumettre ce mélange au nombre indiqué

de secousses. C'est ainsi que, si l'on ne tient à avoir que la 30ᵉ atténuation d'une substance, on peut faire toutes les atténuations intermédiaires, en jetant à la dernière goutte près celle qu'on vient d'obtenir et en remplissant le flacon de cent nouvelles gouttes d'alcool. Dans une série d'atténuations aussi longue, on peut même, pour toutes celles que l'on jette, se servir de l'eau distillée, seulement pour les deux dernières, celle qu'on veut conserver, et celle qui la précède, il est plus convenable de se servir d'alcool. L'alcool qui sert à la préparation des atténuations n'a pas besoin d'être aussi concentré que celui qu'on veut employer pour la préparation des teintures mères ; mais il ne faut pas non plus qu'il ait moins de 60 à 70° centigrades.

67. Il fut un temps où Hahnemann, de crainte de donner trop de force aux préparations, avait conseillé de n'imprimer à chaque atténuation que tout au plus deux secousses, tandis qu'aujourd'hui il conseille le contraire, c'est-à-dire, de soumettre chaque atténuation à un nombre assez considérable de secousses (200 à 300), afin d'être sûr d'obtenir des préparations bien efficaces. C'est en parlant de ce dernier point de vue que plusieurs homœopathes ont même essayé de construire des machines à succussion moyennant lesquelles il leur était possible d'imprimer à leurs atténuations plus de 2 à 3 mille secousses de la plus grande force, tandis que d'autres n'auraient pas même osé déplacer un flacon, de crainte que ce nouveau mouvement en dehors du chiffre prescrit n'augmentât outre mesure l'énergie de la dose. Le fait est que, comme nous l'avons démontré, la succussion augmente en effet les ressources des doses, et si chaque atténuation doit être une nouvelle dynamisation, la succussion faite avec deux impulsions seulement, est insuffisante. Si, comme nous l'avons dit aussi, les premières atténuations ont opéré une forte division des molécules, on peut obtenir peut-être dix et même douze atténuations subséquentes qui, sans avoir été soumises à aucune nouvelle succussion, auront encore chacune assez de ressources : mais en continuant de cette manière on arriverait inévitablement à ne plus avoir que de pures *dilutions* qui, privées de plus en plus de leurs élémens actifs, s'affaibliriaent de degré en degré jusqu'à extinction totale de leur vertu.

68. De là il ne résulte cependant pas encore que pour obtenir autant de nouvelles dynamisations que d'atténuations, il soit indispensable de se servir de machines, telles, entre autres, que la fameuse *catapulte* inventée et prônée par M. Mure comme seul moyen d'obtenir des préparations efficaces. Car, d'après toutes les explications que nous venons de donner dans le paragraphe précédent, il est facile de voir que dès que la succussion aura donné à une atténuation suffisamment de ressources, tout le surplus qu'on y ajouterait ne serait plus d'aucun avantage, pas même aux petites doses homœopathiques, par la seule raison qu'il n'y aurait pas moyen de les utiliser. C'est pourquoi nous pensons que si l'on imprime à chaque atténuation 100 à 200 secousses, ce nombre sera dans tous les cas plus que suffisant ; et ceux qui n'auront pas de machine trouveront que, à part l'inconvénient de se fatiguer, leurs bras sont tout aussi propres que la meilleure mécanique à faire acquérir aux atténuations les ressources *indispensables*. Aussi voyons-nous tous les jours que les préparations homœopatihques qui ont fait un grand nombre de voyages pendant lesquels elles ont été secouées durant des semaines entières, ne montrent pas plus d'intensité dans leurs effets que celles qui n'ont subi que tout au plus 200 secousses à chaque atténuation ; preuve évidente que les ressources que par ce procédé elles auront pu gagner, ne portaient pas sur leurs élémens *indispensables*, mais sur ce qu'il y avait de superflu.

69. Une autre question non moins importante serait de savoir si, pour obtenir tous les avantages que l'atténuation peut procurer, il est indispensable d'aller jusqu'à la 30e. Ce qu'il y a de certain, c'est que la masse des nouvelles parcelles que fournit la division des molécules a besoin d'être diminuée de temps en temps, afin de permettre à celles qui restent de mieux s'étendre et de faciliter par là leur division ultérieure. Mais ce qu'il y a de sûr aussi, c'est que cette division des molécules ne peut plus avoir aucun but dès qu'elle a réussi à développer toutes les vertus des substances à vertu latente, ou bien à rendre les substances trop énergiques incapables d'éprouver aucune dissolution ultérieure dans l'organisme. C'est ce qui, selon toute probabilité, arrive après la 6e, sinon déjà après la 3e atténuation ; et pour peu qu'on examine la manière dont agissent toutes nos atténuations depuis la 15e ou même la 10e jusqu'à la 30e ; il est facile de voir

que ce procédé n'influe plus d'aucune manière *sensible* même
aux plus petites doses possibles; en sorte qu'on est presque fondé
à croire que tout ce qu'on ferait au-delà de la 12ᵉ serait superflu. Cependant, comme les atténuations poussées au-delà ne
deviennent pas pour cela moins convenables à l'usage que les
précédentes, pourvu qu'elles aient été bien préparées, nous
n'avons pas hésité à porter, suivant l'usage reçu, le nombre *officinal* à 30, laissant à ceux qui le trouveraient trop élevé, comme
à ceux qui voudraient aller au-delà, le soin de fixer eux-mêmes
le chiffre qui leur paraîtra le plus convenable.

70. Dans le commencement de sa carrière homœopathique,
Hahnemann avait fixé, pour chaque substance en particulier,
l'atténuation à laquelle elle lui paraissait devoir être employée
avec le plus de succès ; mais dans les derniers temps, pour simplifier la préparation des médicamens et la rendre plus uniforme,
il a conseillé de les porter toutes indistinctement jusqu'à la 30ᵉ.
Aussi dans les anciennes pharmacopées homœopathiques, trou-
ve-t-on encore soigneusement annoté le nombre d'atténuations
qui convient à chaque substance; nombre que plusieurs personnes respectent comme une sorte d'évangile, s'imaginant que
tout serait perdu si elles n'avaient pas le médicament à l'atténuation que les auteurs des pharmacopées ont bien voulu désigner. Dans la première partie de notre manuel, celle qui contient les médicamens, nous avons rapporté ces divers chiffres à
chaque substance; mais nous l'avons fait plutôt pour satisfaire
aux exigences de ceux qui ne croient pas pouvoir se passer de
ces autorités arbitraires, que pour obéir à notre propre convic-
tion. Tous les homœopathes, Hahnemann lui-même, se servent
des atténuations les plus différentes, depuis la première jusqu'à
la 30ᵉ, et aucun de ceux qui sont entrés seulement un peu dans
l'esprit de l'homœopathie, ne regardent plus ces anciens chiffres
quecomme des données purement *arbitraires*. Malgré cela nous
les rapportons encore dans cet ouvrage, non pour en faire une
règle à suivre, mais seulement pour éviter qu'on ne fasse à
notre pharmacopée le reproche d'être plus incomplet que les
précédentes, et de ne pas donner ce que certaines personnes regardent encore comme la condition *sine qua non* de toute réussite en homœopathie.

3. *De la dénomination des atténuations homœopathiques.*

71. Nous avons déjà dit, en parlant des substances végétales, que les préparations non-étendues, faites à l'alcool, reçoivent le nom de *Teintures-mères*. Caspari avait voulu faire une distinction entre celles préparées par l'extraction des substances sèches et celles préparées avec le suc frais de la plante, en appelant les premiers *Essences* et les dernières *Teintures*; mais cette distinction n'a aucune valeur dans la pratique, et c'est pourquoi on donne à toutes préparations faites à l'alcool le nom de *Teintures*. Quant aux atténuations, la nomenclature la plus simple à suivre, et celle qui est usitée en France, c'est de les désigner par le nom de leur numéro, savoir : *première*, *seconde*, *troisième*, etc., et de n'appliquer cette dénomination qu'aux préparations faites dans la proportion de 1 : 100, de manière que si l'on préparait dans la proportion de 10 : 100, on ne donnerait ces noms de *première*, *seconde*, etc., qu'à chaque seconde atténuation de cette série. De cette manière on aura toujours l'avantage de connaître facilement la fraction de la goutte primitive qui se trouve dans chaque atténuation, puisque les dénominateurs de ces fractions augmentent comme les puissances de 100. Dans la *première* atténuation, chaque goutte contient la 100e partie de la goutte primitive, dans la *seconde*, la 100^{2}ème ou la 10000e; dans la *troisième*, la 100^{3}ème $=$ la 1000000ème partie, etc., de manière que dans la *trentième*, chaque goutte ne contiendra que la 100^{30}ème $=$ la 100000^{10}ème partie de la goutte primitive.

72. Outre cette dénomination, les Allemands en ont encore une autre qui pour eux n'est pas moins claire que celle dont nous venons de parler, mais qui, traduite littéralement en français, peut donner lieu aux plus graves erreurs. C'est la manière de désigner les atténuations par la fraction à laquelle chacune contient la goutte primitive, et de leur donner ainsi le nom de *millionième*, *billionième*, *trillionième*, etc., jusqu'à la *décillionième*. D'après cela, ce qu'on appelle *millionième*, serait la 3e atténuation, puisqu'en effet celle-ci contient dans chacune de ses gouttes la 100^{3}ème $=$ la 1000000ème partie de la goutte primitive. Si les Français entendaient par ces mots de *billion*, *trillion*, etc., les mêmes chiffres que les Allemands, rien ne serait plus facile que de connaître chaque fois l'atténuation précise qu'ils veulent désigner, puisque, les dénominateurs des fractions augmentant chaque fois de deux zéros, il suffirait d'en diviser le nombre par deux pour obtenir le chiffre ordinaire de l'atténuation. C'est ainsi qu'en divisant par 2 le nombre des 6 zéros qui représentent le chiffre de *million*, on obtient 3, ce qui veut dire que c'est la 3e atténuation qui a été ainsi désignée ; mais il n'en est pas de même pour le reste de ces noms. Ce que les Français appelleraient la *trillionième*, ce serait la 6e, puisque 1 trillion = mille billions = mille milliards = 1000,000,000,000, ce qui donne 6 fois deux zéros ; mais ce que les Allemands entendent par la *trillionième*, c'est la 9e, puisque, chez eux, on ne compte pas, comme en France : *mille* millions = un billon, *mille* billions = un trillion, etc. ; mais au contraire *million* millions = un billion, *million* billions = un trillion, ce qui fait augmenter, non de trois ; mais bien de 6 zéros, chaque chiffre qui représente un de ces noms.

73. Pour bien comprendre ce que dans leurs écrits les Allemands veulent désigner par ces noms, il faut donc avoir toujours présent à la mémoire que chez eux ces noms représentent constamment une puissance de *million*, et qu'augmentant ainsi chaque fois de six zéros, ce qui fait trois fois deux zéros, ils trouvent leur application toutes les *trois* atténuations, et correspondent à cet égard aux chiffres *romains* que les Allemands emploient non comme synonymes des chiffres arabes, mais pour désigner les *puissances de million*, c'est-à-dire toutes les *trois* atténuations. Voici du reste le tableau des désignations usitées en Allemagne, pour les atténuations faites dans la proportion de 1 : 100.

Teinture-mère		=	0	
Première atténuation		= 1 =	100	= centièmes.
Seconde	»	= 2 =	10000	= dix millièmes.
Troisième	»	= 3 =	I	= *millionièmes.*
Quatrième	»	= 4 =	100 I	= cent millionièmes.
Cinquième	»	= 5 =	10000 I	= dix mille mill^mes.
Sixième	»	= 6 =	II	= *billionièmes.*
Septième	»	= 7 =	100 II	= cent billionièmes.
Huitième	»	= 8 =	10000 II	= dix mille bill^mes.
Neuvième	»	= 9 =	III	= *trillionièmes.*
Et ainsi de suite :				
Douzième	»	= 12 =	IV	= *quadrillionièmes.*

Quinzième	»	= 15	=	V	=	*quintillionièmes.*
Dix-huitième	»	= 18	=	VI	=	*sextillionièmes.*
Vingt-quatrième	»	= 24	=	VIII	=	*octillionièmes.*
Trentième	»	= 30	=	X	=	*décillionièmes.*

74. Pour éviter toute erreur, chaque fois que dans un livre allemand ou dans une traduction littérale on rencontrera un de ces chiffres, il faudra donc toujours multiplier par trois le chiffre *romain*, afin d'obtenir le chiffre *arabe* correspondant qui donne son nom à l'atténuation en France. Les Allemands n'écrivent même guère leurs atténuations qu'en chiffres *romains*, puisqu'ils ne se servent presque jamais des atténuations intermédiaires, telles que la 2e, 4e, 5e, 7e, etc., et c'est-là surtout ce que les traducteurs des observations homœopathiques ne devraient jamais oublier, afin de ne point écrire pour VIII°°°, les signes 8e, glob. 3, mais bien 24e, glob. 3. Il en est de même pour les pharmaciens homœopathes, qui doivent toujours savoir dans le cas où le hasard ferait tomber dans leurs mains une recette écrite par un médecin allemand, qui porterait X°°°, que ce n'est pas de la 10e, mais bien de la 30e qu'il s'agit. Quant à l'habitude qu'on a prise d'appeler en français comme en allemand, *Billionième*, *Trillionième*, *Décillionième*, etc., les mêmes atténuations, on peut la conserver, sauf à se rappeler constamment que ces chiffres ne sont justes que dans la première de ces langues ; car autrement on devrait rendre en français la trillionième par la *quintillionième*, la sextillionième par l'*undécillionième*, et la décillionième (dont le chiffre qui représente la fraction a 60 zéros) par l'*undé-vigésillionième*.

CHAPITRE IV.

De la dispensation et de la conservation des médicamens homœopathiques.

1. *De la dispensation des médicamens homœopathiques.*

75. Les médicamens homœopathiques s'administrent le plus souvent sous forme de poudre. A cet effet, on mêle la goutte, ou la quantité prescrite de globules, à quelques grains (15, 30 centigrammes) de sucre de lait, et on renferme la prise dans une petite capsule pour l'administrer au malade, soit délayée dans

üne petite cuillerée d'eau, soit même à sec. Le sucre de lait n'étant destiné, dans ce cas, qu'à servir de véhicule et non à faire obtenir une nouvelle dynamisation, on n'a pas besoin de le broyer avec la dose médicamenteuse, et l'on doit même se garder de le faire, si l'on ne veut pas que cette dernière agisse avec trop de force, puisque, par là, on en augmenterait encore les ressources. En outre, si l'on désire que cette dose agisse plus promptement et avec un peu plus d'énergie, on la fait dissoudre dans une cuillerée d'eau, ce qui développe immédiatement plus de ressources et les présente aux organes dans une plus grande étendue que lorsque la dose est prise à sec. Dans quelques cas aussi, pour ne pas toujours administrer au malade de la poudre blanche, ce qui pourrait finir par lui répugner, on peut ajouter au sucre de lait un peu de poudre de cacao, de réglise ou de salep; ces poudres donneront aux doses une autre teinte, sans en altérer en aucune façon les vertus. La quantité de sucre de lait qu'on devra joindre à la dose, est ordinairement de 2, 3, 4 grains (10, 15, 30 centigrammes); mais pour les malades qui ne se contenteraient pas de si petites poudres, on pourra bien y en ajouter autant qu'on voudra.

76. Un autre mode, non moins fréquemment usité en homœopathie, c'est de faire dissoudre la dose qu'on veut administrer, dans une quantité de 4 à 6 onces (120 à 180 grammes) d'eau, et d'en faire prendre au malade soit une seule cuillerée à bouche, soit plusieurs à des intervalles plus ou moins rapprochés. Comme, dans ce cas, l'eau n'est pas plus destinée que le sucre de lait, à augmenter les ressources des doses, mais seulement à les développer et à en rendre le partage plus facile, il serait également tout-à-fait contraire au but proposé, de soumettre cette solution à de nouvelles succussions. En général, la meilleure manière d'obtenir ces solutions, c'est de mettre la dose dans un flacon d'une capacité assez vaste pour permettre de verser dessus la quantité voulue d'eau filtrée et de laisser la dose s'y fondre d'elle-même; après quoi on imprime à cette solution quelques secousses suffisantes seulement pour bien mêler les parties, sans cependant y opérer une nouvelle division des mollécules. Il va du reste sans dire, que si pour chaque solution on peut se servir d'un flacon neuf, cela vaut mieux que de faire faire ce mélange dans un verre par le malade même; puisque,

malgré les plus chaudes récommandations de la part du médecin, ces verres ne sont presque jamais nettoyés avec assez de soin, pour prévenir toute altération du médicament par les parcelles qui peuvent provenir du médicament précédent.

77. Enfin, un troisième mode d'administration, c'est de faire *flairer* le médicament. A cet effet, on met un seul globule imprégné de l'atténuation qu'on désire dans un des petits tubes dont on se sert pour conserver les globules sacharins imbibés, et qui ont environ 3 centimètres de hauteur sur 4 millimètres de large, et l'on place le flacon débouché dans l'une des narines du malade, qui en inspire l'air. Lorsqu'on veut renforcer la dose, on fait encore flairer plus ou moins fort, selon que le cas l'exige, par la seconde narine. Si les narines se trouvaient bouchées par un coryza, un polype, ou quelque chose que ce soit, le malade inspirerait par la bouche, en tenant l'ouverture de la fiole entre ses lèvres. Pour les petits enfans, on tient le flacon très-rapproché sous l'une et l'autre des narines, pendant leur sommeil. Dans ces derniers temps, Hahnemann, pour augmenter les effets de l'olfaction, a préféré faire dissoudre le globule dans un mélange de parties égales d'eau et d'alcool, dans un flacon d'une capacité de 150 gouttes environ, et après avoir secoué ce mélange pendant quelques secondes, il le fait flairer au malade. Comme par ce procédé les ressources du globule se développent davantage et que la surface sur laquelle l'évaporation s'opère, devient en même temps plus grande, il n'y a pas de doute que ce procédé ne soit parfaitement propre à remplir son but.

78. Dans les prescriptions homœopathiques on se sert en général des mêmes abréviations que celles qui se trouvent dans les répertoires. Dans les formules, on désigne ordinairement le nombre des globules nécessaires par un chiffre placé, en guise de numérateur d'une fraction, au dessus du chiffre indiquant le degré d'atténuation. C'est ainsi que *Aur.* 3/15, veut dire 3 globules de la 15e atténuation d'*Aurum.* D'autres indiquent le nombre des globules par des points, surtout les Allemands, qui alors indiquent l'atténuation par un chiffre *romain*, comme par exemple, *Aur.* V···, ou *Aur.* V°°°, ce qui veut également dire *Aurum*, 15e, 3 globules. D'autres encore, surtout en prescrivant des gouttes ou des grains entiers, écrivent de la manière suivante. *Aur.* 15e, gtt. ij, ou gr. ij, etc., ce qui veut

dire, *Aurum* 15ᵉ, 2 gouttes, ou deux grains. Pour indiquer la quantité de sucre de lait qu'il faut ajouter au médicament, on écrit ordinairement en bas de la ligne qui porte le médicament : *pulv. sach. lact.*, *q. s*, si cette quantité ne doit pas excéder 2 ou 3 grains (10 ou 15 centigrammes); autrement si l'on veut faire ajouter davantage, on indique la quantité par grains ou par centigrammes. Il en est de même pour la quantité d'eau dans la quelle on veut faire dissoudre la dose, et que l'on indique ordinairement par : *aq. dest. une.* 4 (ou 6, etc.).

79. Dans les cas où, pour occuper l'imagination du malade, on veut faire ajouter aux doses médicamenteuses quelques poudre de sucre de lait, on indique ordinairement, à côté de la ligne qui contient le nom du médicament, les numéros des poudres qui doivent contenir chacune la dose indiquée, en notant ensuite à côté de la ligne qui contient la quantité du sucre de lait à ajouter, les numéros qui ne doivent contenir que ce véhicule seul. C'est ainsi que si, par exemple, on voulait faire prendre au malade 6 poudres, dont 3 seulement contiendraient le médicament (*Aurum*, par exemple), on écrirait, si ces poudres devaient être prises alternativement :

℞. *Aur.* 3/15. n° 1. 3. 5.
pulv. sact. lach. q. s. n° 2. 4. 6.

ou bien, si les trois premières de ces poudres devaient contenir le médicament :

Aur. 3/15. n° 1. 2. 3.
pulv. sach. lact. q. s. n° 4. 5. 6.

Une manière encore plus simple consiste à ne pas indiquer du tout le sucre de lait sur la prescription, mais à placer les numéros qui doivent contenir ce véhicule seul, derrière ceux qui doivent contenir le médicament et à les séparer de ceux-ci par le signe suivant (#), comme par exemple :

Aur. 3/15. n° 1. 3. 5. # 2. 4. 6.

ou bien :

Aur. 3/15 n° 1. 2. 3. # 4. 5. 6.

2. *De la conservation des médicamens homœopathiques.*

80. La conservation des médicamens homœopathiques exige, sous plus d'un rapport, les soins les plus minutieux. Dans les pharmacies ordinaires il est impossible d'éviter les émanations de diverses substances qui toutes seraient en état de faire éprouver aux préparations homœopathiques des changemens sensibles dans leur vertus curatives, et c'est pourquoi il est de la première nécessité de les conserver toutes dans un local à part. Par la même raison, les préparations des diverses substances ne devraient jamais à la rigueur être renfermées dans une même caisse, ni même dans une même armoire, ou du moins on ne devrait en laisser aucune long-temps ouverte dans le voisinage des préparations d'une autre substance, puisque l'émanation de celle-ci pourrait leur faire éprouver des changemens dans leur vertu. Il en est de même pour les poudres qu'on vient de préparer pour être administrées au malade; restant déposées pendant un certain temps dans le voisinage de substances très-odorantes, ou même dans celui des dilutions d'autres substances, elles seraient exposées à prendre non-seulement l'odeur, mais aussi la propriété des substances dans le voisinage desquelles elles ont séjourné. Même en dispensant les doses dans un local parfaitement exempt de toute odeur médicinale, il faut avoir soin de reboucher le flacon, immédiatement après en avoir fait usage, afin que le médicament ne s'évapore point, et qu'il ne remplisse par ses émanations le local dans lequel on devra dispenser d'autres substances encore.

81. Tous ces médicamens, sans excepter les poudres, doivent être conservés dans des flacons; les boites laissent trop d'accès à l'air et donneraient ainsi lieu à l'évaporation. Pour les teintures alcooliques, les bouchons de liége méritent la préférence, puisqu'ils s'adaptent d'une manière plus exacte que ceux en verre, et qu'ils s'opposent mieux à l'évaporation. Quand il s'agit de substances très-violentes ou très-faciles à s'évaporer, il convient de lier une vessie préparée par-dessus le bouchon. En outre, ces bouchons doivent être changés de temps en temps, surtout ceux des flacons qui contiennent des dissolutions métalliques, et en général on ne devra pas négliger de le faire dès qu'on s'apercevra qu'à leur extrémité ils commencent à changer de couleur. Car,

dans ce dernier cas, l'alcool pourrait, sans cette précaution, dissoudre un peu de leur vertu médicinale, et troubler par là l'action de la préparation. Les acides ne permettent point l'emploi des bouchons de liége ; ils les attaquent sur-le-champ et la partie dissoute altère la pureté de ses subtances. Ils exigent donc des bouchons d'émeri. Mais pour éviter que ces derniers qui ferment toujours assez mal, ne laissent évaporer aucune partie de l'acide, on les enduit de cire, ainsi que le goulot du flacon.

82. Comme rien n'influe davantage sur la conservation des médicamens homœopathiques, que la chaleur, les rayons solaires et la clarté du jour, il faut avoir soin d'écarter autant que possible ces causes d'altération. L'action de la lumière solaire et de la clarté du jour acidifie facilement l'alcool dans un laps de temps assez court, et en outre il détruit la vertu des médicamens. C'est pourquoi il faut tenir les préparations homœopathiques dans un endroit frais et obscur, et s'assurer de temps en temps, qu'elles sont encore bonnes. On reconnaît qu'elles sont devenues acides, en en faisant tomber une goutte sur la surface bien unie d'une couche de carbonate de chaux pure, aplatie par la pression ; si la goutte s'y insinue tranquillement, la teinture est encore bonne ; mais s'il se forme des bulles, elle est devenue acide, et ne peut par conséquent plus servir à l'usage. Pour les substances et leurs dilutions qui sont plus spécialement sensibles à l'action de la lumière, comme l'acide prussique, l'acide phosphorique, etc., il est prudent de les conserver dans des flacons en verre noir, ou du moins couverts de papier noir. Enfin, il convient aussi de mettre les médicamens homœopathiques, surtout l'acétate de chaux, le foie de soufre, la baryte, et toutes les préparations qu'on conserve sous forme de poudre, à l'abri de l'humidité, parce qu'elles perdent également leur vertu quand elles y restent exposées.

SECONDE PARTIE.

Sur la préparation et l'obtention de chaque médicament en particulier.

CHAPITRE PREMIER.

Aperçu général des substances qui composent la pharmacie homœopathique.

1. *Des médicamens homœopathiques en général.*

83. L'homœopathie se sert en général, pour médicamens, des mêmes substances simples que l'ancienne école, et elle les tire également des trois règnes de la nature. Mais comme en homœopathie ce ne sont ni la chimie ni l'histoire naturelle, mais la pharmacodynamique qui gouverne la pharmaceutique, et que suivant les principes de cette doctrine aucun médicament ne peut entrer dans la matière médicale, si préalablement il n'a pas été étudié dans ses effets purs, il est tout naturel que la pharmacopée de l'homœopathie ne soit pas aussi riche en substances que l'ancienne école. Celles dont jusqu'ici on a étudié les effets, sont à peu près au nombre de deux cents, et encore pourrait-on retrancher de ce nombre au moins une cinquantaine, si l'on voulait être entièrement rigoureux et n'admettre que celles dont la matière médicale est en état de donner la pathogénésie complète. Mais comme il peut être utile de connaître toutes les substances que jusqu'ici les divers médecins homœopathes ont jugées dignes de leur attention, nous avons cru bien faire en les rapportant toutes, telles que les pharmacopées les contiennent, et nous avons même ajouté toutes celles dont le nom n'a figuré qu'une seule fois dans les annales de notre science.

84. C'est ce qui fait que dans les chapitres suivans on trouvera la description de plus de trois cents substances des trois règnes

de la nature, tandis que dans notre Manuel on n'en trouve qu'environ deux cents; *mais toutes celles qui ne sont pas rapportées dans notre Manuel, sont des substances dont jusqu'ici nous ne possédons absolument que le nom, et qui ne sauraient être employées sans avoir été étudiées sur l'homme en santé* (1). Il est vrai que si on franchit une fois, dans la pharmacopée, la limite qu'indique *la matière médicale pure*, il n'y a pas de raison plausible pour ne pas aller plus loin encore et prendre non-seulement toutes les substances qui se trouvent dans la matière médicale de l'ancienne école, mais aussi toutes celles que les ressources inépuisables de la nature sont en état de nous fournir. Aussi avons-nous souvent déploré de tout notre cœur cette tendance que montre notre école à enregistrer tous les ans plus de dix nouveaux médicamens dans son Code pharmaceutique, sans souvent en étudier aucun, et quelque peine que nous nous soyons donnée pour découvrir le principe qui parmi tous ces noms faisait enregistrer tel plutôt que tel autre, nous n'avons jamais pu y voir que *l'abitraire et le caprice.*

85. Si l'on jette un rapide coup d'œil sur les genres et les familles d'où sont tirés les médicamens dont nous faisons usage, on peut aisément se convaincre que nous sommes encore bien loin d'avoir seulement toutes les substances les plus efficaces, et que si nous voulions donner une description de toutes celles qui mériteraient d'être étudiées, nous serions presque obligés d'écrire un dictionnaire d'histoire naturelle. C'est pourquoi il nous a paru plus simple de donner ci-après un aperçu général des substances dont jusqu'ici on a étudié les effets, ainsi que de celles que les pharmacopées homœopathiques n'on fait que proposer, afin que chacun, en voyant les lacunes qu'offre cet aperçu, puisse aisément conclure ce qu'il y aurait encore à faire. Quant à la description des substances, nous nous sommes borné à donner celles qui jusqu'ici ont été mentionnées dans les écrits de notre

---

(1) Parmi ces dernières substances il en est cependant quelques-unes dont, depuis la publication des premiers volumes de notre Manuel, on a publié un commencement de pathogénésie, et que nous ne manquerons pas de donner au public dans un supplément, dès que nous aurons des matériaux pour en faire un volume.

école ; en traitant, dans chaque règne, d'abord celles dont la pathogénésie n'est pas tout-à-fait ignorée, et ensuite celles dont à l'heure qu'il est nous ne possédons absolument que le nom, et dont on s'efforcerait en vain de chercher les descriptions pathogénétiques dans toute la bibliographie homœopathique.

2. *Substances inorganiques et produits chimiques.*

86. Les substances *minérales* et les produits *chimiques* qui entrent dans la pharmacopée homœopathique, se trouvent, comme celle de l'ancienne école, parmi les corps *non-métalliques*, les *acides*, les *alcalis*, les *terres*, les *métaux* et les combinaisons de ces dernières. Le nombre de celles qui parmi ces substances sont reçues en homœopathie, est en tout de 100, dont 60 ont été étudiées sur l'homme en santé, tandis que pour les 40 autres on n'a fait que les inscrire dans la pharmacopée. Nous allons en exposer ci-après la suite, en nous servant des noms latins sous lesquels ces substances sont traitées dans les ouvrages de notre école et qui diffèrent un peu de celles qui sont généralement usitées. En adoptant, pour l'exposition des pathogénésies dans les matières médicales, l'ordre alphabétique des médicamens, on a trouvé plus convenable de réunir autant que possible tous les produits provenant de la même base, et c'est pourquoi, au lieu d'écrire, comme il est d'usage, *Acidum nitricum*, *Acidum phosphoricum*, etc., on a préféré écrire : *Nitri acidum*, *Phosphori acidum*, etc., afin de pouvoir placer le premier de ces médicamens près du *Nitre* et l'autre près du *Phosphore*. Il en est de même pour les noms de *Murias barytæ*, *Carbonas barytæ*, etc., auxquels on a préféré ceux de *Baryta muriatica*, *Baryta carbonica*, etc., afin de pouvoir, dans l'ordre alphabétique de la matière médicale et de leurs répertoires, les placer l'un près de l'autre, et ainsi de suite pour tous les noms de ce genre.

87. Les médicamens qui se trouvent parmi les corps *non-métalliques*, les *acides* et les *alcalis*, sont en tout au nombre de *trente* dont *quinze* seulement son connus dans leurs effets pathogénétiques, savoir :

1° Corps NON MÉTALLIQUES, étudiés : *Carbo animalis*, *Carbo végétabilis*, *Graphites*, *Iodium*, *Kreosotum*, *Hepar sulfuris*, *Petroleum*, *Phosphorus*, *Selenium*, *Sulfur ;* — proposés à l'étude : *Alcool sulfuris*, *Bromium*, *Natrum sulfuratum* (sulfure de soude).

2° ACIDES, étudiés : *Muriatis acidum*, *Nitri acidum*, *Phosphori acidum*, *Sulfuri acidum*, *Tartari acidum*; — proposés à l'étude : *Aceti acidum*, *Hydrocyani acidum*, *Molybdœni acidum.*

3° ETHERS, proposés à l'étude : *Nitri spiritus dulcis.*

4° ALCALIS, étudiés : *Causticum;* — proposés à l'étude : *Kali causticum*, *Natrum causticum*, *Ammonium causticum;* — *Calcarea caustica*, *Baryta caustica*, *Strontiana caustica*, (*Sapo domesticus*).

88. Les *terres* et les *sels terreux et alcalins* qui jusqu'ici ont été admis en homœopathie, sont en tout au nombre de *vingt-cinq*, dont *vingt-deux* ont été étudiés sur l'homme en santé, savoir :

1° TERRES, étudiées : *Alumina*, *Silicea.*

2° CARBONATES, étudiés : *Ammonium carbonicum*, *Baryta cabonica*, *Calcarea carbonica*, *Kali carbonicum*, *Magnesia carbonica*, *Natrum carbonicum*, *Strontiana carbonica.*

3° NITRATES, étudiés : *Kali nitricum*, *Natrum nitricum.*

4° CHLORATES, éudiés : *Kali chloricum.*

5° SULFATES, étudiés : *Magnesia sulfurica*, *Natrum sulfuricum;* — proposé à l'étude : *Calcarea sulfurica* (Gypse).

6° BORATES, étudié : *Borax.*

7° ACÉTATES : *Baryta acetica*, *Calcarea acetica.* (On préfère, en général, les carbonates des substances à leurs acétates.)

8° HYDROCHLORATES, étudiés : *Ammonium muriaticum*, *Baryta muriatica*, *Magnesia muriatica*, *Natrum muriaticum* — proposées à l'étude : *Calcarea muriatica.*

9° HYDRIODATES, étudiés : *Kali hydriodicum.*

10° PHOSPHATES, étudiés : *Calcarea phosphorata.*

89. Parmi les *métaux* et leur combinaisons il y a en tout *quarante-deux*, qui se trouvent dans la pharmacopée homœopathique et dont *dix-huit* ont été étudiés dans leurs effets purs, savoir :

1° MÉTAUX PARFAITS, étudiés : *Argentum*, *Aurum*, *Platina;* — proposés à l'étude : *Argentum nitricum*, *Aurum fulminans*, *Aurum muriaticum.*

2 MÉTAUX du SECOND ordre, étudiés : *Mercurius vivus et solubilis*, *Mercurius corrosivus*, *Mercurius sulfuratus ruber* (Cin-

nabaris), *Niccolum ;* — proposés à l'étude : *Mercurius dulcis, Mercurius præcipitatus ruber, Mercurius acetatus, Mercurius præcipitatus albus, Osmium.*

3° MÉTAUX du TROISIÈME ordre, étudiés : *Manganum aceticum ;* — proposés à l'étude : *Manganum metallicum.*

4° MÉTAUX du QUATRIÈME ordre, étudiés : *Cuprum metallicum, Ferrum magneticum, Ferrum metallicum ;* — proposés à l'étude : *Cuprum carbonicum, Cuprum sulfuricum, Cuprum aceticum, Ferrum aceticum, Ferrum muriaticum, Ferrum oxydat. hydrat.*

5° MÉTAUX du CINQUIÈME ordre, étudiés : *Antimonium crudum, Bismuthum nitricum, Plumbum, Stannum, Tartarus stibiatus, Zincum ;* — proposés à l'étude : *Antimonium metallicum, Bismuthum metallicum, Plumbum aceticum, Zincum sulfuricum.*

6° MÉTAUX du SIXIÈME ordre, étudiés : *Arsenicum ;* — proposés à l'étude : *Arsenicum metallicum, Arsenicum citrinum (aurum pigmentum), Arsenicum rubrum, Molybdænum.*

3. *Substances végétales.*

90. Les *végétaux* qui entrent dans la pharmacopée homœopatique sont également pris, comme ceux de l'ancienne école, dans presque toutes les classes du règne végétal. Les divers végétaux que citent les pharmacopées homœopatiques, sont en tout au nombre de 150 environ ; mais de ce nombre il n'y en a guère qu'une centaine dont les effets pathogénétiques soient bien connus, et plus de 30, dont la matière médicale de notre école ne donne encore aucune indication d'aucun genre sur leur vertu pharmacodynamique, et dont par conséquent le nom seul figure ici. Dans l'aperçu que nous nous proposons de donner ci-après, nous énumérerons les végétaux d'après les familles naturelles de Jussieu, et nous mettrons entre parenthèses celles dont les matières médicales ignorent encore les vertus, et dont on s'efforcerait en vain de chercher, dans quelque écrit que ce soit, la description pathogénétique. Parmi ces dernières, il en est cependant quelques-unes que nous avons citées, dans notre manuel, sans toutefois pouvoir en donner autre chose que le nom ; ce sont celles qui, quoique mises entre parenthèses, se trouvent ci-après imprimées comme les autres en caractères italiques ; tandis que

celles sur les effets desquelles nous n'avons encore aucune notion, sont imprimées en caractères romains.

91. Parmi les 50 premières familles naturelles de Jussieu, la pharmacopée homœopathique compte à peu près un nombre de 70 à 80 médicamens, savoir :
Ire Classe. — CHAMPIGNONS : *Agaricus musc.*, (Boletus satanas), *Bovista ;* — MOUSSES : *Lycopodium ;* — FOUGÈRES : (*Filix mas*).
IIe Classe. — AROÏDES : *Arum maculatum*, *Caladium seguin. ;* — GRAMINÉES : (Lolium temulentum), *Secale cornutum.*
IIIe Classe. — ASPERGES : (Asparagus), *Paris quadr.*, (Sassafras), *Sassaparilla ;* — JONCS : *Colchicum*, (Juncus pilos.), *Sabadilla, Veratum ;* — ASPHODÈLES : (Allium sativ.), (*Aloës*), *Squilla marit. ;* — IRIS : *Crocus sativ.*
IVe et Ve Classe. — BASILIERS : *Zingiber ;* — ARISTOLOCHES : (Aristolochia), *Asarum europ.*, (Serpentaria).
VIe Classe. — THYMELÉES : *Daphne indica*, *Mezereum ;* — LAURIERS : *Camphora*, (*Cinnamomum*), *Nux moschata*, (Pichurim); — POLYGONÉES : *Rhabarbarum ;* — ARROCHES : (Atriplex olida), (Chenopodium).
VIIIe Classe. — LYSIMACHIES : *Cyclamen europ.*, *Menyanthes ;* — PÉDICULAIRES : *Euphrasia*, *Ratanhia*, *Senega ;* — JASMINÉES : (Olea europæa) ; — GATILIERS : *Agnus castus*, (Verbena); — LABIÉES : *Lamium album*, (Rosmarinus offic.), (Thymus), *Teucrium ;* — SCROFULAIRES : *Digitalis*, *Gratiola ;* — SOLANÉES : *Belladona*, *Capsicum*, *Dulcamara*, *Hyoscyamus*, *Solanum nigrum*, *Solan. mammos.*, *Stramonium*, *Tabacum*, *Verbascum ;* — LISERONS : (*Convolvulus arvens.*), (Jalappa) ; — GENTIANES : *Spigelia ;* — APOCINÉES : *Ignatia*, *Nux vomic.*, *Oleander*, (Vincetoxicum).
IXe Classe. — ROSAGES : *Ledum palustre*, *Rhododendron ;* — BRUYÈRES : *Uva ursi.* — Xe Classe. — CHICORACÉES : *Lactuca viros.*, *Taraxacum ;* — CORYMBIFÈRES : *Arnica*, (*Artemisia vulg.*), (Calendula), *Chamomilla*, *Cina*, *Millefolium*, *Tanacetum vulg.*

92. Parmi les six autres classes des familles naturelles de Jussieu, la pharmacopée homœopathique compte à-peu-près autant de médicamens que dans les précédentes, savoir :

XIe Classe. — DIPSACÉES : *Valeriana ;* — RUBIACÉES : (Cahinca), *China, Coffea, Ipecacuanha ;* — CHÈVREFEUILLES :
Sambucus.

XIIe Classe. ARALIES : *Ginseng ;* — OMBELLIFÈRES : *Æthusa,*
(Ammoniacum gummi), (Archangelica), *Asa fœtid., Cicuta,*
Conium, (Heracleum), (OEnanthe crocata), (*Petroselinum*),
Phellandrium, Vinca minor.

XIIIe Classe. — RENONCULACÉES : *Aconitum ,* (*Actœa spicata*),
(Aquileja), *Clematis, Helleborus nig., Pœonia, Pulsatilla,*
Ranunculus bulb., Ranunculus sceler., Staphysagria ; —
PAPAVÉRACÉES : *Chelidonium, Opium, Sanguinaria canad. ;*
— CRUCIFÈRES : (Cochlearia); — MILLEPERTUIS : *Hype-*
ricum perforatum ; — ORANGERS : (*Citron*), *Thea cœsarea ;*
CAPRIERS : *Drosera ;* — MAGNOLIERS : (*Anisum stellatum*);
— MÉNIOPERMES : *Cocculus ;* — VINETIERS : *Berberis ;* —
CISTÉES : *Cistus canad., Viola odorat., Viola tricol. ;* — RU-
TACÉES : (*Dictamnus*), *Guaiacum, Ruta.*

XIVe Classe. — JUBARBES : (Sedum acre) ; — MYRTES : *Eu-*
genia, Granatum ; — ROSACÉES : (*Fragaria vesc.*), *Lauroce-*
gasus, (Prunus padus), *Prunus spinosa ;* — LÉGUMINEUSES :
Copaivœ balsam., (Genista), *Hœmatoxylum campech., In-*
digo, (Ononis), *Senna, Tongo ;* — TÉRÉBINTHACÉES : *Anacar-*
dium, Brucca dyssent., Rhus toxic., Rhus vernix ; — NER-
PRUNS : *Evonymus europ.*

XVe Classe. — EUPHORBES : *Cascarilla, Croton tiglium, Eu-*
phorbium, Iatropha ; — CUCURBITACÉES : *Bryonia, Colocyn-*
this ; — ORTIES : *Cannabis,* (*Cubebœ*), (Lupulus), (*Urtica*
urens); — AMINTACÉES : (Ulma campestr.); — CONIFÈRES :
Sabina, Taxus baccata, Terebinthina, Thuya.

3. *Substances animales.*

93. Les médicamens que jusqu'ici l'homœopathie à tirés du
règne animal, sont beauconp moins nombreux que ceux tirés des
autres règnes de la nature. Chez les anciens c'était de préférence
sur ce règne que les médecins portaient leur attention, soit parce-
qu'il se rapproche davantage de l'espèce humaine, soit parce
que le bien ou le mal que les animaux sont en état de causer
excitait davantage leur curiosité. Le nombre des substances animales expérimentées jusqu'ici se borne à quelques insectes en-

tiers et à quelques parties extraites du corps de certains autres animaux, ainsi qu'à quelques produits excrétoires, tel que le *musc*, le *castoreum*, etc. C'est ainsi que les substances animales dont l'homœopathie se sert, peuvent être divisées en trois classes, savoir : 1° *Animaux entiers*, 2° *Matières animales*, 3° *Concrétions animales et zoophites*.

94. Les *substances animales* dont l'homœopathie se sert sont au nombre de *vingt-six*, savoir :

1° **Animaux**, expérimentés : *Aranea diadema, Cantharides, Coccionella septempunctata, Théridion curassavicum ;*—proposés à l'expérimentation : *Cancer actacus, Formica, Lacerta agilis, Meloé majalis, Melonthola vulgaris, Oniscus asellus, Rana bufo.*

2° **Matières animales**, expérimentées : *Ambra grisea, Barbus, Crotalus, Lachesis, Mephitis, Moschus, Oleum animale, Sepia ;* — proposées à l'expérimentation : *Album ovi, Membrana ovi, Oleum jecoris morrhuæ.*

3° **Concrétions animales et zoophites**, expérimentées : *Conchæ* (Calcarea), *Corallium rubrum, Spongia marina ;*—proposés à l'expérimentation : *Cancrorum oculi.*

Les *produits morbides* que l'isopathie a voulu introduire dans la pharmacopée homœopathique, tels que *sudor pedum, herpes faciei*, etc., sont les résultats d'une aberration maladive de l'imagination et ne peuvent trouver place ici.

CHAPITRE II.

Préparation des substances minérales et des produits chimiques.

1. Remarques générales.

98 Les substances minérales et les produits chimiques sont ordinairement tous traités par la *trituration* jusqu'à la 3ᵉ atténuation de la proportion de 1 : 100, après quoi un grain (5 centigrammes) de la 3ᵉ est dissous dans cent gouttes d'un mélange d'alcool et d'eau à parties égales, ce qui donne la 4ᵉ atténuation, après laquelle le reste des atténuations se fait à l'alcool comme celles des teintures. Cette manière de porter les substances d'abord par 3 triturations avant d'en faire les atténuations par la voie liquide, mérite la préférence même pour les

substances qui seraient solubles dans l'alcool ou dans l'éther, tels que le soufre, le pétrole, la kréosote, etc., puisque la trituration est plus qu'aucun autre procédé en état de développer la vertu latente des substances et de rendre les substances le plus inaltérables possible. Seulement, pour celles dont les propriétés chimiques s'opposent au mélange avec le sucre de lait, telles que la plupart des acides, etc., la trituration n'est pas applicable. Pour les acides, l'atténuation immédiate à l'alcool aurait aussi des inconvéniens graves, c'est pourquoi on en fait ordinairement les deux premières atténuations à l'eau distillée, la 3e à l'alcool mélangé de parties égales d'eau, et ce n'est que le reste qui est fait ensuite à un esprit-de-vin de 70 à 80 degrés centigrades.

96. Nous avons déjà dit dans la première partie de cet ouvrage, que tout ce que prescrit l'homœopathie pour la préparation chimique des substances doit être suivi rigoureusement, lors même que ces prescriptions ne seraient pas propres à faire obtenir les produits les plus scientifiques. C'est là un point sur lequel nous ne saurions assez insister, puisque toute réussite en pratique dépend absolument de ce que nous ayons toutes les préparations telles qu'elles ont été expérimentées. Dans les articles suivans nous indiquerons souvent plusieurs manières d'obtenir les substances par des procédés chimiques; mais dans la plupart de ces cas, tous tendent à faire obtenir des préparations parfaitement identiques, et la différence qu'il y a entre eux ne consiste que dans la manière plus ou moins simple de procéder. Mais dans tous les cas où la préparation dont se sert l'homœopathie diffère par des propriétés essentielles de celles que fournissent les autres procédés chimiques, nous n'avons pas manqué d'indiquer clairement ceux qu'il faut suivre pour obtenir les médicamens usités en homœopathie.

2. Préparation des substances minérales généralement usitées.

ALUMINA, *Aluminium oxydatum, Argilla pura;* Alun, Argile; *Thonerde, Alaunerde.* — Doses usitées : 30.

97. C'est Guyton-Morveau qui le premier a donné le nom d'*alumina* à une base salifiable, retirée de l'alun, long-temps confondue avec la chaux et la silice, reconnue aujourd'hui comme distincte et qu'on croit être un oxyde d'*aluminium.* Après

la silice, l'alumine est un des corps les plus répandus dans la nature et qui se trouve presque pur dans le saphir, le corindon et le spath adamantin. Combinée avec des acides, tel que l'acide phosphorique, l'acide sulfurique, etc., elle forme le *wawellit* et *l'aluminit*, mais dans la plupart des cas elle se trouve combinée à d'autres terres ou oxydes métalliques, dans les argiles, les schistes, etc. — On l'extrait de l'alun, qui est un sursulfate d'alumine et de potasse ou d'ammoniaque, en versant un excès d'ammoniaque dans une solution peu concentrée de ce sel ; le précipité qui se forme, soigneusement lavé et séché, c'est de *l'alumine pure.* C'est une poudre blanche, très-fine, douce au toucher, sans saveur, infusible, qui adhère à la langue, fait pâte avec l'eau sans s'y dissoudre, et se montre en général fort avide d'eau. — De cette poudre on prend un grain (5 centigr.) pour en faire d'abord trois triturations au sucre de lait, avant de le dissoudre et de faire le reste des atténuations à l'alcool.

AMMONIUM CARBONICUM, *Carbonas (sub) ammonii ; Sal volatile anglicanum ;* Ammoniaque carbonaté, Sous-carbonate d'ammoniaque, Alcali volatil concret, Sel volatil d'Angleterre ; *Flüchtiges Laugensalz.*—Doses usitées : 18, 30.

98. Autrefois, on retirait ce sel des substances animales soumises à l'action du feu ; mais obtenu de cette manière il est toujours sali par une matière huileuse qui le colore et ne donne que des préparations très-variables, chargées d'huile animale de Dippel et quelquefois même d'acide hydrocyanique, qui en modifient nécessairement les propriétés. On obtient ce sel pur par la distillation d'un mélange de muriate d'ammoniaque et de sous-carbonate de chaux, de potasse ou de soude. A cet effet, on broie ensemble une demi-once de sel ammoniaque et autant de carbonate de soude cristallisé ; on introduit ce mélange dans une fiole à médecine qu'on ne bouche pas exactement, et qu'on enfonce dans un bain de sable jusqu'à ce que ce dernier soit au niveau du mélange. L'action du feu ayant sublimé le carbonate d'ammoniaque dans la partie supérieure de le fiole, on la casse pour enlever le sel. Ce sel est blanc, d'apparence fibreuse, de même odeur et de même saveur que l'ammoniaque liquide, très-soluble dans l'eau-froide, décomposée en partie par l'eau chaude, très-volatil, même à la température ordinaire ; il est décomposé par les alcalis et fait effervescence avec les acides. —

On en fait trois triturations, avant de faire les atténuations par la voie liquide.

AMMONIUM MURIATICUM, *Murias s. Hydrochloras ammonii, Sel ammoniacum*; Ammoniaque muriaté, Muriate ou Hydro-chlorate d'ammoniaque, Sel ammoniaque ; *Salmiac, Salz-saures Ammonium.* — Doses usitées : 12, 30.

99. Ce sel se trouve en assez grande quantité dans le voisinage des volcans, dans les mines de houille, dans des lacs, les eaux minérales, les plantes et jusque dans l'urine et les excrémens de certains animaux, etc. On le fabrique à Clichy et à Gre-nelle près Paris, en distillant des matières animales, décom-posant le sous-carbonate d'ammoniaque qu'elles fournissent par du sulfate de chaux, et le sulfate d'ammoniaque qui en résulte par du muriate de soude. Ce procédé donne un sel ammoniaque plus ou moins pur ; mais on le sophistique quelquefois avec du muriate de soude que sa décrépitation au feu fait aisément re-connaître ; dans d'autres cas il contient aussi un peu d'oxyde de plomb que sa non-volatilité peut déceler. Avant de se servir de ce sel en homœopathie, il sera donc toujours nécessaire de le puri-fier et de le faire cristalliser non-seulement pour en séparer les combinaisons étrangères, mais aussi parce que sous forme de petits cristaux il se laisse mieux triturer que lorsqu'il est sublimé. A cet effet, on met, dans un vase de porcelaine, de l'eau filtrée que l'on fait entrer en ébullition, et l'on y introduit du sel am-moniaque sublimé et pulvérisé, jusqu'à ce que la solution en soit parfaitement saturée ; ensuite on filtre cette solution encore bouillante dans un autre vase de porcelaine, et on la dépose dans un endroit frais, afin qu'elle s'y cristallise. Au bout de 24 heures on décante le liquide, on le fait de rechef entrer en ébullition et on procède comme la première fois. Les cristaux obtenus sont déposés sur du papier brouillard et bien séchés à l'air chaud, après quoi on les conserve sous le nom d'*Ammonium muriaticum depuratum.* De cette préparation on fait d'abord *trois tritu-rations* au sucre de lait, avant de faire le reste des atténuations par la voie liquide.

ANTIMONIUM CRUDUM, *Stibium sulfuratum nigrum, Sulfure-tum antimonii*; Sulfure ou Porto-sulfure d'antimoine, Anti-moine cru; *Schwefelspiesglanz.*—Doses usitées : 6, 9, 12, 18, 30.

3.

100. Ce minéral est très-commun en France; on le trouve en masses compactes, formées d'aiguilles cristallines. Il est d'un gris bleuâtre foncé, moins brillant que l'antimoine métallique, mais plus fusible; il ne pèse que 4,133 à 4,516. Il se pulvérise aisément et donne, lorsqu'il est pur, une poudre brun-rougeâtre, tandis que celui du commerce en donne une noirâtre. Il est sans odeur ni saveur, insoluble dans l'eau et non volatil; mais à l'état de poudre il s'oxyde en partie. Souvent sa poudre est sophistiquée avec du fer; dans ce cas, en le chauffant et le faisant détonner avec trois parties de nitre, on obtiendra un résidu jaunâtre. Souvent aussi il est mêlé de galène, ce qu'on reconnaîtra en dissolvant la poudre dans 8 parties d'acide nitrique et d'acide hydrochlorique, et en traitant le résidu bien lavé, avec de l'eau hydro-sulfurée : si le mélange prend une couleur rouge-jaunâtre, la poudre est pure; s'il devient noir, elle est mêlée de galène. Si l'antimoine cru est mêlé d'oxyde de manganèse, on obtiendra, en le chauffant avec du nitre, une masse verdâtre et il n'y aura point de détonation; enfin, s'il est sophistiqué avec du fer contenant de l'arsenic, c'est le nitrate d'argent qui le fera connaître. — En tout cas, pour être sûr de la pureté de ce métal, on ne devra pas le prendre en forme de poudre, mais tel qu'il se trouve à l'état brut, et choisir les morceaux qui ont les plus larges et les plus brillantes lames. Les morceaux seront ensuite pulvérisés et broyés, avec de l'eau, sur une pierre dure, ce qui, après avoir été répété plusieurs fois, donnera une poudre noirâtre, parfaitement pure, sans odeur ni saveur et insoluble tant dans l'eau que dans l'alcool. — Les *trois* premières atténuations se font par la *trituration*.

ARGENTUM, *Argentum foliatum*; Argent; *Silber*, *Blattsilber*. — Doses usitées : 2, 6, 30.

101. Ce métal connu de toute antiquité se trouve dans la nature, soit à l'état natif, soit combiné à diverses substances, telles que l'or, le mercure, l'iode, le sélénium, le soufre, le plomb, etc. Il existe en France et dans presque tous les pays, mais principalement au Mexique et au Pérou. — Comme celui qu'on trouve dans le commerce se présente souvent allié à d'autres métaux et principalement à du cuivre, et qu'il importe beaucoup à l'homœopathie de l'avoir complètement pur, on obtient ce résultat en dissolvant l'argent du commerce dans l'acide muriatique, et en faisant ensuite fortement chauffer le produit obtenu avec du carbonate de soude. Si l'on peut avoir de l'argent en feuilles d'une pureté non équivoque, ce sera celui qui sera le plus convenable à l'usage médical; on devra en choisir les feuilles les plus minces, qui, placées contre le jour, paraissent d'un beau bleu et transparentes, et se dissolvent complètement dans l'acide nitrique. Si ces feuilles contiennent du cuivre, la solution montrera une teinte bleuâtre qui, lorsqu'elle est trop intense, devra faire rejeter l'argent comme non convenable à l'usage homœopathique. Si ces feuilles contiennent du plomb, on le reconnaîtra en ce qu'en ajoutant de l'acide sulfurique à la solution étendue de 60 parties d'eau, on obtiendra un précipité blanc qui sera du sulfate de plomb. Ce n'est donc que l'argent parfaitement dégagé de toute combinaison étrangère qu'on peut employer en homœopathie; on en fait d'abord *trois triturations* au sucre de lait; le reste des atténuations se fait par la voie liquide.

ARSENICUM ALBUM, *Acidum arseniosum;* Arsenic, Oxyde blanc d'arsenic, Acide arsénieux; *Arsenik, Arsenige Säure.*—Doses usitées : 30.

102. La substance dont l'homœopathie se sert sous le nom d'*arsenic*, est l'*acide arsénieux*. Cet cacide se trouve bien dans la nature, mais celui du commerce, qu'on nomme à tort *arsenic*, provient des mines de cobalt arsénical, d'où on l'extrait par la sublimation. On le trouve en masses compactes, pesantes, blanches ou jaunâtres, ordinairement opaques à la surface, transparentes et vitreuses à l'intérieur; cette opacité augmente à l'air, où l'arsenic devient en même temps moins pesant et plus soluble; sa saveur et douceâtre, très-faible, presque nulle. Il est rarement sophistiqué; quelquefois pourtant on l'a trouvé mêlé de craie. — Pour le rendre propre à l'usage homœopathique, on en introduit d'après les anciennes prescriptions de Hahnemann, un grain (5 centigrammes), dans une fiole à médecine un peu longue et à goulot mince, avec 4 grammes mesurés d'eau distillée; on expose cette fiole à la flamme d'une lampe à l'esprit-de-vin, jusqu'à ce que l'arsenic soit dissout, en ayant soin de remplacer l'eau à mesure qu'elle s'évapore. On ajoute alors une quantité égale d'alcool, c'est-à-dire 4 grammes, et on mêle bien le tout ensemble; cela fait on en verse une goutte dans une quantité de mille gouttes d'un mélange de parties

égales d'eau et d'alcool (de 88 à 90 degrés); de cette liqueur, on en verse ensuite dix gouttes dans un flacon contenant déjà 90 gouttes d'alcool, on étiquette ce flacon, qui contient la seconde atténnation, par les chiffres 2; toutes les autres atténuations se font ensuite comme à l'ordinaire. — Dans les derniers temps, Hahnemann a remplacé ce procédé par celui qui est usité pour tous les minéraux et d'après lequel on se contente de triturer un grain d'arsenic blanc avec 100 grains de sucre de lait en faisant ainsi *trois triturations* successives, pour faire ensuite le reste des atténuations par la voie liquide.

AURUM FOLIATUM, *Aurum purum*; Or en feuiles, Or pur; *Gold, Blattgold*. — Doses usitées : 3, 9, 12, 30.

103. Ce métal parfait se trouve le plus souvent natif, quelquefois allié à d'autres métaux, tels que l'argent, le fer, le plomb, le soufre, etc.; il est plus abondant dans l'Amérique du Sud, le Mexique, le Pérou, la Sibérie et la Hongrie; on le trouve encore très-abondant, sous forme de paillettes, dans le sable des rivières, d'où on l'extrait par des lavages. L'or monnayé n'est jamais exempt d'alliage; afin de s'en procurer de parfaitement pur, on dissoudra, dans de l'*eau régale*, une pièce d'or réduite auparavant en feuillets très-minces; on laisse cette solution s'évaporer jusqu'à siccité complète, on dissout de nouveau le résidu sec dans l'eau distillée, et on y ajoute une solution de sulfate de fer, tant que le liquide se trouble encore. De cette manière, on obtient un précipité rouge-foncé, presque noir, qui, après avoir été lavé dans de l'acide muriatique faible et de l'eau distillée, donne de l'or pur lorsqu'il est fondu. L'or pur est très-brillant, sa couleur est d'un jaune orangé, lorsqu'il est en masse, et d'un vert émeraude, lorsqu'il est en fusion ou réduit en feuilles minces et vu contre le jour; il est inodore, insipide, difficile à fondre, cristallisable, mou, fort tenace, malléable au plus haut point, et d'une pesanteur spécifique de 19,257. L'eau, l'air, le feu, ne l'altèrent nullement, même lorsqu'il est en feuilles; mais une forte décharge électrique le transforme en poussière pourpre, sans peut-être en changer les qualités chimiques. Si on peut se procurer l'or entièrement pur en feuilles, c'est la forme sous laquelle il est le plus facile d'en faire les *trois triturations* d'usage; les autres atténuations se font par la voie liquide.

Aurum muriaticum, *Murias s. Deuto-chloretum auri ;* Or muriaté, Muriate ou Deuto-chlorure d'or ; *Salzsaures Gold.* —
Doses usitées : ?

104. Ce sel est en petits prismes quadrangulaires ou octaèdres
tronqués, d'un beau jaune, devenant verts lorsqu'on les dessèche
dans le vide, fusibles à une douce chaleur, très-déliquescens,
inodores, mais d'une saveur un peu amère, styptique et d'un
arrière goût métallique. On obtient ce sel, en faisant dissoudre
une partie d'or métallique pur dans un mélange composé d'une
partie d'acide nitrique et de deux parties d'acide hydrochlorique,
laissant évaporer la dissolution jusqu'à siccité et faisant dissoudre de nouveau dans de l'acide hydrochlorique le produit
obtenu. Ce sel est soluble dans l'alcool et dans l'éther. La solution concentrée est d'un jaune safran, tirant un peu sur le
rouge. La grande déliquescence de cette sublance en rend la
conservation très-difficile, et c'est pourquoi, pour les préparations de l'ancienne école, on triture ordinairement ce sel avec
du sel commun, ce qui ne peut avoir lieu pour les préparations
homœopathiques. On a essayé de la triturer avec le sucre de lait,
mais sans obtenir des résultats favorables. Les atténuations
doivent être faites à l'alcool.

Baryta carbonica, *Carbonas (sub) barytæ ;* Baryte carbonatée, Sous-carbonate de baryte ; *Baryt, Schwererde.* — Doses usitées : 18, 30.

105. La baryte carbonatée ne se trouve que rarement dans la
nature ; jusqu'ici on ne l'a rencontrée qu'en Angleterre, en Sibérie et dans la Stirie, où elle se présente en masses informes qui
diffèrent visiblement du *Spath pesant* (sulfate de baryte), parce
qu'elles se dissolvent absolument dans l'acide nitrique. Pour
l'usage homœopatique, on la prépare de la manière suivante.
Après avoir bien pulvérisé du chlorure de barium crystallisé, on
le fait bouillir pendant deux minutes avec six parties d'alcool,
afin de le débarrasser du chlorure de strontium qui pourrait s'y
trouver mêlé ; la poudre est ensuite dissoute dans six parties
d'eau distillée bouillante et précipitée par le carbonate d'ammoniaque ; on lave le précipité à plusieurs reprises avec de l'eau distillée et on le fait sécher. Les atténuations se préparent d'abord
par *trois triturations,* comme celles des autres minéraux.

BARYTA MURIATICA, *Murias s. hydrochloras barytæ;* Baryte muriaté, Hydrochlorate de baryte, Muriate de baryte; *Salzsauer Baryt, Salzsaure Schwererde.*—Doses usitées : 30.

106. Ce sel qui ne se trouve point dans la nature, est en lames carrées, transparentes; il est inaltérable à l'air, soluble dans l'eau, d'une saveur âcre, piquante, amère, fusible au feu, où il se transforme en chlorure. On prépare d'abord *trois triturations* au sucre de lait; le reste se fait par la voie liquide.

BISMUTHUM, *Bismuthum nitricum precipitatum, Bismuthi magisterium;* Bismuth, Magistère de bismuth, Sous-nitrate de bismuth, Blanc de fard, Blanc d'Espagne; *Wismuth, Salpetersaures Wismuth.* — Doses usitées : 2, 30.

107. Pour obtenir ce sel, on dissout du bismuth métallique dans une quantité suffisante d'acide nitrique, on fait tomber goutte à goutte la dissolution obtenue dans cinquante à cent fois son volume d'eau pure, en ayant soin de bien remuer, et au bout de deux heures on décante avec précaution le liquide qui surnage le précipité blanc; on verse sur ce dernier une nouvelle quantité d'eau égale à la précédente, mais contenant quelques gouttes de sous-carbonate de potasse, et on la remue bien avec le sel. Ce qui se dépose ensuite, est débarrassé au bout de quelques heures du liquide surnageant, et séché sur du papier brouillard, jusqu'à ce qu'il n'y ait plus aucune trace d'humidité. Le peu de sous-carbonate de potasse que la seconde fois on mêle à la solution, est destiné à débarrasser celle-ci des parties d'arsenic et d'antimoine qu'elle pourrait contenir et qui sans en être séparées par la potasse, resteraient combinées avec le précipité. Le sous-nitrate de bismuth pur est, sous forme de poudre, d'un blanc brillant, composé de petites paillettes nacrées, d'une pesanteur assez forte, inodore et presque insipide, se dissolvant très-difficilement dans l'eau. —Les *trois* premières atténuations se font par la *trituration.*

BORAX VENETA, *Boras, Subboras sodæ, Natrum boracicum;* Borax, Sous-borate de soude, Soude boratée; *Borax, Boraxsaures Natrum.* — Doses usitées : 30.

108. Le borax brut est connu sous le nom de Finkale et nous vient de l'Asie, soit crystallisé, soit sous forme de masses irré-

gulières qui sont ordinairement enduites d'une matière grasse ou savonneuse. On distingue dans le commerce *trois* sortes de borax, celui de l'*Inde*, du *Bengale* et de la *Chine*. On dépure ce borax en le faisant fondre à la chaleur du feu, dissoudre dans de l'eau et cirstalliser; ce qui autrefois se faisait surtout à *Venise*, d'où vient son nom de *Borax veneta*. Le borax est un sel neutre, composé d'acide boracique et de soude; la soude y domine et n'est pas complètement saturée d'acide. Dépuré, ce sel est en prismes blancs, hectaèdres ou octaèdres, d'une légère efflorescence, se couvrant à sa surface d'une sorte de farine; il se dissout, à froid, dans 12, et, à chaud, dans 2 parties d'eau, mais il est insoluble dans l'alcool. — Les *trois* premières atténuations se font par la *trituration*.

CALCAREA CARBONICA, *Carbonas* (*sub*) *calcis;* Chaux carbonatée, Sous-carbonate de chaux; *Kalkerde, Kohlensaure Kalkerde.* — Doses usitées : 30.

109. Le sous-carbonate de chaux se trouve dans la nature en grande abondance; plus ou moins pur, il constitue les marbres, la craie, une espèce d'albâtre, la pierre à chaux, diverses stalactites, etc. On le trouve dissout en petite quantité dans plusieurs eaux minérales gazeuses, l'eau de puits, etc.; il forme en partie la base du squelette des animaux, du corail, de la nacre de perle, des coquilles d'œufs, du test des mollusques, de diverses concrétions, etc, où il se trouve souvent associé au phosphate de magnésie et à une matière animale. Pour l'usage homœopathique, nous nous servons du sous-carbonate de chaux provenant du règne animal, et particulièrement de celui que fournit l'*écaille d'huître*. A cet effet, on brise une écaille d'huître un peu épaisse et bien nettoyée, on prend un grain de la substance calcaire, blanche comme la neige, qui se trouve entre les deux surfaces, et on la triture avec 100 grains (5 grammes) de sucre de lait, après quoi on fait encore deux triturations successives, avant de les dissoudre et d'en faire le reste des atténuations nécessaires à l'alcool. Le carbonate de chaux ainsi obtenu n'est, il est vrai, pas rigoureusement pur, mais, comme médicament, il mérite la préférence sur toutes les autres préparations, puisque c'est celui-ci qui a été expérimenté sous le nom de sous-carbonate de chaux.

CALCAREA PHOSPHORATA *s. phosphorica, Phosphas calcis;*

Chaux phosphatée, Phosphate de chaux; *Phosphorsaure Kalkerde.*

110. Ce sel est insoluble, blanc, pulvérulent et insipide; il forme la base du squelette, des cornes et des dents des animaux vertébrés, de certaines concrétions animales, etc. La préparation qui a servi pour les expérimentations dont les résultats se trouvent dans notre manuel, a été obtenue par l'*eau de chaux* dans laquelle on a versé quelques gouttes d'*acide phosphorique* jusqu'à formation d'un dépôt qui ensuite a été lavé, desséché et trituré. Les premières *trois* atténuations se font par la trituration.

CARBO ANIMALIS; Charbon animal; *Thierkohle* (1). — Doses usitées : 15, 24, 30.

111. Pour préparer cette substance, on met un morceau épais de cuir de bœuf sur des charbons ardens et on le laisse brûler jusqu'à ce qu'il ne flambe plus du tout, on place rapidement le charbon ardent entre deux plaques de pierre, pour qu'il s'éteigne de suite, parce que s'il restait ardent à l'air, il se détruirait en grande partie. Dans le cuir de bœuf il y a encore, outre les parties animales, une certaine quantité de tannin, qui, après avoir été brûlé, laisse un reste de carbonate de potasse. Le charbon animal a moins la forme du corps carbonisé que le charbon végétal, il est moins inflammable, mais d'un brillant métallique plus sensible; en brûlant il donne de l'azote et de l'acide carbonique. D'après *Weise*, on obtient le meilleur charbon animal par la viande de veau : à cet effet on prend un morceau de veau avec les côtes (les os ne doivent former qu'un tiers du poids total), on le coupe en morceaux pas trop menus, et on le grille dans un brûloir à café, sur un feu assez fort, jusqu'à ce que l'air inflammable commence à apparaître sous forme de petites flammes qui se montrent autour du brûloir; après quoi on continue de rôtir encore pendant un quart d'heure; si l'on continue jusqu'à ce qu'il n'apparaisse plus d'air inflammable, la préparation perd, d'après *Weise*, toute sa vertu. Nous n'osons pas nous pro-

---

(1) Ce n'est pas en qualité de *minéral*, comme on peut bien le penser, mais comme produit *chimique* que nous avons placé les deux *charbons* dans ce chapitre.

noncer sur le mérite que pourrait avoir ce mode de préparation; seulement nous ferons observer que le charbon animal qui a été expérimenté en homœopathie, a été préparé du *cuir de bœuf* d'après le mode que nous avons indiqué plus haut, et qu'il importe que tous les homœopathes aient cette même préparation. On en fait les *trois* premières atténuations par la *trituration*.

Carbo vegetabilis, *Carbo ligni;* Charbon végétal, Charbon de bois; *Holzkohle*. — Doses usitées : 12, 15, 30.

112. Le charbon bien brûlé de quelque bois qu'il provienne, est uniforme dans ses effets, après qu'on a convenablement développé la vertu médicinale qui lui est inhérente. Hahnemann se sert du charbon de *bouleau*. Le charbon végétal pur n'a ni odeur ni saveur, il est parfaitement noir, très-poreux, léger, à cassure brillante; il s'oppose à la putréfaction de l'eau et d'autres substances, et l'arrête même lorsqu'elle a déjà commencé. Pour l'usage médicinal, il convient de choisir des charbons consistant en morceaux gros, cassans, denses et cependant assez légers, ayant la forme et la texture du bois, qui brillent, ne colorent point, et qui, étant mis en incandescence, n'exhalent ni fumée ni mauvaise odeur; car dans ce dernier cas ils ne sont qu'à demi-carbonisés et contiennent des parties résineuses. Les charbons entièrement ternes, mous et qui colorent, sont hyper-carbonisés et ont perdu de leur carbone. Les *trois* premières atténuations de cette substance se font par la *trituration*.

Causticum, *Tinctura acris sine kali;* Causticum, Teinture âcre sans potasse; *Ætzstoff, Ætzstoff-Tinctur*. — Doses usitées : 30.

113. Pour obtenir pur ce prétendu principe de la causticité des alcalis, Hahnemann a indiqué plusieurs procédés qui tous, quelque différens qu'il soient entre eux, font obtenir des préparations assez analogues dans leurs effets et qui ne se distinguent que par le degré de leur puissance. — La préparation la plus énergique, *la seule qui soit usitée aujourd'hui*, c'est celle qui porte de préférence le nom de *Causticum*, et qui s'obtient de la manière suivante : On prend environ un kilogramme de chaux récemment brûlée, et, après l'avoir trempée pendant une minute dans de l'eau distillée, on la place dans une jatte bien sèche, où, après avoir développé beaucoup de chaleur et de va-

peur, elle tombe bientôt en poudre. Soixante grammes de cette poudre mêlés dans un mortier de porcelaine avec une égale quantité de bi-sulfate de potasse préalablement fondu à un grand feu, puis refroidi, forment, avec soixante grammes d'eau bouillante, une masse épaisse que l'on place dans l'alambic. On procède ensuite à la distillation que l'on continue jusqu'au dessèchement complet. Le produit de la distillation, du poids d'environ quarante-cinq grammes, et qui a la transparence de l'eau, contient le *causticum* à l'état de concentration. La saveur en est éminemment astringente et produit une sensation de brûlure à la gorge. Ce liquide se congèle, comme l'eau, à un haut degré de froid; il accélère beaucoup la putréfaction des substances animales que l'on y plonge. L'hydrochlorate de baryte n'y décèle pas la présence de l'acide sulfurique, non plus que l'oxalate d'ammoniaque celle d'aucune trace de chaux. Une goutte de ce liquide mêlée à 100 gouttes d'esprit-de-vin donne la première atténuation; le reste des atténuations se font comme celles de toutes les teintures.

114. Pour obtenir les autres préparations de cette substance, connue sous le nom de *tinctura acris sine kali*, mais dont aujourd'hui on ne fait plus usage, Hahnemann avait indiqué le procédé suivant. On prend la *teinture âcre d'antimoine*, la plus âcre est d'un rouge de sang, et on la sature d'acide nitrique concentré, en assez grande quantité, pour qu'elle commence à rougir le papier de tournesol; ou bien, ayant pris la teinture âcre d'antimoine préparée depuis peu, on y verse goutte à goutte de l'acide sulfurique (contenant cent gouttes d'eau sur cent cinquante d'acide), jusqu'à ce qu'elle commence à agir sur le papier bleu; alors on détruit ce léger excès d'acide au moyen d'un peu de chaux calcinée. — Une autre préparation analogue à celle-ci, mais un peu moins puissante, s'obtient aussi en traitant la *pierre à cautère* par l'alcool, qu'on débarrasse également de la potasse par l'acide sulfurique. — Une autre encore se prépare avec de la chaux éteinte, sur laquelle on verse de l'alcool le plus fort possible, et qu'on neutralise ensuite par l'acide sulfurique. Quoique moins colorée et plus faiblement que la seconde, elle produit cependant les mêmes effets médicinaux quand on la donne à plus fortes doses.

CINNABARIS, *Sulfuretum hydrargyri rubrum*, *Mercurius sul-*

furatus ruber; Cinnabre, Sulfure rouge de mercure, Mercure sulfuré rouge, Vermillon ; *Zinnober ; Schwefel-Queksilber.*—Doses usitées : 9, 30.

115. Cette substance minérale se trouve dans la nature en grande abondance, surtout en Espagne, en Illyrie, en Frioul, au Pérou , souvent en masses amorphes, salie par de l'arsenic, mais souvent aussi cristallisée. On l'obtient artificiellement, en soumettant à la sublimation six parties de mercure pur et une partie de soufre dépuré. Le cinnabre naturel le plus pur vient de la Chine, mais celui qui vient de la Hongrie est aussi très-pur. Le cinnabre *artificiel, le seul dont on se serve en homœopathie,* est en masses volumineuses, d'apparence aiguillée, d'un gris violet ; mais réduit en poudre, il est d'un rouge vif et pur, sans mélange de jaune ; il n'a ni odeur ni saveur et est insoluble dans l'eau comme dans l'alcool. Le cinnabre du commerce est souvent sophistiqué avec du *minium,* du *rouge d'Angleterre* ou autres substances ordinairement fixes ; mais ces adultérations ne se trouvent guère que dans le cinnabre en poudre, tandis que celui qui est encore en masses, est presque toujours pur. Mieux vaut cependant se le préparer soi-même. Les atténu ationsse font jusqu'à la *troisième* par la *trituration.*

CUPRUM, *Cuprum metallicum ;* Cuivre , Cuivre métallique; *Kupfer, Metallisches Kupfer.* — Doses usitées : 30.

116. Le cuivre se trouve dans la nature en grande abondance; il existe tantôt natif sous diverses formes, tantôt sous forme d'oxyde combiné avec d'autres substances. On cite le *cuivre natif, pyriteux, pyriteux hépatique, gris, sulfuré, oxydulé rouge, oxydulé arsenifère, muriaté, carbonaté bleu, carbonaté vert, arséniaté,* etc. C'est surtout dans l'Amérique du Nord et en Sibérie qu'on le trouve natif. En outre, il en existe des mines en Suède, en Norwège, en Silésie, en Bavière, en France, en Angleterre, en Hongrie ; on prétend aussi qu'il se trouve dans plusieurs végétaux, tels que *Helen., Dulcam.,* et dans les cendres du *quinquina,* du *coffea,* etc. C'est dans l'île de *Chypre* dont le nom vient de χυπρος, cuivre, que le cuivre se trouve, dit-on, plus pur que partout ailleurs. Le cuivre métallique se retire communément de son sulfure par des grillages suscessifs et l'emploi du charbon ; les espèces de culots qui en résultent sont connus dans le commerce sous le nom de *cuivre de rosette.* Le cuivre pur est

un métal solide, d'un rouge orangé, très-brillant, plus dur que l'or et l'argent, plus sonore que tous les autres métaux ; le plus ductile de tous, après le platine et l'argent , très-malléable, acquérant une odeur desagréable toute particulière par le frottement. Le meilleur est celui qui vient du *Japon* sous forme de petites baguettes. Pour rendre le cuivre propre à l'usage homœopathique, on prend une de ces baguettes, on en fait fondre six parties avec deux parties de nitre solide, procédé par lequel les métaux étrangers qui pourraient se trouver alliés au cuivre restent dans la scorie, et on dissout le grain de cuivre obtenu , comme il est dit au n° 45, pour l'avoir en forme de poudre. — Une autre manière d'obtenir du *cuivre pur en poudre*, consiste à dissoudre trois parties de sulfate de cuivre parfaitement pur dans huit parties d'eau bouillante auxquelles on ajoute huit parties de miel , en remuant ensemble le tout, et le faisant bouillir pendant une demi-heure ; ensuite, on le retire du feu , on y ajoute une assez grande quantité d'eau froide , on décante le liquide, on dépose sur un filtre le cuivre réduit en poussière, on le lave et le fait sécher en l'exposant à une chaleur modérée. C'est de la poudre obtenue de l'une ou de l'autre de ces deux manières qu'on prend ensuite un grain (5 centigrammes) , pour le triturer avec cent parties de sucre de lait ; le procédé qui consiste à obtenir la poudre en broyant le cuivre sous l'eau, sur une pierre à rasoir, est beaucoup moins propre à donner des préparations pures. Les *trois* premières atténuations se font par la *trituration*.

Ferrum, *Ferrum metallicum* ; Fer , Fer métallique ; *Eisen*, *Metallisches Eisen*. — Doses usités : 6, 12, 30.

117. Ce métal se trouve dans les trois règnes de la nature , mais il existe rarement natif et ne se trouve peut-être ainsi que dans les aërolithes , dans une montagne du Missouri , et dans une autre du département de l'Isère, en France, dans les mines d'étain de la Saxe, au Brésil , au Sénégal et dans l'île Bourbon. Le fer métallique est solide à la température ordinaire , d'une dureté considérable, à gros grains, un peu lamelleux, susceptible d'acquérir une odeur sensible par le frottement, d'un gris nuancé de bleu, très-difficile à fondre, plus tenace qu'aucun des autres métaux, et très-ductile , mais plus susceptible de passer à la filière qu'au laminoir. Le fer du commerce est par-

fois mêlé avec du fer de fonte, ce qui se reconnaît par les flocons noirs qui se forment en traitant ce fer par l'acide hydrochlorique ou par l'acide sulfurique étendu de trois fois son volume d'eau. Souvent aussi le fer contient du cuivre, ce qui se décèle lorsqu'on le traite par l'acide sulfurique et l'ammoniaque caustique. A cet effet, on dissout du fer dans de l'acide sulfurique étendu, comme nous venons de le dire; on y ajoute de l'ammoniaque caustique en excès, et on filtre la dissolution jusqu'à ce qu'elle paraisse parfaitement limpide et qu'elle ne s'altère point à l'air. Si elle montre une teinte fortement bleuâtre, et que mêlée à de l'acide sulfurique pur, elle donne un précipité de cuivre lorsqu'on y plonge un fer poli, on saura à quoi s'en tenir. Mais si au contraire, après avoir fait évaporer à un douzième près cette dissolution ammoniacale, on n'obtient encore par ce même procédé aucun vestige d'un précipité, le fer peut être regardé comme parfaitement exempt de tout alliage de cuivre. — Pour préparer le fer à l'usage homœopathique, on le pulvérise moyennant une bonne lime, ce qui donne la *limaille de fer*, poudre que tout médecin homœopathe devrait se préparer lui-même, puisque la *limaille de fer* du commerce n'est jamais exempte de métaux étrangers. Les *trois* premières atténuations de cette poudre se font par la *trituration*.

FERRUM CHLORATUM *s. muriaticum, Murias s. hydrochloras ferri;* Muriate ou hydrochlorate de fer; *Salzsaures Eisen.*

118. On obtient ce sel par la combinaison de la limaille de fer pur avec de l'acide hydrochlorique; on filtre la dissolution et on la laisse évaporer jusqu'au point de cristallisation. Le sel ainsi obtenu est d'un beau vert bleu, moins vert que le sulfate de fer, d'une saveur styptique bien prononcée, et assez facilement soluble dans l'eau et dans l'alcool. Les *trois* premières atténuations se font par la *trituration*.

FERRUM MAGNETICUM, *Ferrum oxydulatum magneticum, Lapis magneticus;* Fer magnétique, Deut-oxyde de fer, Aimant naturel, Pierre d'aimant; *Magnetstein, Magnetisches Eisenerz.* — Doses usitées?

119. La mine de fer, connue sous le nom de *fer magnétique* ou celui d'*aimant naturel,* est une combinaison naturelle du protoxyde et du deutoxyde de fer, qui jouit de la propriété d'at-

tirer le fer et de celle d'avoir des pôles qui se dirigent vers ceux de la terre. C'est un minéral qui se présente ordinairement à nous en fragmens irréguliers, cassans, granuleux, de couleur noire, tirant un peu sur le bleu ; l'aimant de couleur noire est réputé meilleur que celui qui est brun ou rougeâtre. On le trouve de préférence en Bohême, dans le Tyrol, en Suisse, en Sardaigne, dans l'île de Corse, en Suède, en Norwége, en Écosse, dans l'île d'Elbe, dans la Chine, aux Indes orientales, dans l'Amérique du Nord et au Brésil. A la montagne magnétique, en Sibérie, on rencontre des pierres de ce minéral qui pèsent jusqu'à quarante kilogrammes. Pour s'en servir en homœopathie, on le réduit en poudre et on en fait les *trois* premières atténuations par la *trituration.*

GRAPHITES, *Plumbago, Percarburetum ferri*; Graphite, Plombagine, Percarbure de fer ; *Graphit, Reisblei.* — Doses usitées : 30.

220. Le graphite parfaitement pur est un charbon minéral qui, sur dix parties de carbone, n'en contient qu'une de fer. Il se trouve parfois dans des mines de métal ; ceux d'Angleterre et de Passau passent pour les meilleurs. Une espèce de graphite artificiel se forme dans les hauts-fourneaux pendant la fonte des fers. C'est une substance grise, noirâtre, luisante, grasse au toucher, insipide, inodore, et dont on se sert pour former les crayons noirs, dits *mine de plomb.* Pour préparer le graphite à l'usage médicinal, *si l'on ne peut pas avoir celui d'Angleterre,* on le fait bouillir pendant une heure dans une assez grande quantité d'eau de pluie, après quoi on décante le liquide, et on fait digérer le graphite dans une solution faite de parties égales d'acide sulfurique et d'acide hydrochlorique, étendues avec le double de leur volume d'eau. Après avoir remué ce mélange à plusieurs reprises, pendant vingt-quatre heures, on décante le liquide, on le lave à l'eau de pluie et on le sèche. Le graphite pur ne doit pas contenir de parties terreuses ; les acides sulfurique et hydrochlorique ne doivent en dissoudre que peu de fer, et l'acide hydro-sulfurique ne doit point troubler la dissolution de ce minéral. — Pour faire la préparation homœopathique du graphite, on prend un grain (5 centigrammes) de mine de plomb, le plus pur possible, *que l'on sépare d'un crayon anglais très-*

mince, et on le triture avec cent parties de sucre de lait. Les *trois* premières atténuations se font par la *trituration*.

HEPAR SULFURIS CALCAREUM, *Calcarea sulfureta, Sulfuretum calcis*; Foie de soufre calcaire, Sulfure de chaux; *Kalkartige Schwefelleber, Kalkschwefel.*—Doses usitées : 3,30.

121. Cette substance est une combinaison du soufre avec le *calcium*, connue déjà depuis la fin du siècle dernier, et produite en 1768 par *Couton*. On peut l'obtenir économiquement en décomposant, à une haute température, du sulfate de chaux par le charbon. Pour l'usage homœopathique, on l'obtient en combinant les écailles d'huîtres directement avec le soufre. A cet effet, on fait rougir ensemble jusqu'au blanc, pendant dix minutes, un mélange de parties égales d'écailles d'huîtres, réduites en poudre fine, et de fleur de soufre purifiée, après quoi on les conserve dans un flacon bien bouché. Le sulfure de chaux est une masse jaune ou rougeâtre, poreuse, friable et très-peu soluble dans l'eau, avec laquelle il donne un *hydrosulfate*. Les *trois* premières atténuations se font par la *trituration*.

IODIUM, *Iodina*; Iode; *Iod, Iode, Iodin.*—Doses usitées : 30.

122. Ce corps combustible, simple et non métallique, découvert par *Courtois* en 1813 et examiné plus soigneusement par *Gay-Lussac*, tire son nom de ἰῶδης, violacé, à cause de la belle couleur violette de sa vapeur. On trouve cette substance dans la plupart des fucus et des valves que nourrissent les eaux de la mer, ainsi que dans la plupart des éponges. On l'extrait des eaux-mères de la soude de Varecs, où elle se trouve à l'état d'hydriodate de potasse. Pour l'obtenir, on verse un excès d'acide sulfurique concentré dans ses eaux, et on fait bouillir la liqueur dans une cornue de verre garnie d'un récipient. L'acide sulfurique s'empare de la potasse et de l'hydrogène des sels, d'où il résulte du sulfate de potasse, de l'eau, de l'acide sulfureux et de l'iode. Ce dernier se volatilise et passe dans le récipient, où il se condense. Pour le purifier, on le distille de nouveau avec de l'eau qui contient un peu de potasse; ensuite on le presse entre deux feuilles de papier, on l'introduit, lorsqu'il est sec, dans un tube fermé par un bout, on le comprime et on le fond. L'iode ainsi préparé est solide à la température ordinaire, et se présente sous la forme de lamelles qui ont l'éclat métallique, mais très-peu de

ténacité. Sa couleur bleuâtre est assez semblable à celle de l'arsenic sublimé ou à celle de la plombagine, et son odeur se rapproche de celle du chlore. L'iode est soluble dans cent parties d'eau et dans dix parties d'alcool ou d'éther; exposé à l'air, il s'évapore à la température ordinaire. L'iode du commerce est non-seulement constamment humide, mais aussi sophistiqué avec d'autres substances, telles que le graphite, le sulfure d'antimoine, etc. Pour purifier l'iode, on y ajoute une quantité égale de limaille de fer, et on fait sublimer le tout sur une lampe à l'esprit-de-vin. En dissolvant l'iode dans l'esprit-de-vin, on obtient également une teinture pure, puisque ni le graphite ni l'antimoine ne se dissolvent dans ce liquide; comme l'iode est susceptible de s'altérer quand il est mêlé au sucre de lait, on fera mieux de ne pas le préparer par la trituration, mais d'en faire la teinture alcoolique avec vingt parties de ce liquide sur une d'iode.

KALI CARBONICUM, *Carbonas (sub) potassæ, Sal tartari;* Potasse carbonatée, Sous-carbonate de potasse, Sel de tartre; *Kali, Koklensaures Kali, Gewächslaugensalz.* — Doses usitées : 30.

123. Le sous-carbonate de potasse se trouve dans les cendres de tous les végétaux, à l'exception de ceux qui croissent sur les bords de la mer, et on l'obtient soit en brûlant le tartre, soit par la déflagration du nitre avec le charbon, ou bien en chauffant au rouge le sulfate de potasse avec du charbon, du fer et du sous-carbonate de chaux. On l'obtient en grand, en lessivant les cendres de bois et en faisant évaporer le produit jusqu'à dessiccation complète. Pour détruire les substances étrangères qui pourraient se trouver associées à la potasse ainsi obtenue, on les soumet à la calcination dans des fourneaux construits exprès, jusqu'à ce que le produit ait pris une couleur blanchâtre. Il y a aussi, dans le commerce, un sous-carbonate de potasse qui a été obtenu par l'incinération du marc de raisin; ce produit est plus pur que la potasse ordinaire, et presque entièrement soluble dans l'eau. Pour obtenir le sous-carbonate de potasse tel que l'homœopathie s'en sert, on humecte d'un peu d'eau quinze grammes de crême de tartre (sur-tartrarte de potasse), afin de pouvoir en former une boule qu'on enveloppe dans du papier et qu'on laisse sécher; on la fait ensuite rougir sur des charbons ardens. Cette

opération terminée, on place la boule dans une soucoupe de porcelaine, en la recouvrant d'une toile, et on la porte dans une cave, où on la laisse absorber l'humidité de l'air pendant quinze jours. Par ce moyen, on sépare la potasse d'avec la chaux, au point qu'elle n'en contient plus aucune partie. Une goutte de la liqueur claire obtenue par ce procédé est traitée avec le sucre de lait; les *trois* premières atténuations se font par la *trituration*.

KALI CHLORICUM, *Chloras potassæ;* Potasse muriatée, Chlorate de potasse, Muriate oxygéné de potasse; *Chloïsaures Kali.* — Doses usitées : 1. 3. 30?

124. On se procure ce sel en faisant passer un courant de chlore à travers une dissolution de potasse caustique; au bout de quelques jours, on arrête l'opération, on rassemble les écailles brillantes qui se trouvent au fond du vase, on les lave avec un peu d'eau froide, pour enlever l'hydrochlorate de potasse et le chlorure de potassium qu'elles pourraient contenir; puis, afin de les purifier complètement, on les dissout dans de l'eau chaude, et on laisse cristalliser la liqueur. Ce sel ne doit être confondu ni avec le *Chlorure de potasse* ni avec celui *de potassium.* Il est en lames rhomboïdales, d'un blanc nacré, fragiles; d'une saveur fraîche, acerbe, solubles dans quinze fois son volume d'eau froide; il est susceptible de fuser sur les charbons ardens, de détonner par le choc et de s'enflammer au contact de l'acide sulfurique, ce qui fait qu'on l'emploie pour les allumettes chimiques qui s'enflamment lorsqu'on les plonge dans l'acide sulfurique. Si le chlorate de potasse dissout dans de l'eau distillée se trouble lorsqu'on y ajoute une dissolution d'argent, c'est signe qu'il est sali par le chlorure de potassium, et si, en le chauffant au rouge, le résidu montre les qualités des alcalis, on peut en conclure qu'il contient du nitre. Les *trois* premières atténuations de cette substance se font par la *trituration.*

KALI HYDRIODICUM; *Hydriodas potassæ;* Potasse hydriodique, Hydriodate de potasse; *Hydriodsaures Kali.* — Dose usitée : 30.

125. Pour obtenir cette préparation, on met en contact une partie d'iode pur avec avec quatre parties d'eau et une demi-partie de limaille de fer. Il y a un léger dégagement de chaleur et

le liquide devient brun foncé. On fait chauffer doucement ce dernier jusqu'à ce qu'il soit clair comme de l'eau. On le filtre alors, on le fait bouillir et y ajoute du carbonate de potasse pur jusqu'à ce que tout le fer se soit séparé. Si l'on avait mis trop de carbonate de potasse, on neutraliserait par une petite quantité d'acide hydrocyanique pur. *Le liquide consiste alors en hydriodate de potasse*, on le filtre et le fait évaporer avec précaution, jusqu'à ce qu'on obtienne des cristaux, que l'on met à part et que l'on fait sécher. Sec, ce n'est alors plus l'hydriodate, mais *l'iodure de potasse*; c'est cependant en général sous le nom d'*hydriodate de potasse*, que même à l'état sec cette substance est connue des médecins. Il est formé de cristaux blancs, cubiques, d'une saveur âcre et piquante, comme le sel, un peu déliquescent et parfaitement soluble dans l'eau et dans l'alcool. L'iodure de potasse du commerce est parfois sophistiqué avec du chlorure de potassium, ce qui se décèle par la couleur rouge que l'on obtient si l'on dissout une partie de cet iodure dans 12,000 parties d'eau et qu'on y ajoute une petite quantité d'une dissolution de platine. On se sert en homœopathie, non de l'*hydriodate de potasse* liquide, mais de la substance à l'état de cristaux, c'est-à-dire de l'*iodure*, dont une partie est traitée avec cent parties de sucre de lait. Les *trois* premières atténuations se font par la *trituration*.

KRÉOSOTUM; Kréosote; *Kreosot*. — Dose usitée : 30.

126. Cette substance se trouve dans diverses espèces de goudron, dans la fumée de bois, dans l'acide acétique empyreumatique, etc. Le docteur *Reichenbach* de Blansko, qui en fit la découverte, l'obtint par le vinaigre de bois; mais la quantité de *kréosote* que fournit ce liquide n'est que peu considérable. Le corps qui en fournit le plus c'est le *goudron de hêtre*. A cet effet on soumet ce goudron à la distillation, on rectifie l'huile obtenue, ce qui donne d'abord de l'*eupion* et ensuite une sorte de *kréosote* qui mise dans l'eau descend au fond. En changeant de récipient, on peut facilement séparer ces deux liquides, dont on prend le dernier, la kréosote, à laquelle on enlève, par le carbonate de potasse, l'acide acétique dont elle est salie, après quoi on sépare l'acétate de potasse par de l'eau, on recueille la kréosote qui s'amasse sur l'eau, et on la dissout dans de la lessive de potasse, ce qui en fait encore séparer une partie d'*eupion*. Cette dernière substance séparée, on sature la lessive d'acide sulfuri-

que pour en séparer la *kréosote*. Cela fait, on dissout de nouveau, dans la lessive de potasse, la kréosote obtenue, et l'on répète ce procédé jusqu'à ce que la kréosote ne contienne plus aucune trace d'eupion. La kréosote pure et parfaitement anhydre est un liquide incolore, transparent, un peu oléagineux, et qui réfléchit fortement la lumière; elle paraît faiblement grasse au contact et d'une odeur pénétrante, d'une saveur caustique, âcre, avec un arrière goût douceâtre, ne montre les propriétés ni des acides ni des alcalis, s'évapore facilement et est parfaitement soluble dans l'alcool et dans l'éther. On en prépare les atténuations à l'alcool.

MAGNESIA CARBONICA; *Carbonas (sub) magnesiæ*; Magnésie carbonatée, Carbonate (sous) de magnésie; *Bittererde, Talkerde, Kohlensaure Talkerde.* — Dose usitée: 30.

127. Ce sel est assez commun dans la nature, mais on le trouve plus fréquemment sous forme d'une masse blanche, terreuse, que cristallisé. On le prépare artificiellement, en décomposant le sulfate de magnésie, dissous dans l'eau, au moyen d'une solution de sous-carbonate de potasse, recueillant et lavant le précipité. Plus le sulfate de magnésie et le carbonate de potasse sont purs, les dilutions étendues, les lavages faits avec soin et la dessiccation rapide, plus la magnésie obtenue est blanche, légère, et a de valeur dans le commerce. La meilleure est celle qui nous vient d'Angleterre. Ce sel, ordinairement en gros pains cubiques d'un blanc mat, est doux au toucher, insipide et inodore; il adhère fortement à la langue, fait effervescence avec les acides; le feu le décompose, l'eau pure ne le dissout point, mais dans de l'eau carbonatée il se dissout presque entièrement. Souvent il est sophistiqué avec du carbonate de chaux, ce qui se décèle par le résidu insoluble qu'on obtiendra en le dissolvant dans de l'acide sulfurique faible. Pour préparer la magnésie employée en homœopathie, on prend une partie de là plus blanche et la plus légère, qu'on triture ensuite avec cent parties de sucre de lait. Ce sont les *trois* premières atténnations qui se préparent par la *trituration*.

MAGNESIA MURIATICA, *Murias s. hydrochloras magnesiæ*; Magnésie muriatée, Muriate ou hydrochlorate de magnésie; *Salzaure Talkerde.* — Doses usitées: 12, 18, 30.

128. Ce sel se trouve dans plusieurs eaux minérales, dans quelques eaux salées et dans l'eau de mer, qui en contient 3,50 parties sur 30. Pour obtenir ce sel propre à l'usage homœopathique, on prend de l'acide hydrochlorique pur et chaud, obtenu en distillant du sel marin avec un poids égal au sien d'acide phosphorique (fondu au feu et tombé ensuite à l'état de déliquescence oléagineuse); on y dissout autant de magnésie que la chose est possible, à 8° R.; on filtre la dissolution encore chaude, et on l'évapore jusqu'à siccité, en la tenant à une chaleur uniforme. Ce sel, qui est très-déliquescent, doit être conservé dans un flacon bouché; il est d'une saveur très-amère, fait effervescence avec les acides, se décompose par la chaleur, et est difficilement cristallisable. Les *trois* premières atténuations de cette substance se font par la *trituration*.

MAGNESIA SULFURICA, *Sulfas magnesiæ, Sal anglicanum*, Magnésie sulfatée, Sulfatée de magnésie, Sel d'Epsom; *Sehwefelsaure Talkerde*. — Doses usitées ?

429. Ce sel se trouve fréquemment dans la nature, soit dans des eaux minérales, soit sous forme de cristaux, sur les Alpes, en Suisse, à Montmartre, etc. On le prépare artificiellement par l'évaporation et la distillation de l'*eau amère*, ou bien par divers autres procédés qui tous fournissent des préparations plus ou moins impures. La plus grande partie de celui du commerce vient d'Epsom en Angleterre, sous le nom de *sel d'Epsom*, les eaux minérales de *Sedlitz, de Seidschütz et d'Egra* en fournissent également une grande quantité; mais la qualité la plus pure est celle que l'on extrait des terres et des pierres de la montagne de la Garde, près de Gênes; cependant, ce dernier même est encore bien loin d'être entièrement pur. En général, aucune sorte de sulfate de magnésie que fournit le commerce n'est pure, et jamais on ne saurait en faire usage en homœopathie, sans les avoir dépurés par des distillations et des cristallisations répétées. Pour le délivrer des sels alcalins ou terreux dont ce sel pourrait être sali, on le dissout dans un volume égal au sien d'eau bouillante, on filtre la solution encore chaude, et on dépose le produit pour le faire cristalliser. S'il contient des sels métalliques, on le dépure en le chauffant au rouge, ou bien en faisant bouillir sa solution aqueuse avec du sous-carbonate de magnésie, après quoi on la filtre encore bouillante, et on la laisse cristalliser. Si

l'on peut se procurer de la *magnésite* (pierre naturelle formée par le sous-carbonate de magnésie), on fera mieux encore de se préparer soi-même ce sel. A cet effet, on étendra de l'acide sulfurique de 2,3 parties de son volume d'eau, et l'on y ajoutera de la magnésite pulvérisée, tant qu'il y aura encore de l'acide en excès ; de cette manière on obtient une masse de cristaux que, pour en faire séparer l'oxyde de fer qui se trouve ordinairement dans la magnésite, l'on expose pendant quelques jours à l'influence de l'air ; ensuite on la dissout dans de l'eau, on la filtre et on la laisse cristalliser de nouveau. Les *trois* premières atténuations se font par la *trituration*.

MANGANUM CARBONICUM, *Manganesium, Carbonas (sub) mangani ;* Manganèse carbonaté ; Sous-carbonate de manganèse, *Braunstein.* — Dose usitée : 30.

130. Hahnemann indique l'*acétate* de manganèse, mais plusieurs homœopathes préfèrent le *carbonate*, dont les effets sont les mêmes que ceux de l'acétate, mais qui a l'avantage sur celui-ci de pouvoir être traité par la trituration, et de fournir ainsi des préparations plus inaltérables. Pour obtenir le *carbonate*, on broie bien ensemble parties égales en poids d'oxyde noir de manganèse et de sulfate de fer cristallisé, puis on ajoute un peu de sirop de sucre pour faire du tout une pâte, dont on forme des boules de la grosseur d'un œuf de poule, qu'on fait chauffer entre des charbons biens ardens, et qu'on tient pendant quelques minutes au rouge blanc. La dissolution qu'on opère ensuite de cette masse, dans l'eau distillée ou dans l'eau de pluie, contient du sulfate de manganèse, tandis que le dépôt se compose d'oxyde de manganèse en excès, mêlé avec de l'oxyde de fer. On verse dans la liqueur du carbonate de soude, qui en précipite une poudre blanche, qu'on lave à plusieurs eaux et qu'on fait sécher. Cette poudre est du *carbonate de manganèse*, dont les *trois* premières atténuations se font par la *trituration*.

MERCURIUS VIVUS, *Hydrargyrum vivum, Argentum vivum ;* Mercure vif, Vif argent ; *Merkur, Quecksilber.* — Doses usitées : 3. 12. 30.

131. Ce métal se trouve sous les formes et dans les combinaisons les plus diverses, soit amalgamé avec l'argent, soit combiné avec le soufre, comme cinabre, etc. ; il en existe des mines en

Hongrie, en Transylvanie, en Russie, en Espagne, au Pérou et aux Indes-Orientales. Dans le commerce, ce métal est souvent sophistiqué avec le plomb et le bismuth ; on le débarrasse de ces métaux en faisant bouillir à sa surface une dissolution aqueuse de nitrate mercuriel, pendant une heure environ, en ayant soin de remplacer l'eau à mesure qu'elle s'évapore. Cette dissolution s'empare du plomb et du bismusth, en échange duquel elle abandonne son mercure qui s'ajoute à l'autre. Le mercure le plus pur paraît du reste s'obtenir par la distillation du cinabre artificiel avec de la limaille de fer ; il se forme du sulfure de fer et le mercure passe dans le récipient qui doit être rempli d'eau. Ce mercure est ensuite recueilli dans du cuir et soumis à l'action d'une presse pour être débarrassé de toute humidité. A l'état de parfaite pureté, le mercure est d'un blanc d'étain fort brillant, sans pellicule irisée, liquide à la température ordinaire, et s'évaporant facilement à l'air. Placé dans une cuillère et chauffé sur le feu, il ne doit point décrépiter, ni laisser de résidu en s'évaporant ; l'eau avec laquelle on le broierait ou secouerait doit rester claire ; le vinaigre mis en contact avec lui ne doit pas prendre de goût douceâtre, etc. Les *trois* premières atténuations se font par la *trituration*.

MERCURIUS SOLUBILIS HAHNEMANNI GRISEUS, *Hydrargyrum oxydulatum nigrum* ; Mercure soluble de Hahnemann ; *Hahnemann's auflösliches Quecksilber.*—Doses usitées : 3. 12. 30.

132. Cette préparation mercurielle n'est point un *oxyde* ou *protoxyde* de mercure, mais un *sous–proto–nitrate ammoniaco-mercuriel*, qui, parce qu'il se conserve mal et qu'il est très-susceptible de passer au maximum d'oxydation, ne doit être préparé qu'en très-petite quantité à la fois. Aussi Hahnemann lui-même a-t-il abandonné depuis long-temps cette préparation, lui préférant, *dans tous les cas*, celle du mercure métallique que nous venons de mentionner ci-dessus. Cependant, comme il y a encore bien des homœopathes qui s'imaginent que le mercure vif ne peut faire obtenir tout ce que l'on obtiendrait par la préparation incertaine du *mercure soluble*, nous allons leur indiquer la manière dont Hahnemann conseille de l'obtenir. Ayant purifié le mercure, comme il est dit ci-dessus, on le dissout à froid dans de l'acide nitrique ordinaire, ce qui exige plusieurs jours ; on sèche le sel qui en résulte sur du papier jo-

seph, et on le broie pendant une demi-heure dans un mortier de verre, en y ajoutant un quart en poids du meilleur alcool. On jette alors l'alcool qui s'est converti en éther, et on continue à broyer le sel mercuriel avec de nouvel alcool, une demi-heure chaque fois, jusqu'à ce que ce liquide n'ait plus du tout l'odeur d'éther. Cela fait, on décante l'alcool, et on fait sécher le sel sur du papier joseph, que l'on renouvelle de temps en temps. Ensuite on le broie pendant un quart d'heure, dans un mortier de verre, avec le double de son poids d'eau distillée; on décante le liquide clair, on lave encore le sel par une seconde trituration avec une nouvelle quantité d'eau, on réunit la liqueur claire à la précédente, et, de cette manière, on a la dissolution aqueuse de tout ce que la masse saline contenait de nitrate mercuriel réellement saturé. Le résidu se compose de sels mercuriels étrangers, de chlorure et de sulfate. Cette dissolution aqueuse précipite ensuite, par l'ammoniaque caustique, le soi-disant *oxydule de mercure gris-noirâtre*, dont les *trois* premières atténuations se font par la *trituration*.

MERCURIUS CORROSIVUS, *Mercurius sublimatus, Deuto-chloretum hydrargyri*, *Hydrargyrum muriaticum corrosivum;* Sublimé corrosif, Deuto-chlorure de mercure; *Ætz-Sublimat, Quecksilberchlorid.* — Doses usitées : 15. 30.

133. La manière la plus simple d'obtenir ce sel consiste à distiller ensemble, jusqu'à siccité, dans une cornue de verre, trois parties de mercure métallique pur et cinq parties d'acide sulfurique concentré; après quoi on broie la masse saline blanche qui reste, avec parties égales de sel commun, soumettant ensuite, dans un bain de sable, le tout à la sublimation. On peut aussi obtenir ce sel d'une manière très-simple, par la voie humide, en dissolvant du *précipité rouge* dans de l'acide hydro-chlorique et en faisant évaporer la dissolution, soit jusqu'à crystallisation, soit jusqu'à siccité. Le sublimé corrosif du commerce se prépare en grand dans des fabriques; celles de la Hollande nous l'envoient renfermé dans des boîtes de la grandeur des vases à sublimation; celui d'Angleterre nous arrive sous forme de pains pesant 6 à 8 kilogrammes chacun. Obtenu par la voie humide, ce sel est en aiguilles prismatiques très-allongées, d'un beau blanc et d'une grande pureté; obtenu par la voie sèche, il est en pains, d'un blanc mat au centre, transparens à la circonférence, convexes et

polis à leur partie supérieure, hérissés de cristaux à leur partie inférieure, ayant un goût métallique désagréable, se dissolvant dans 16 parties d'eau froide, dans 3 parties d'eau bouillante, ainsi que dans 2 parties et demie d'alcool froid et dans 1 et demie d'alcool bouillant, ou bien dans 3 parties d'éther. Plusieurs substances organiques telles que l'huile, la graisse, *le sucre, l'alcool concentré*, l'amidon, etc., le transforment en *chlorure de mercure*, lorsqu'elles sont mises en contact avec lui; c'est pourquoi il paraît peu convenable de traiter ce sel par des triturations au sucre de lait; on prépare au contraire la *première* atténuation à l'*eau*, la *seconde* à l'alcool aqueux, et ce n'est qu'à la troisième qu'on commence à se servir d'alcool ordinaire.

MURIATIS ACIDUM, *Acidum muriaticum , s. hydrochloricum*; Acide muriatique ou hydrochlorique; *Salzsäure*. — Doses usitées : 3. 30.

134. Cet acide se trouve dans la nature rarement à l'état libre; il existe mêlé à l'eau dans le voisinage des volcans, et combiné au natrium dans tous les trois règnes de la nature. Pour l'obtenir artificiellement, on distille ensemble, dans une cornue assez vaste, 3 kilogrammes de sel commun, avec 4 kilogrammes d'acide sulfurique concentré, mêlé de 2 kilogrammes d'eau, en faisant passer le gaz dans un récipient contenant 2 kilogrammes d'eau distillée, afin de le faire condenser. Si le produit de cette distillation a une couleur jaune, ou qu'il contienne de l'acide sulfurique, on le précipite par le chlorure de barium et lui fait subir une nouvelle distillation, ou bien on le rectifie en le distillant de nouveau avec un quart de kilogramme de sel commun; la partie colorée qui passe la première dans le récipient doit être jetée; ce qui suit, c'est de l'acide hydrochlorique pur, que l'on conserve dans des flacons bouchés à l'émeri. L'acide hydrochlorique du commerce n'est jamais pur; il contient presque toujours de l'acide sulfurique, du chlorure de fer, de l'acide sulfureux et même de l'arsenic. Lorsqu'il est pur et à l'état liquide, cet acide est incolore, limpide, d'une odeur piquante, d'une saveur très-acide; il ne se gèle point, ne répand point de vapeurs comme l'acide concentré. Mis en contact avec des substances organiques, il les détruit, et uni à l'alcool, il forme une sorte d'éther, de manière que ses *trois* premières atténuations ne sauraient être faites ni au sucre de lait ni à l'alcool. On en fait donc

la *première* à l'eau distillée, la *seconde* à l'alcool étendu d'un volume égal d'eau, et ce n'est qu'à la *troisième* qu'on commence à
se servir de l'alcool ordinaire.

NATRUM CARBONICUM, *Carbonas (sub) sodæ;* Soude carbonatée,
  Sous-carbonate de soude ; *Mineralisches Laugensalz.* —
  Doses usitées : 12. 30.

135. Ce sel se trouve dans la nature ; il abonde en Egypte
dans une vallée nommée les *Lacs-de-Natron*, et se cristallise
dans l'eau de ces lacs par l'évaporation naturelle ; il fait aussi la
base des eaux de *Vichy* et d'autres eaux thermales ; on le rencontre encore dans les végétaux qui se trouvent sur les côtes maritimes de la France. Il est préparé en grand, en Égypte, en
Espagne et en France, par l'incinération des végétaux qui croissent sur les bords de la mer ; ces cendres se vendent ensuite sous
le nom de *soude factice* ; elles sont d'une couleur noirâtre et salies par toutes les impuretés qui se trouvent dans les cendres ordinaires, telles que plusieurs sulfates, du muriate de soude, du
carbone et de la silice. C'est la *soude d'Espagne* ou *d'Alicante*
qui est réputée la meilleure ; le produit le plus impur est la
soude de varecs : elle contient de l'iodure de soude. Il y a encore
une espèce qui nous vient de la Hongrie et qui est plus pure
qu'aucune autre ; elle se trouve dans ce pays au fond des lacs
desséchés par la chaleur du soleil. On la prépare aussi en chauffant au rouge du sulfate de soude avec du charbon et de la craie
et en lessivant le produit. Pour l'usage homœopathique, on prend
du carbonate de soude *brut* que l'on purifie en le soumettant à
une nouvelle cristallisation. A cet effet, on lave d'abord ce sel, on
le dissout dans la chaleur, et on laisse la solution se refroidir, en
la remuant de temps en temps à l'aide d'une spatule, afin d'empêcher la formation de cristaux réguliers. Ce sel cristallisé est
ensuite introduit dans un entonnoir dont on a bouché le bout
par un peu de coton, et lorsque l'humidité qui y adhérait encore
s'est écoulée, on l'humecte de temps en temps avec une nouvelle
quantité d'eau distillée, attendant, chaque fois, que celle qu'on
vient d'y ajouter se soit écoulée. Lorsque l'eau qui s'écoule, ne se
trouble point par le nitrate d'argent, après avoir été saturée d'a-
cide nitrique, on peut cesser le lavage, car alors le sel qui restera dans l'entonnoir sera du sous-carbonate de soude pur. Ce
sel, lorsqu'il est pur, est d'une saveur fraîche, faiblement al-

caline; exposé à l'air, il entre en efflorescence; il est insoluble dans l'alcool, mais se dissout dans deux fois son poids d'eau froide. Les *trois* premières atténuations se font par la *trituration*.

NATRUM MURIATICUM, *Murias s. Hydrochloras sodæ, Sal culinare;* Soude muriatée, Muriate ou Hydrochlorate de soude, Sel de cuisine ; *Salzsaures Natrum, Küchensalz.* — Doses usitées : 12. 30.

136. Ce sel se trouve en masses considérables à l'état natif et anhydre (*sal fossile s. gemmæ*) dans toute l'Europe, en France même, près de Vic, etc., soit dans des mines, soit formant des montagnes entières, comme en Espagne. Il existe aussi en solution dans l'eau de la mer, dans celles des sources salées et dans un grand nombre d'eaux minérales. Le sel commun du commerce contient toujours un peu de magnésie, du sulfate de chaux et du chlorure de chaux. Pour le débarrasser de ces sels étrangers, on en fait dissoudre une partie dans trois parties d'eau distillée bouillante; on filtre la solution et on la laisse cristalliser à une température de 40 degrés de *Réaumur.* Ce sel, donnant par sa saveur le nom à celle qu'on appelle *salée*, est inaltérable à l'air lorsqu'il est pur, incolore, fusible et même volatil jusqu'à un certain point; il est très-soluble dans l'eau, surtout à froid; l'alcool ne le dissout point et les acides sulfurique et nitrique le décomposent. Pour l'usage homœopathique, on préfère en général les cristaux ayant des creux pyramidaux à leurs cubes latéraux. Les *trois* premières atténuations se font par la *trituration*.

NATRUM NITRICUM, *Nitras sodæ*; Soude nitratée, Nitrate de soude; *Salpetersaures Natrum.* —Doses usitées?

137. Ce sel, connu sous le nom de *nitre cubique ou rhomboïdal*, se trouve à l'état natif dans l'Inde et au Pérou, dans le pays désert d'Otacama, où il forme une mine d'environ quarante lieues, et d'où il est même introduit en France. Dans cet état, il n'est pourtant pas complétement pur; il contient au contraire encore du sulfate de soude, de l'hydrochlorate de soude et quelques traces de sel calcaire. On peut le préparer artificiellement, en dissolvant du sous-carbonate de soude dans trois parties d'eau chaude, et en ajoutant à cette solution encore chaude de

l'acide nitrique jusqu'à ce qu'elle ne fasse plus effervescence ni ne rougisse plus le tournesol. Ensuite, on filtre le liquide obtenu pour le clarifier, on l'expose à une chaleur modérée, et on le fait évaporer jusqu'à ce qu'il ait pris la consistance du sirop, ou qu'il commence à se cristalliser ; après quoi on le dépose et le laisse refroidir pendant deux ou trois jours. Au bout de ce temps, on décante le liquide, on fait sécher les cristaux sur du papier joseph, et on les renferme dans un flacon hermétiquement bouché. Les cristaux de ce sel sont ordinairement cubiques ou rhomboïdaux ; plus l'évaporation se fait lentement, plus les cristaux deviennent beaux ; ils se dissolvent facilement dans trois parties d'eau froide et dans une partie d'eau chaude, et même dans l'alcool, mais en très-petite quantité. Ce sel est d'une saveur fraîche et amère ; exposé à l'air, il en attire facilement l'humidité, sans cependant tomber en déliquescence. — Les *trois* premières atténuations se préparent par la *trituration*.

NATRUM SULFURICUM, *Sulfas sodæ, Sal Glauberi ;* Soude sulfatée, Sulfate de soude, Sel de Glauber ; *Schwefelsaures Natrum, Glaubersalz.* — Dose usitée : 30.

138. Ce sel se trouve assez abondant dans la nature, soit en état d'efflorescence, à la surface des roches, dans les terrains de sel marin, soit en état de dissolution dans l'eau de mer, dans celle de plusieurs lacs, de quelques sources minérales, etc. On le rencontre en Sibérie, en Suède, en Italie et en Bohême. On ne le fabrique pas toujours directement, mais on l'obtient souvent, comme produit accessoire, pendant la fabrication d'autres sels. Le sulfate de soude du commerce n'est jamais parfaitement pur ; souvent il contient du sulfate de magnésie ou de cuivre, et quelquefois même du plomb. Dans le premier de ces cas, on obtient un précipité en le traitant par la potasse, et s'il contient du cuivre, l'ammoniaque le colore en bleu ; tandis que le plomb qui y sera mêlé fera troubler l'eau dans laquelle on dissoudra le sel. Pour le débarrasser de toutes ces substances étrangères, on le dissout dans l'eau, on le laisse de nouveau cristalliser et on le sèche en l'exposant à une chaleur modérée. Ce sel, lorsqu'il est pur, forme des cristaux d'une grande beauté ; il est en prismes hexaèdres cannelés, terminés par des sommets dièdres ; mais exposés à l'air, ces cristaux tombent en poussière et forment un poudre blanche, connue sous le nom de *Sal mirabile delapsum.* Ce sel

est insoluble dans l'alcool, mais il se dissout dans trois parties d'eau, en absorbant de la chaleur. Pour l'usage homœopathique, on prend du sel en cristaux; les *trois* premières atténuations se font par la *trituration*.

NICCOLUM CARBONICUM , Nickel carbonaté; *Kohlensaures Nickel*. — Doses usitées : 30.

139. Le nickel à l'état métallique, et lorsqu'il est entièrement pur, est d'une couleur blanche avec une nuance de gris; il agit par attraction sur l'aiguille aimantée, et peut acquérir les pôles; exposé à la chaleur avec le contact de l'air, il se réduit en oxyde vert pur. La substance dont on le retire ordinairement, est le *Nickel cuivré*, substance dans laquelle il se trouve uni à l'arsénic et au fer. On lo rencontre du reste dans la nature sous plusieurs formes et dans diverses combinaisons. Dans les mines qui existent dans diverses parties de l'Allemagne, de la France (à Sainte-Marie-aux-Mines et à Allemont) et d'Angleterre, c'est ordinairement le nickel arsénical qu'on trouve et qui se présente recouvert de nickel oxydé. Il accompagne aussi assez fréquemment le cobalt arsénical. Le nickel qu'on a dans le commerce, est en masses poreuses, d'un gris foncé et que l'on a obtenues en préparant d'abord, par la voie humide, l'oxyde de nickel, et en réduisant ensuite celui-ci à l'aide d'une petite quantité de charbon pulvérisé. Pour obtenir ce métal, tel qu'il est usité en homœopathie, on le dissout dans de l'acide nitrique étendu d'eau, on fait évaporer la dissolution jusqu'à siccité; on dissout de nouveau et l'on évapore encore jusqu'à siccité, en répétant ce procédé jusqu'à trois et quatre fois. La dernière évaporation faite, on dissout le produit dans de l'ammoniaque caustique liquide, qui doit être exempte de toute acide carbonique, ce dont on s'assure en essayant si elle produit ou non un précipité par l'hydrochlorate de chaux. On fait ensuite évaporer la dissolution jusqu'à siccité, après quoi on mêle la masse sèche avec deux ou trois fois son poids de *flux noir* (mélange de deux parties de tartre et une partie de nitre décomposé dans un creuset rouge), on la met dans un creuset qu'on tient exposé à un feu ardent, pendant une demi-heure à trois quarts d'heure. — C'est du produit obtenu ainsi qu'on fait les atténuations, dont les *trois* premières se préparent par la *trituration*.

NITRUM, *Nitras potassæ*, *Kali nitricum*, *Sal petræ*; Nitre, Potasse nitraté, Nitrate de potasse, Salpêtre; *Salpetersaures Kali, Salpeter*. — Doses usitées : 3. 24. 30.

140. Cette substance saline se forme journellement dans les écuries, dans les caves et autres lieux voisins des putréfactions animales ou végétales. L'azote, l'oxygène, la potasse, en sont les principes, la potasse en étant la base, et l'acide nitrique naissant de la combinaison des deux autres. Il se dépose aussi de ce sel à la surface des vieux murs et des décombres, et on le trouve encore dans divers minéraux, dans l'eau de quelques lacs, dans certaines matières animales (les cloportes entr'autres), et surtout dans beaucoup de végétaux. Dans la plupart des cas, on obtient cependant ce sel artificiellement , en lessivant les terres dites *salpêtrées*, et en soumettant le produit obtenu à plusieurs purifications successives, ce qui donne les produits connus sous les noms de *salpêtre brut, salpêtre de 2 et de trois cuites*, et enfin le *salpêtre dit raffiné*, qui est censé être entièrement débarrassé des sels étrangers que les cuites précédentes peuvent encore contenir. Pour l'usage homœopatique, ce nitre a cependant encore besoin d'être dépuré. A cet effet, on le dissout dans le double de son poids d'eau bouillante , on ajoute à cette dissolution une dissolution de carbonate de potasse , jusqu'à ce qu'elle ne se trouble plus ; ensuite on la filtre à travers du papier joseph couvert d'une couche de poudre de charbon de l'épaisseur d'une lame de couteau, après quoi on la fait évaporer et la laisse cristalliser en l'exposant dans un endroit frais. Le nitre ainsi obtenu contient encore du sel commun , duquel on le débarrasse en le dissolvant dans un poids égal au sien d'eau bouillante, et en remuant la dissolution jusqu'à ce qu'elle se soit refroidie, afin de l'empêcher de former des cristaux réguliers. Lorsque le nitre est ainsi entièrement précipité, on l'introduit dans un filtre aspergé d'eau, on laisse l'eau qu'il contient s'écouler, et on sèche ensuite le sel sur du papier joseph. Le nitre ainsi dépuré et broyé, forme une poudre entièrement sèche et d'une blancheur éblouissante, tandis que celui qui contient encore des sels étrangers, est d'un blanc plus ou moins sale et susceptible d'attirer l'humidité de l'air. Les *trois* premières atténuations de ce sel se font par la *trituration*.

NITRI ACIDUM, *Acidum nitri s. nitricum*, *Aqua fortis*; Acide nitrique, Eau forte; *Salpetersäure*, *Scheidewasser*.—Doses usitées : 3. 18. 24. 30.

141. Cet acide ne se trouve point dans la nature à l'état libre, mais dans tous les nitrates il existe combiné à une base. Pour obtenir cet acide tel qu'il est usité en homœopathie, on pulvérise 15 grammes de nitre parfaitement pur (Voy. nº 140), on introduit cette poudre dans une petite cornue enduite d'argile ; on y joint une quantité égale d'acide phosphorique de consistance huileuse ; on agite un peu le mélange, on l'expose à la flamme d'une lampe, et l'on en retire l'acide nitrique pur, qui n'est point fumant et d'une pesanteur spécifique de 1,200. L'acide nitrique pur est liquide à la température ordinaire, incolore ; exposé à un froid considérable, il se concrète ; il entre en ébullition plus facilement que l'eau, est d'une saveur acide et caustique, et d'une odeur faible et désagréable ; il détruit les matières organiques et les colore en jaune. Les atténuations de cet acide ne peuvent être faites ni au sucre de lait, ni à l'alcool pur, avec lequel il forme un éther ; on en fait donc la *première* à l'*eau*, la *seconde* à l'alcool étendu du double de son volume d'eau, et ce n'est qu'à la *troisième* qu'on commence à se servir d'un alcool ordinaire.

NITRI SPIRITUS DULCIS, *Spiritus nitri dulcis*, *Spiritus œtheris nitratus*, *Spiritus nitrico-œthereus*, *Æther nitricus s. nitri*, *Naphtha nitri* ; Esprit de nitre dulcifié, Éther nitrique alcoolisé ; *Versüsster Salpetergeist*. — Doses usitées : 0.

142. L'éther que l'homœopathie emploie sous le nom d'*éther nitrique*, n'est point l'éther nitrique des modernes, mais celui qui aujourd'hui est connu sous le nom d'*éther nitrique alcoolisé*. On l'obtient en soumettant à la distillation un mélange de six parties d'alcool et d'une partie d'acide nitrique brut d'une pesanteur spécifique de 1,30, en rectifiant le produit avec de la magnésie calcinée, afin de le débarrasser de l'acide libre et d'une espèce d'huile jaune qu'il contient ordinairement. L'éther ainsi obtenu, on le renferme dans des flacons bien bouchés, en ayant soin de les remplir jusqu'en haut et de lier une vessie préparée par dessus le bouchon, parce que l'éther, exposé à l'air, est très-susceptible de s'acidifier, à cause de l'acide nitreux qui est combiné à l'alcool et qui s'oxyde par l'oxygène de l'air ou en attirant

l'humidité de l'air, ce qui fait que cet acide se dégage et se retrouve à l'état libre. L'éther nitrique alcoolisé est incolore, parfaitement limpide, d'une odeur forte et assez agréable, d'une saveur douceâtre et aromatique, miscible à l'eau et à l'alcool en toutes proportions; il s'acidifie à l'air et s'évapore à une température peu élevée, sans laisser de résidu. Celui du commerce est souvent sali par de l'acide hydrochlorique ou de l'acide nitrique; dans ce cas, en le dissolvant dans de l'eau, et en y ajoutant quelques gouttes d'une solution d'argent, on obtiendra un précipité.

PETROLEUM, *Oleum petræ, Naphtha montana* ; Huile de pétrole ; *Bergöl, Steinöl*. — Doses usitées : 18. 30.

143. Cette substance, qui s'échappe du sein de la terre à travers les fentes des rochers, et qu'on rencontre ainsi nageant sur l'eau, se trouve le plus fréquemment en Asie, surtout en Perse, et en Europe, surtout en Italie dans le voisinage de Modène, comme aussi dans le midi de la France, en Suisse, en Bavière et en Hongrie. On en distingue en tout quatre sortes, savoir : 1° le pétrole noir (*Oleum petræ nigrum*), substance d'une couleur brun foncé, épaisse, visqueuse, d'une fétidité insupportable et susceptible de se concréter à l'air ; — 2° le pétrole rouge (*Ol. petr. rubrum*), d'une couleur rouge-jaune, plus liquide que l'espèce précédente, d'une odeur empypreumatique et susceptible de s'épaissir à l'air ; — 3° le pétrole blanc (*Ol. petr. album*), de couleur jaune de vin ou de miel, laissant un résidu et exhalant une odeur de bitume, lorsqu'on le brûle ; — 4° le naphtha des montagnes (*Naphtha montana*), l'espèce la plus fine, et qui est parfaitement limpide, incolore, très-liquide, volatile, très-inflammable et d'une odeur aromatique. Pour l'usage homœopathique, nous nous servons de l'avant-dernière de ces quatre espèces, le *pétrole blanc*. Il doit être très-fluide et d'un jaune-clair ; ce qui indique qu'il n'est point sophistiqué avec des huiles végétales fixes. Mais, pour plus de sûreté, on peut encore le mettre à l'épreuve, en le mêlant avec de l'acide sulfurique ; cet acide ne l'altère aucunement, mais il convertit les huiles fixes, qui pourraient y être mêlées, en une espèce de sulfure. Une autre épreuve, plus simple encore, consiste à verser quelques gouttes de cette huile sur du papier très-blanc ; si le pétrole est pur, ces gouttes s'évaporent à l'air libre et chaud, sans laisser, après elles, la moindre trace de graisse. Pour

être sûr que cette huile n'est point sophistiquée avec de la térébenthine ou quelque autre huile essentielle végétale, on la mêle avec une égale quantité d'esprit-de-vin ; on agite le mélange, puis, en le filtrant à travers du papier brouillard que préalablement on a humecté d'esprit-de-vin, on obtiendra le pétrole pur, qui restera sur le papier, tandis que l'esprit-de-vin, chargé de l'huile étrangère, passera à travers le filtre. Depuis quelque temps, on trouve encore dans le commerce une huile essentielle jaune clair, que l'on tire de la *houille*, et qui, lorsqu'elle est employée pour sophistiquer le pétrole, ne se décèle point par les signes qui révèlent la présence de l'huile de térébenthine. Cette huile ne rougit pas non plus le tournesol, comme l'huile de térébenthine, ni ne s'enflamme, lorsqu'elle est mêlée à un mélange d'acide sulfurique et d'acide nitrique fumant ; mais ce qui peut en déceler la présence, c'est qu'elle a une odeur spécifique, empyreumatique, pénétrante et très-désagréable, odeur que des rectifications répétées avec de l'eau ne sont pas même en état de détruire. — Les *trois* premières atténuations du pétrole purifié se font par la *trituration*.

PHOSPHORUS ; Phosphore ; *Phosphor.* — Doses usitées : 30.

144. Cette substance, assez connue par la propriété qu'elle a de conserver les rayons de la lumière, ne se trouve jamais à l'état natif, mais unie à l'oxygène elle existe dans le sang, dans la chair, dans le cerveau, dans les dents, dans plusieurs espèces de blé ; et dans le règne minéral elle se trouve, comme phosphate de chaux, dans les montagnes de l'Estramadure. A l'état de parfaite pureté, cette substance est transparente, incolore ou d'un blanc jaunâtre, solide, ductile, cristallisable, inflammable, insoluble dans l'eau, mais, en petite quantité, soluble dans l'éther et dans l'alcool. Pour purifier le phosphore de manière à le rendre propre à l'usage homœopathique, il suffit de le refondre, sous l'eau, à plusieurs reprises, ou bien on le presse sous de l'eau chaude, à travers de la toile serrée, ou bien encore on le distille dans une cornue en verre, dont le col aboutit dans un récipient rempli d'eau. Si le phosphore a une couleur rouge, il suffit de le placer dans de l'eau à laquelle on a ajouté de l'acide nitrique, et de chauffer cette eau jusqu'au point d'entrer en ébullition. L'adultération du phosphore avec le soufre se décèle par sa plus grande dureté et sa couleur foncée. Quant aux atténuations de

cette substance, elles peuvent se faire de *trois* manières, savoir :
1° par la *trituration* ou sucre de lait, jusqu'à la *troisième*, et ensuite par la voie liquide ; 2° à l'*éther sulfurique*, pour la première
atténuation ; 3° par l'*alcool* seul. Pour faire la première atténuation du phosphore à l'éther, on prend cent gouttes d'éther
sulfurique bien rectifié, et l'on y plonge un grain de phosphore
divisé en petites parcelles. Cette opération doit être faite dans
un endroit frais et dans un flacon bien bouché. La dissolution
obtenue, on en prend, après avoir agité le flacon, deux gouttes
que l'on mêle avec cent gouttes d'alcool, ce qui donne la *seconde*
atténuation. Les autres se font toutes à l'alcool, à la manière
ordinaire. Mais comme il n'est pas encore prouvé que l'éther sulfurique n'altère point la vertu du médicament auquel il est mêlé,
on doit préférer la préparation des atténuations à l'alcool pur.
A cet effet, on mêle, dans un flacon, 5 grains (25 centigr.) de
phosphore purifié à 500 gouttes d'alcool le plus anhydre possible, on place le flacon à demi bouché dans un vase rempli d'eau
chaude, et on laisse fondre le contenu. Cela fait, on bouche entièrement le flacon, on l'agite jusqu'à ce que la dissolution se
soit entièrement refroidie, ensuite on le bouche hermétiquement, on lie une vessie préparée par dessus le bouchon, on le
dépose dans un endroit frais et obscur et on l'agite aussi souvent
que possible. Au bout de quelques semaines, ou mieux encore
au bout de quelques mois, on trouvera l'alcool parfaitement
saturé de phosphore. On en prend alors une goutte qu'on mêle
avec cent gouttes d'esprit-de-vin, ce qui donne la *seconde* atténuation ; les autres se font comme à l'ordinaire.

PHOSPHORI ACIDUM, *Acidum phosphori s. phosphoricum ;* Acide
phosphorique ; *Phosphorsäure.* — Doses usitées : 3. 9. 30.

145. L'acide phosphorique se trouve dans les trois règnes de la
nature, le plus fréquemment dans le règne animal, et presque
toujours combiné à des bases. Pour l'obtenir, on a indiqué trois
à quatre procédés différens ; mais comme, pour l'usage homœopathique, il importe avant tout de l'obtenir tel qu'il a été expérimenté sur l'homme en santé, nous nous contenterons de ne
citer ici que la manière qu'indique Hahnemann, auteur de ces
expérimentations. Voici comment il veut que son acide phosphorique soit préparé. On place dans un vase de porcelaine une
livre d'os calcinés et bien pilés, on verse dessus un demi-kilo-

gramme d'acide sulfurique concentré, et on laisse le mélange pendant vingt-quatre heures, en remuant plusieurs fois avec une spatule de verre ; on ajoute ensuite un kilogramme d'alcool concentré, on mêle bien le tout ensemble et on l'enferme dans un sac de toile qu'on soumet à l'action d'une presse. Le liquide ainsi exprimé, on le laisse reposer pendant deux jours, afin qu'il se clarifie. Ensuite on décante la partie claire, on la concentre au feu dans un vase de porcelaine, et on la fait fondre en poussant la chaleur jusqu'au rouge. Le produit obtenu est l'acide phosphorique voulu ; il doit être parfaitement transparent et clair comme le cristal. On le prend pendant qu'il est encore chaud, on le casse en morceaux, et on le place dans un flacon bien bouché, pour éviter que le contact de l'air le fasse tomber en déliquescence. On en prépare la première atténuation à l'eau distillée, la seconde à l'alcool étendu de parties égales d'eau, et ce n'est qu'à la *troisième* qu'on commence à se servir d'un alcool ordinaire.

PLATINA ; Platine ; *Platina*. — Doses usitées : G. 30.

146. Ce métal, d'un blanc argentin, n'a encore été trouvé qu'en Amérique, en Espagne, dans les sables aurifères du Rhin, et en Russie ; il se trouve ordinairement sous forme de petits grains, mais rarement natif, et ordinairement allié à d'autres métaux, dont il est très-difficile de le séparer. A l'état de pureté, ce métal est d'un blanc un peu plus foncé que l'argent, très-ductile, presque infusible, plus inaltérable et plus pesant qu'aucun des autres métaux ; il ne s'oxyde ni dans l'eau ni par aucune température. Pour le préparer à l'usage homœopathique, on prend 20 grains (1 gramme) de platine chimiquement pur, on le fait dissoudre à chaud dans de l'eau régale ; on étend dans une quantité convenable d'eau la dissolution qui en résulte, et on y plonge une petite baguette d'acier bien poli, autour de laquelle on verra bientôt le platine se précipiter et former une croûte cristalline. Le métal obtenu de cette manière est une masse spongieuse, gris de fer, sans éclat, molle, poreuse et peu dense. On doit la laver à plusieurs reprises dans beaucoup d'eau distillée et la faire bien sécher. On peut aussi obtenir du platine pur en poudre, en faisant bouillir du chlorure de ce métal avec de l'alcool ; le métal est précipité par ce procédé, et si l'on a soin de bien le laver à l'eau distillée, il forme une préparation entiè-

rement convenable. C'est un grain (5 centigrammes) de la poudre obtenue de l'une ou de l'autre de ces deux manières, dont on se sert pour faire les atténuations, si toutefois on ne peut se procurer du platine pur en feuilles assez minces, comme celles de l'or et de l'argent. Les *trois* premières atténuations se font par la *trituration*.

PLUMBUM METALLICUM ; Plomb métallique ; *Metallisches Blei*
Doses usitées : 12. 30.

147. La nature offre rarement le plomb à l'état natif, mais on le trouve fréquemment à l'état de sel, surtout celui de sulfure, connu sous le nom de *galène*, ou comme chlorure de plomb, comme sélénure ou comme *céruse*. Il est très-commun en France, en Angleterre, en Savoie, en Espagne et dans beaucoup d'autres pays. On l'obtient en faisant fondre la galène avec du fer; mais le plomb du commerce est ordinairement mêlé avec du cuivre et du fer. Pour se procurer du plomb pur, on fait dissoudre le plomb du commerce dans de l'acide nitrique, on étend convenablement d'eau la dissolution qui en résulte, et on y plonge une baguette de zinc autour de laquelle le plomb ne tarde pas à se précipiter et à se cristalliser sous forme d'*arbre*. On peut aussi obtenir du plomb entièrement pur, en chauffant au rouge, dans un creuset d'argile, du nitrate de plomb, jusqu'à disparition de toute trace d'acide nitrique; après quoi on fait la réduction de l'oxyde à l'aide du charbon, ou bien on chauffe de l'acétate de plomb dans une cornue en verre, et on l'agite jusqu'à ce que tout le plomb se soit précipité. Le plomb pur est un métal d'un gris bleuâtre, peu tenace, mou, colorant facilement le papier, assez ductile, mais peu propre à passer par la filière. Lorsqu'on le frotte, il développe une odeur spécifique et une faible saveur métallique. Pour en faire les atténuations, on prend de la poudre obtenue par le procédé que nous venons d'indiquer le premier; les *trois* premières atténuations se font par la *trituration*.

SELENIUM ; Sélénium ; *Selen.* — Dose usitée : 30.

148. Cette substance fort remarquable, découverte par *Berzélius* en 1817, ne se trouve dans la nature que rarement et toujours alliée à d'autres métaux, tels que le plomb, le cuivre, le cobalt, le bismuth, le mercure, l'argent, etc. C'est ainsi qu'on

Je trouve en Norwège, en Suède, en Transylvanie, et dans quelques endroits du Harz. On l'a aussi trouvé dans la magnésie du commerce. Ce métal est solide à la température ordinaire, d'un gris de plomb foncé, brillant, fragile, très-fusible, volatil, acidifiable et d'une pesanteur spécifique de 4,31. Réduit en poussière assez fine, il forme une poudre rouge écarlate et n'a ni odeur ni saveur. Pour l'usage homœopathique, on prend le sélénium métallique, qui se laisse assez facilement réduire en poudre par le simple broiement. Les *trois* premières atténuations se font par la *trituration*.

SILICEA PURA ; Silice ; *Kieselerde*. — Doses usitées : 30.

149. Cette terre se trouve dans la nature en masses considérables, soit pure, comme dans le cristal de roche, soit unie à divers oxydes ; elle constitue presque à elle seule le quartz, les grès, le sable, le pyrite, et en grande partie aussi les agates, les opales, etc. Pour obtenir cette terre pure, on prend une demi-once (15 grammes) de cristal de roche, qu'on réduit en morceaux, en le faisant plusieurs fois de suite rougir et le plongeant immédiatement dans l'eau froide ; ou bien si l'on ne peut se procurer le cristal, on prend une pareille quantité de sable blanc et pur, qu'on lave dans du vinaigre distillé ; on mêle l'un *ou* l'autre avec deux gros (8 grammes) de sous-carbonate de soude effleuri, et on fait fondre le tout dans un creuset de fer, jusqu'à ce que le mélange ne fasse plus effervescence, et qu'il soit bien clair ; après quoi on le coule sur une plaque de marbre. De là il résultera un verre cristallin qui, après s'être refroidi, sera mis dans un vase, avec quatre fois son poids d'eau distillée, puis recouvert d'un papier. La solution s'opèrera bientôt, et la terre siliceuse tombera au fond du vase, tandis que le liquide qui surnagera ne contiendra que de la soude pure. Pour faire précipiter plus promptement la silice, qui est si divisée, on peut mêler les eaux avec un peu d'alcool. Le précipité entièrement formé, on le recueille sur du papier joseph ; on le presse ainsi entre plusieurs feuilles de ce papier, après quoi on le laisse à l'air ou dans un endroit chaud. La silice ainsi obtenue est une poudre fine, blanche, âpre au toucher, criant entre les dents, n'ayant ni odeur ni saveur. Les *trois* premières atténuations se font par la *trituration*.

STANNUM; Etain; *Zinn*. — Doses usitées : 6. 30.

150. Ce métal, connu depuis la plus haute antiquité, ne se trouve que rarement à l'état natif, mais fréquemment à l'état d'oxyde, surtout dans les Indes orientales et en Angleterre. L'étain le plus pur est celui qui vient des Indes; à défaut de ce dernier, celui d'Angleterre est le meilleur ; mais il contient déjà une petite partie d'arsenic qui le rend dur. L'étain du commerce est presque toujours impur ; dans la plupart des cas, il contient du cuivre, du plomb, du bismuth et même de l'arsenic ; adultérations dont la présence se trahit ne fût-ce que par la couleur d'un blanc terne que montre cet étain lorsqu'il est fondu, tandis que celui qui est pur a un aspect d'amalgame. La présence du cuivre se découvre par l'ammoniaque liquide ; celle du bismuth, par l'eau distillée avec laquelle on doit mêler la dissolution de l'étain faite dans l'acide nitrique; celle du plomb, par une dissolution de sulfate de soude mêlé à la dissolution précédente et par le précipité blanc qui en résulte. La présence du zinc se reconnaît à l'aide d'une dissolution de carbonate de potasse, qu'on doit ajouter à la dissolution d'étain obtenue par l'acide nitrique, lorsque celle-ci est débarassée de son cuivre et de son plomb, ce qui donnera un précipité blanc qui, après avoir été séché, prendra une couleur jaune l'orsqu'on l'aura échauffé. La présence de l'arsenic, enfin, se reconnaît par le précipité jaune que donne l'acide hydro-sulfurique. Pour débarrasser l'étain de l'arsenic qu'il peut contenir, on soumet à la déflagration avec le nitre, de l'étain en feuilles réduit en poudre fine, on lave le produit et le chauffe au rouge dans un creuset, sur des charbons ardens. L'étain métallique ainsi purifié on le place, pour le pulvériser, dans un mortier chaud, on le broie avec du sel commun bien sec et très-fin, ensuite on le dissout dans de l'eau distillée, qui laisse pour résidu l'étain en poudre. C'est de cette poudre qu'on se sert pour faire les atténuations, si toutefois on ne peut se procurer de l'étain *pur* réduit en feuilles très-minces. Les *trois* premières atténuations se font par la *trituration*.

STRONTIANA CARBONICA, *Carbonas strontianæ;* Strontiane carbonatée, Carbonate de strontiane ; *Strontianerde*, *Kohlensaurer Strontian*. — Dose usitée : 30.

157. Ce sel se trouve dans la nature à l'état de fossile, connu sous le nom de *Strontianite*, mais il est excessivement rare. Pour s'en procurer de convenable à l'usage homœopathique, on prend du sulfate de strontiane connu sous le nom de *poudre des Célestins*, on en fait bouillir dans de l'eau, durant une heure, une partie avec trois fois son poids de carbonate de potasse ou de soude, on filtre rapidement, on lave le résidu, on le dissout dans l'acide nitrique, on le fait cristalliser avec soin et on précipite enfin le sel par le sous-carbonate de soude. On peut encore l'obtenir, en chauffant au rouge, dans un creuset, de la poudre des Célestins avec 1/6 de son poids de poudre de charbon ; on obtiendra du *foie de strontiane* qu'on dissout dans de l'eau bouillante, après quoi on précipite le sel par le sous-carbonate de potasse, ou bien on précipite le soufre par l'acide nitrique et l'on décompose la dissolution du nitrate de strontiane ainsi obtenu. Enfin, on peut encore arriver au résultat voulu, en préparant de l'hydrocholarate de strontiane comme on prépare l'hydro-chlorate de baryte, et en décomposant ensuite le sel obtenu par le sous-carbonate de soude. C'est la première de ces trois manières qui est ordinairement usitée ; les *trois* premières atténuations se préparent par la *trituration*.

SULFUR s. *Sulphur*; Soufre; *Schwefel*. — Doses usitées : O (teinture), 3, 6, 30.

152. Le soufre se trouve en assez grande abondance dans toute la nature, soit natif, comme dans le voisinage de plusieurs volcans, soit combiné avec divers métaux, composant ainsi les sulfures nommés *pyrites*, ou avec l'hydrogène dans les eaux sulfureuses, ou avec l'oxygène, comme acide sulfureux ou sulfurique, et composant avec ces acides les sulfates. Enfin, il se trouve encore dans plusieurs matières organiques, telles que les fleurs du sureau, des tilleuls, dans le carmin, la moutarde, l'anis, les légumineuses, dans le blanc d'œuf et dans les cheveux. On obtient le soufre en grand en le retirant des pyrites, par la simple distillation, ou bien on l'extrait du soufre natif ; obtenu de l'une ou de l'autre de ces manières, il se présente sous *deux* formes bien distinctes, savoir : 1° en *cylindres* ou *canons*, dont les nuances varient, selon leur degré de pureté ; 2° en *poudre fine*, connue sous le nom de *fleurs de soufre* ou *soufre sublimé*.

On obtient cette dernière espèce, la seule dont nous nous servions en homœopathie, en mêlant parties égales de soufre *en canons* et de sable blanc, qu'on introduit dans une cornue de verre et qu'ensuite on soumet, dans un bain de sable, à la distillation. Les *fleurs de soufre* ainsi obtenues, contiennent presque toujours un peu d'acide sulfurique ; on les en débarrasse en les lavant à plusieurs reprises à l'eau pure, et en les séchant sur du papier joseph ; après quoi elles portent, dans le commerce, le nom de *fleurs de soufre lavées*. Pour l'usage homœopathique, ces fleurs de soufre lavées ne sont pourtant pas encore assez pures, c'est pourquoi, avant d'en faire usage, on devra les laver de nouveau à l'alcool pour les débarrasser entièrement de la dernière trace d'acide sulfurique qui pourrait encore y adhérer. Souvent aussi, les fleurs de soufre contiennent de l'arsenic, ce qui se reconnaît par la couleur jaune-orangé que dans ce cas elles montrent, ainsi que par l'odeur alliacée qu'elles exhalent, lorsqu'on les met sur des charbons ardens. Dans d'autres cas encore, il peut y avoir du sélénium dans le soufre ; dans ce cas il sera d'un jaune-sale. A l'état pur, le soufre est d'un jaune-serin, insoluble dans l'eau, mais soluble dans 200 fois son poids d'alcool. A son état naturel, il se trouve pour la plupart cristallisé, ou bien en masses amorphes, à cassure luisante et assez fragile pour se briser dans la main. Lorsqu'on le chauffe fortement, il se volatilise et s'enflamme au contact de l'air. — Pour en préparer les atténuations, on prend les *fleurs de soufre lavées*, qu'on lave de nouveau dans de l'alcool ; ensuite, si l'on veut obtenir le *sulfur trituratum*, on fait les *trois* premières atténuations par la *trituration*. Mais la préparation actuellement la plus usitée est la teinture de soufre (*Tinctura sulfuris* s. *Spiritus vini sulfuratus*), que l'on obtient en mêlant ensemble, dans un petit flacon, cent gouttes du meilleur alcool avec 5 grains (25 centigrammes) de fleurs de soufre lavées (et purifiées par un nouveau lavage à l'alcool) ; ce flacon, après avoir été bouché, est ensuite soumis à une petite succussion, puis, au bout de vingt-quatre heures, le liquide clair est décanté dans un autre flacon, et conservé sous le nom de *Teinture de soufre*. Un goutte de cette préparation mêlée à 100 autres gouttes d'esprit-de-vin, formera la *seconde* atténuation, et ainsi de suite.

SULFURIS ACIDUM; *Acidum sulfuricum* s. *sulfuris, Acidum*

vitrioli; Acide sulfurique, Acide vitriolique; *Schwefelsaurer Vitriol.* — Doses usitées : 3, 30.

153. Cet acide se trouve dans la nature, parfois à l'état libre, mais ordinairement uni à l'eau ; on l'a cependant aussi trouvé sous forme de petites aiguilles, dans plusieurs grottes des montagnes volcaniques ; il constitue aussi en grande partie la base des soi-disant *sources aigres* en Amérique, au sud du canal Érié. Mais c'est surtout à l'état de combinaison avec des bases que cet acide abonde dans la nature. Lorsqu'il est complètement anhydre, il est en cristaux blancs, opaques, semblables à l'amianthe, volatil à la température ordinaire, susceptible de s'unir à l'hydrogène de l'air et de former, avec celui-ci, des vapeurs. Dans le commerce on distingue *deux* sortes de cet acide, savoir : 1° *l'acide sulfurique de Nordhausen ou de Saxe*, liquide brunâtre, *fumant*, et presque complètement anhydre.—2 *L'acide sulfurique d'Angleterre*, acide qui est obtenu par la combustion du soufre dans de vastes chambres en plomb. Ce dernier liquide ne fume point, il est beaucoup moins concentré que l'acide sulfurique de Nordhausen. Pour l'usage homœopathique, on se sert de la *première* de ces deux sortes, *l'acide sulfurique de Nordhausen*, connu aussi sous le nom d'acide sulfurique ou de vitriol *fumant*, mais avant de l'employer, il est indispensable de le soumettre à une nouvelle distillation. A cet effet, on l'introduit dans une cornue de verre qu'on chauffe au bain de sable ; le premier produit qui passe dans le récipient est de l'acide sulfurique parfaitement anhydre, et dès que celui-ci a passé sous forme de vapeurs blanches, l'ébullition de l'acide cesse. C'est alors qu'il faut changer de récipient et mettre en train la véritable distillation, en augmentant avec précaution la chaleur du feu ; on continue ensuite là distillation jusqu'à ce que dans la cornue il ne reste plus qu'un dixième de tout l'acide employé. Le produit de cette distillation est de l'acide sulfurique concentré pur, qui s'empare de l'eau, n'importe la forme sous laquelle on le met en contact avec lui. On en fait la *première* atténuation à l'*eau distillée*, la *seconde* à l'alcool aqueux, et ce n'est qu'à la *troisième* qu'on commence à se servir d'un esprit-de-vin pur de 70 à 80 degrés centigrades.

TARTARUS EMETICUS S. STIBIATUS, *Antimonium tartaricum, Tartras potassii et antimonii;* Tartre émétique ou stibié,

Tartrate antimonié de potasse, Tartrate de potassium et d'antimoine; *Spiessglanz-Weinstein, Brech-Weinstein.* — Doses usitées : 6, 12, 30.

154. Pour obtenir ce sel, on prend parties égales d'oxyde d'antimoine (*Stibium oxydatum griseum*) et de tartre pur, pulvérisé, on les fait digérer ensemble durant une heure, dans un vase de porcelaine, avec parties égales d'eau distillée, et lorsque la chaleur est arrivée au point de faire entrer la masse en ébullition, on y ajoute cinq fois son poids d'eau distillée bouillante, on filtre la solution pendant qu'elle est encore chaude, et on la laisse cristalliser. La première cristallisation faite, on décante le liquide et on le laisse de nouveau cristalliser, en répétant cette opération tant que les cristaux qui se forment sont encore incolores ; ensuite on broie tous les cristaux obtenus, on les dissout dans quinze fois leur poids d'eau distillée froide, on filtre la solution, on la laisse cristalliser de nouveau, on pulvérise les cristaux obtenus et on renferme la poudre dans un flacon bien bouché. Le tartre émétique du commerce contient du fer, du cuivre ou du sulfure d'antimoine, de manière que pour l'usage homœopathique il est indispensable de se le préparer soi-même. Pour en faire les atténuations, on forme d'abord une bouillie épaisse, en broyant cent grains (5 grammes) de sucre de lait avec quinze gouttes d'eau distillée, on y ajoute un grain (5 centigrammes) de tartre émétique pur, et on procède comme à l'ordinaire. Les *deux* atténuations suivantes se font encore par la *trituration*, mais sans qu'on ait besoin d'humecter le sucre de lait.

TARTARI ACIDUM, *Acidum tartari s. tartaricum*, Acide tartrique ou tartarique ; *Weinsteinsäure.* — Doses usitées ?

155. Cet acide n'a jusqu'ici été trouvé que dans le règne végétal ; uni à la potasse, il existe surtout dans le suc des raisins ; combiné avec d'autres acides, ou bien encore à l'état libre, il se trouve dans la racine de la dent de lion, dans les ananas, les pommes de terre, les cerises acides, les tamarindes et les mûres vertes. On l'obtient artificiellement en le retirant du tartre. A cet effet, on prend du sous-carbonate de chaux que préalablement on a soigneusement purifié, on y ajoute de l'eau pour le faire entrer en ébullition, et l'on y mêle ensuite du tartre pur

pulvérisé tant que la masse fait encore effervescence, ce qui demande environ cent parties de tartre sur vingt-trois de sous-carbonate de chaux. L'acide tartrique libre chasse par cette opération l'acide carbonique, de manière que les produits qui se forment contiennent du tartrate de chaux et un sel neutre qui est du tartrate de potasse soluble. Pour obtenir ensuite l'acide tartrique, on commence par ajouter à cette solution de l'hydrochlorate de chaux, et on continue tant qu'il se forme encore un précipité de tartrate de chaux. Ensuite, on fait digérer ensemble les deux précipités obtenus, avec de l'acide sulfurique étendu, procédé par lequel l'acide tartrique se sépare et se cristallise lorsqu'on le fait évaporer. Lorsque ce sel est entièrement pur, il est sous forme de cristaux, très-acide et très-soluble, blanc, transparent, inodore et parfaitement sec. S'il attire l'humidité de l'air, c'est signe qu'il contient des acides malique, sulfurique ou nitrique. La présence de l'acide sulfurique se décèle par l'emploi du nitrate de baryte; celle de l'acide nitrique par l'odeur particulière qui se développe lorsqu'on chauffe l'acide tartrique qui en contient; celle de sels métalliques, par les acides hydrosulfurique et gallique; celle de sels calcaires parce que ces sels sont insolubles dans l'alcool. — On prépare *toutes* les atténuations à l'alcool.

ZINCUM MÉTALLICUM; Zinc; *Zink.* — Dose usitée : 30.

156. Ce métal est assez abondant dans la nature, mais il est toujours combiné soit au soufre, comme dans la *blende* ou *fausse galène*, soit à l'oxygène dans la tuthie, soit à l'oxygène et le silice, comme dans la *calamine*, etc. On l'obtient en grand, en l'extrayant de la calamine, comme en France, ou de la blende, comme en Angleterre. C'est un métal d'un blanc bleuâtre fort brillant, à cassure lamelleuse, tenace, difficile à limer, mais très-ductile, cassant et pulvérisable à une chaleur de 205° R., et fusible à une chaleur de 360°. Lorsqu'on le frotte entre les doigts, il communique à ceux-ci une odeur et une saveur particulières; exposé à l'air il s'oxyde et se recouvre d'une pellicule mince grisâtre. Dans le commerce on distingue *deux* sortes de ce métal, savoir : 1° le *Zinc des Indes orientales* ou *de la Chine*, et 2° le *Zinc de Goslar.* Ces deux sortes contiennent toujours plus ou moins de plomb, et souvent en outre, elles sont sophistiquées avec de l'étain, du fer ou du kadmium. Pour reconnaître ces adulté-

rations, on dissout une partie de zinc dans quatre parties d'acide nitrique pur ; si la dissolution est claire, il n'y a pas d'étain, car sa présence serait constatée par un précipité blanc ; si ensuite on neutralise la dissolution par du sous-carbonate de soude, on obtiendra un précipité de fer oxydé, si elle contient de ce métal ; ou bien si l'on y ajoute du fer hydrocianique, le fer que pourrait contenir la solution donnerait un précipité blanc. Enfin, s'il y a du plomb uni au zinc, le sulfate de potasse ajouté à sa solution donnera un précipité blanc. — Pour préparer ce métal à l'usage homœopathique, on broie sous l'eau un morceau de zinc métallique *pur*, sur une fine pierre à rasoir, on sèche la poudre grise ainsi obtenue, et on en fait les *trois* premières atténuations par la *trituration*.

ZINCUM SULFURICUM ; *Sulfas zinci, Vitriolum album s. zinci* ; Sulfate de zinc, Vitriol blanc ou de zinc ; *Schwefelsaures Zinc*. — Doses usitées ?

157. Ce sel, connu sous les noms de *vitriol blanc, couperose blanche, vitriol de Goslar*, etc., se fabrique en grand près de Goslar, dans le Harz, où il existe aussi natif. Il nous arrive en masses, ayant presque la forme du sucre en pain, ou bien en petits cristaux presque semblables à ceux du sel de Sedlitz, avec lequel on doit se garder de le confondre. Le sulfate de zinc du commerce est rarement pur ; presque toujours il contient du sulfate de fer ou du sulfate de cuivre. On le débarrasse de ces substances étrangères, en le dissolvant et le faisant cristalliser de nouveau, ou bien en précipitant les métaux étrangers par une baguette de zinc métallique que l'on plonge dans la dissolution. Ce sel est cristallin, blanc, inaltérable à l'air, très-soluble dans l'eau, fusible au feu dans son eau de cristallisation, inodore et d'une saveur désagréable. Les *trois* premières atténuations se préparent par la *trituration*.

3. *Substances minérales et produits chimiques peu usités*.

ACETICUM ACIDUM ; *Acidum aceticum* ; Acide acétique ; *Essigsäure*.

158. Cet acide n'a encore été trouvé que dans les règnes animal ou végétal, où il existe en grande abondance, soit libre, comme dans les gommes, etc., soit à l'état de sel, combiné avec

la chaux, la potasse, l'alumine et la magnésie. On l'obtient en distillant ensemble, dans un bain de sable, et jusqu'à siccité, 192 grammes d'acétate de plomb cristallisé, avec 4 grammes d'acide sulfurique étendu de 18 grammes d'eau, et en rectifiant le produit avec 6 grammes de manganèse, dans le cas où le produit serait sali par de l'acide sulfurique, ou bien avec 3 grammes d'acétate de potasse, si le produit contenait du plomb. L'acide acétique est liquide, incolore, d'une odeur vive et pénétrante, mais agréable, d'une saveur chaude et piquante, volatil, inflammable et assez avide d'eau, ce qui fait qu'on ne saurait le conserver que dans des flacons hermétiquement bouchés. Il est miscible à l'eau en toutes proportions, et il se dissout dans l'alcool, avec lequel il forme un éther. Les atténuations devront donc être faites comme celles des acides sulfurique, nitrique et muriatique.

AMMONIUM CAUSTICUM; Ammoniaque liquide; *Wässeriges Ammonium.*

159. L'ammoniaque, connue sous le nom d'*alcali volatil*, se trouve dans les trois règnes de la nature, quoiqu'elle ne soit pas toujours formée; mais elle se forme au contact de l'eau et de l'air toutes les fois que pendant la putréfaction et durant la fermentation des matières animales et végétales, l'hydrogène naissant et l'azote se trouvent en contact et exposés à l'air. On trouve aussi cet alcali, mais uni à l'acide sulfurique ou à l'acide hydrochlorique, dans quelques lacs et dans plusieurs produits volcaniques, ainsi que dans le règne végétal, dans les fleurs et les fruits de plusieurs plantes; surtout des *tétradynamistes.* C'est un gaz incolore, transparent, d'une saveur âcre et caustique. Il est très-soluble dans l'eau, qui se combine avec lui en toutes proportions et qui, lorsqu'elle en a absorbé le tiers de son poids, c'est-à-dire lorsqu'elle est entièrement saturée de ce gaz, prend le nom d'*ammoniaque liquide.* Cette liqueur a toutes les propriétés physiques de l'ammoniaque *gazeuse*, excepté la forme. Pour l'usage homœopathique, on prend de l'*ammoniaque liquide concentrée*, c'est-à-dire la préparation *entièrement saturée*, dont on fait les atténuations à l'alcool.

ANTIMONIUM METALLICUM; *Stibium*; Antimoine, Antimoine
métallique; *Spiessglanz.*

160. Ce métal se trouve rarement natif, mais souvent sous
forme d'oxyde ou d'oxyde sulfuré, et surtout à l'état de sulfure.
On l'obtient à l'état de régule par la fonte de fer, qui, moyennant de la chaleur, s'empare du soufre et laisse l'antimoine à
l'état métallique. C'est surtout en Hongrie, en Bohème, en
Suède, en Angleterre et en Espagne, qu'on extrait ce métal des
mines, et c'est de là qu'il nous arrive sous forme de pains dont
la superficie offre une sorte de cristallisation, comparée souvent
à des feuilles de fougères. L'antimoine est un métal d'un blanc
argentin, avec une légère nuance bleue, d'un beau brillant,
plus dur que l'étain et le plomb, susceptible de cristalliser, fusible, volatil, combustible, d'une odeur et d'une saveur sensibles,
très-cassant et facile à pulvériser.—Les *trois* premières atténuations doivent être faites par la *trituration.*

ARGENTUM NITRICUM, *Nitras argenti*; Argent nitraté, Nitrate
d'argent; *Salpetersaures Silber.*

161. Le sel que nous indiquons sous ce nom n'est pas le nitrate d'argent *fondu*, appelé aussi *pierre infernale*, mais le
nitrate d'argent *cristallisé*. Pour obtenir ce sel, on se sert de
l'argent le plus pur, et on le dissout, à l'aide d'une chaleur modérée, dans le double de son poids d'acide nitrique pur, ce qui
donne une dissolution parfaitement incolore, si l'argent qu'on a
employé était pur; tandis que, s'il contient du cuivre, la dissolution prendra une couleur bleu-verdâtre. Cette solution est
ensuite évaporée et soumise à la cristallisation. A l'état de pureté, ce sel est en lames incolores, transparentes, minces et d'une
forme variable, d'une saveur caustique, styptique et métallique;
il n'attire point l'humidité de l'air, mais il se décompose en
partie au contact de la lumière. Il se dissout dans des parties
égales d'eau froide, et dans deux parties d'alcool bouillant, qui
cependant l'abandonne, en sorte qu'il n'en retient qu'une très-
petite partie lorsqu'il s'est refroidi. Malgré cela, il conviendrait
peut-être mieux d'en faire la première dissolution à l'alcool
bouillant, que de le préparer par les triturations au sucre de
lait; la solution faite ainsi, retiendrait toujours assez de parties
pour constituer la *première* atténuation, de laquelle on ferait ensuite les autres à l'alcool froid, d'après le mode usité.

ARSENICUM METALLICUM, *Arsenium ;* Arsenic métallique; *Arsen.*

162. Ce métal se trouve natif en pains lamelleux, sous le nom de *mine de cobalt* ou de *poudre aux mouches*, ou bien uni à l'oxygène, comme acide arsénieux, soit sous forme de petites aiguilles réunies en faisceaux, soit sous forme de sable, et uni à d'autres métaux. On l'obtient, en l'extrayant par la sublimation du cobalt arsénical ; il est en pains lamelleux, cassant, d'un gris d'acier brillant, très-altérable à l'air, très-volatil, combustible, insipide et inodore, mais répandant une odeur alliacée lorsqu'il est séché sur des charbons ardens. Il est facile à pulvériser, cependant à cause de sa grande inflammabilité, il est nécessaire de n'en pulvériser qu'une très-petite quantité à la fois. On pourra faire les *trois* premières atténuations par la *trituration*.

ARSENICUM CITRINUM, *Sulfuretum arsenici flavum*, *Aurum pigmentum* ; Arsenic jaune-citron, Sulfure d'arsenic jaune, Orpiment; *Rauschgelb, Gelbes Schwefel-Arsen, Operment.*

163. Cette substance métallique se trouve native en Hongrie, dans la Servie et la Valachie, ainsi que dans le Levant. Elle est tendre, un peu flexible, composée de lames translucides, brillantes et quelquefois d'un poli vif, de couleur jaune-citron, tirant un peu sur le vert, répandant sur le feu une odeur suffocante d'ail et de soufre. On l'obtient aussi en faisant fondre ensemble 61 parties d'arsenic métallique et 39 parties de soufre et en soumettant le tout à la sublimation, ou bien en faisant passer un courant d'acide hydrosulfurique dans une solution aqueuse d'acide arsénieux ou d'un alcali arséniaté mélangé d'acide hydrochlorique ou de tout autre acide. Le sulfure d'arsenic obtenu de cette manière prend alors le nom de *faux orpiment* ou celui d'*oxyde d'arsenic sulfurique*.

ARSENICUM RUBRUM, *Sulfuretum arsenici rubrum*, *Rubinus arsenicalis ;* Arsenic rouge, Sulfure d'arsenic rouge, Réalgar; *Rother Arsenik, Rothes Schwefel-Arsen, Realgar.*

164. Ce minéral se trouve à la bouche de plusieurs volcans, où il a été produit par la sublimation, en particulier à la solfatare près de Naples, et à la Guadeloupe, où il porte le nom de soufre

rouge. On le voit aussi sur le St-Gotthard mêlé avec la *dolomie* ou le quartz ; dans plusieurs mines, telles que celle de Nagiac en Transylvanie, il se présente sous diverses formes de cristaux transparens, d'un rouge écarlate. On l'obtient artificiellement par la sublimation d'un mélange d'arsenic natif et de pyrite sulfureuse ; ou bien en faisant fondre ensemble l'arsenic métallique avec l'orpiment. Le produit de cette opération porte alors le nom de *faux-réalgar* ou celui de *sulfure d'arsenic rouge artificiel*. Il est d'un rouge brun , en masses solides, concrétionnées et amorphes, et donne, lorsqu'il est broyé, une poudre jaune-orangé.

AURUM FULMINANS ; Or fulminant ; *Knallgold.*

165. Cette substance métallique obtenue d'abord par la combinaison de l'oxyde d'or avec l'ammoniaque, se prépare le mieux au moyen du chlorure d'or pur. On l'obtient ainsi en précipitant le chlorure par un ammoniaque, après quoi on lave le précipité et le fait sécher à une température modérée. C'est une substance solide, jaune, insipide, détonnant avec violence par l'action d'un choc ou du frottement, de manière que les flacons dans lesquels on la conserve doivent être couverts seulement d'un papier. Delà, il résulte que ce corps ne devra jamais être soumis à la trituration.

BARYTA ACETICA , *Acetas barytæ* ; Baryte acétatée, Acétate de baryte ; *Essigsaurer Baryt.*

166. C'est là une préparation dont personne ne se sert plus aujourd'hui en homœopathie, tout le monde lui préférant le *carbonate de baryte*, qui a les mêmes vertus médicinales et possède en outre l'avantage de pouvoir être traité par la trituration et de fournir ainsi des préparations plus inaltérables. Cependant, pour être complet, nous en indiquerons la préparation. On fait dissoudre du carbonate de baryte dans de l'acide acétique chimiquement pur, et l'on évapore la liqueur jusqu'au point de cristallisation. Un grain du sel cristallisé est ensuite dissous dans cent gouttes d'eau distillée, ce qui donne la *première* atténuation ; la seconde se fait à l'alcool aqueux, le reste à l'esprit-de-vin ordinaire.

BARYTA CAUSTICA *s. pura*, *Baryta oxydata*; Baryte caustique, Protoxyde de Barium; *Ætz-Baryt*, *Reine Schwer-Erde*.

167. Cette terre, découverte par Scheele, en 1774, a été appelée *terre pesante*, à cause de la pesanteur qui lui est propre. On la trouve principalement dans le spath pesant, qui est une combinaison très-intime de la baryte avec l'acide sulfurique, et qui contient souvent aussi une petite partie de strontiane. On la trouve encore, quoique plus rarement, dans la *Withérite*.

Afin d'obtenir la baryte pure, on fait dissoudre de l'hydro-chlorure de baryte dans de l'eau distillée, on ajoute à cette solution du sous-carbonate de potasse, afin d'obtenir un précipité que l'on lave ensuite et que l'on fait sécher. On obtient ainsi du sous-carbonate de baryte, qui mêlé ensuite à 6-10 parties de charbon de bois, est mis en boule moyennant de l'adragante, et placé dans un creuset; on l'entoure de charbon de bois pulvérisé on le recouvre d'un autre creuset, et l'expose alors pendant une heure à la chaleur d'un bon soufflet de forge. La terre obtenue ainsi, offre une masse blanc-grisâtre, friable, anhydre, de saveur âcre, corrosive, qui fait effervescence avec les acides, fuse dans l'eau à la manière de la chaux, se dissout dans ce fluide en assez grande quantité et forme des cristaux en se refroidissant. Pour le rendre propre à l'usage homœopathique, on procède comme pour le calcarea caustica (voir n° 171).

BISMUTHUM METALLICUM, *Marcasita*; Bismuth métallique; *Wismuth-Metall*.

168. Ce métal se présente dans la nature en divers états, soit natif, soit à l'état d'oxyde, ou combiné avec le soufre; on en trouve des mines en Bohème, en Saxe, en France dans la Normandie, etc. On l'obtient en grand, en l'extrayant de ses mines, à l'aide de la chaleur; mais le métal ainsi obtenu est ordinairement sali par de l'arsenic, du fer, etc. Pour le débarrasser de ces métaux étrangers, on le fait dissoudre dans l'acide nitrique, d'où on le précipite par l'eau. Ensuite on fait sécher le précipité, on y ajoute du *flux noir* et on le réduit dans un creuset par l'action d'une douce chaleur. Le métal se trouve alors au fond du creuset, et peut être facilement débarrassé de la masse saline qui le recouvre. C'est un métal d'un blanc-jaunâtre, lamelleux, cas-

sant, peu altérable à l'air, très-fusible, brûlant avec une flamme bleuâtre, et facile à pulvériser. On devra en préparer les *trois* premières atténuations par la *trituration.*

BROMIUM, *Murides, Murina;* Brome; *Brom.*

169. Le brome découvert par *Balard* de Montpellier, se trouve dans l'eau de mer combiné avec l'iode, ou dans les eaux-mères des salines, uni du chlore; on le trouve aussi dans la mer morte, dans les eaux salines de Kreuznach, dans la soude de Varecs, dans quelques mollusques, dans le sel gemme, et dans quelques mines de zinc. On obtient cette substance des eaux-mères des salines, en versant sur leur surface une couche d'éther, qui s'empare du brome, et qui, agité avec de la potasse, donne une bromure. Cette bromure est ensuite mêlée avec du peroxyde de manganèse et traité par de l'acide sulfurique étendu, ce qui donne des vapeurs rouges que l'on condense et renferme, sous du vitriol, dans un flacon hermétiquement bouché; ce liquide se place chimiquement entre le chlore et l'iode; il est noirâtre, en couches plus minces, d'un rouge hyacynthe, tachant la peau en jaune, d'une odeur très-désagréable, suffocante, d'une saveur nauséabonde, caustique et astringente, très-volatil, s'évaporant à l'air, agissant sur les substances organiques comme le chlore, difficilement soluble dans l'eau, mais facile à dissoudre dans l'alcool et dans l'éther. Les atténuations devront toutes être préparées à l'alcool.]

CALCAREA ACETICA, *Acetas calcis;* Chaux acétatée, Acétate de chaux; *Essigsaurer Kalk.*

170. Cette préparation n'est plus du tout en usage; tous les homœopathes lui préfèrent le *Carbonate de chaux,* qui possède les mêmes vertus, et a en outre l'avantage de mieux se prêter à la trituration et de donner ainsi des préparations plus inaltérables. Voici, du reste, comment cette préparation est indiquée. On fait bouillir des écailles d'huître pendant une heure dans de l'eau de rivière, puis, après les avoir brisées avec un marteau de bois, on les dissout dans du vinaigre distillé, et on amène peu à peu, dans un vase de porcelaine, la dissolution à l'ébulition, à laquelle on la laisse exposée, jusqu'à ce qu'elle soit saturée. Cela obtenu, on filtre la liqueur, et on la laisse s'évaporer jusqu'au cinquième, dans un vase également en porcelaine. Cette substance

a une couleur jaune-foncé, et abandonne avec le temps une substance mucilagineuse brunâtre, dont la précipitation l'éclaircit. Mêlée avec de l'alcool à parties égales, cette dissolution sera parfaitement à l'abri de la moisissure. Les atténuations se font toutes à l'alcool.

CALCAREA CAUSTICA *s. pura, Calx;* Chaux caustique ou vive; *Gebrannter Kalk.*

171. Cette terre se trouve dans tous les trois règnes de la nature, mais toujours combinée à des acides, ou unie à la silice. La chaux pure est blanche, d'une pesanteur spécifique de 2, 30. Elle n'est point fusible et a une saveur caustique, ressemblant à celle de la lessive. Pour préparer la chaux à l'usage homœopathique, on introduit 30 grammes (1 once) de chaux vive dans un flacon chauffé, on verse dessus 150 grammes (50 onces) d'eau, on bouche le flacon, et on le dépose jusqu'à ce qu'il se soit refroidi. Ensuite, on agite le flacon, et on ajoute au mélange 150 grammes d'alcool concentré. Au bout de quelques jours, pendant lesquels on a agité fréquemment le flacon, on décante le liquide dans de petites fioles, que l'on bouche hermétiquement, et on le conserve sous le nom de *Spiritus calcareus*, ou *Teinture de chaux caustique.*

CALCAREA SULFURICA, *Sulphas Calcis;* Chaux sulfatée, Sulfate de chaux ; *Schwefelsaurer Kalk.*

172. Ce sel se trouve cristallisé dans la nature, et forme sous le nom de *pierre à plâtre*, de *gypse*, etc., des montagnes entières. On l'obtient aussi comme produit accessoire, en extrayant l'acide phosphorique d'os calcinés, ainsi qu'en préparant l'acide tartrique. Lorsque à une dissolution de chaux obtenue par l'acide sulfurique, l'acide hydrochlorique ou l'acide nitrique, on ajoute un sulfate d'une substance alcaline, le sulfate de chaux ne tarde pas à se précipiter, et moins cette dissolution contiendra d'eau, plus la précipitation sera prompte et le produit obtenu pulvérisé. Le sulfate de chaux ne se dissout que dans 500 fois son poids d'eau; il est entièrement insoluble dans l'alcool. On fera les *trois* premières atténuations par la *trituration*.

CALCAREA MURIATICA, *Murias s. Hydrochloras Calcis*; Chaux muriatée, Muriate ou hydrochlorate de chaux; *Salzsaurer Kalk*.

173. Ce sel se trouve dans l'eau de mer, dans les eaux-mères des salines, et est obtenu comme produit accessoire pendant la préparation de l'esprit de sel ammoniaque, du sous-carbonate d'ammoniaque, etc. On l'obtient pur, en saturant du sous-carbonate de chaux (des écailles d'huitres préparées) par de l'acide sulfurique. Ce sel, à l'état de cristallisation, contient 49,13 d'eau, attire rapidement l'humidité de l'air et tombe facilement en déliquescence. Il est très-soluble dans l'eau et dans l'alcool, et c'est avec ce dernier qu'on devra préparer toutes les atténuations.

CUPRUM ACETICUM, *Acetas cupri, Ærugo, Viride æris*; Cuivre acetaté, Acétate de cuivre, Verdet, Vert-de-gris; *Essigsaures Kupfer, Grünspan*.

174. C'est là une préparation dont personne ne se sert plus en homœopathie, puisque tout le monde a reconnu que le cuivre métallique lui était supérieur. Pour obtenir l'acétate de cuivre, on dissout du vert-de-gris dans de l'acide acétique pur, jusqu'à ce que la dissolution soit entièrement saturée, ensuite on fait évaporer lentement l'acide, et l'on fait sécher sur du papier brouillard les cristaux obtenus. Les atténuations se préparent, la première à l'eau distillée, la seconde à l'alcool aqueux, le reste à l'esprit de vin de 70 à 80 degrés centigrades.

CUPRUM CARBONICUM, *Carbonas (sub) cupri*; Cuivre carbonaté, Sous-carbonate de cuivre; *Kohlensaures Kupfer*.

175. Ce sel existe dans la nature où il forme l'azur de cuivre, la malachite, et le carbonate anhydre. On l'obtient artificiellement, en précipitant une dissolution de cuivre étendue d'eau, par le sous-carbonate de potasse, et en lavant à l'eau froide le précipité obtenu. Ce sel est d'un bleu magnifique, le plus souvent cristallisé, mais souvent aussi en masses terreuses d'un bleu d'azur et faciles à pulvériser. On devra faire les *trois* premières atténuations par la *trituration*.

CUPRUM SULFURICUM, *Sulphas cupri, Vitriolum cupri s. cœruleum*; Cuivre sulfaté, Sulfate de cuivre, Vitriol bleu ou de cuivre; *Schwefelsaures Kupfer, Kupfervitriol*.

176. Ce sel se trouve dans la nature, dans les grottes des mines de cuivre, ou bien, en dissolution, dans les eaux voisines des mines de sulfate de cuivre, d'où on l'extrait par l'évaporation. Pour rendre ce sel propre à l'usage médical, on fait chauffer du cuivre avec de l'acide sulfurique concentré, on dissout le produit dans de l'eau et on le laisse cristalliser. Ce sel est en gros cristaux, d'une belle couleur bleue, d'une odeur métallique, désagréable, styptique. Lorsqu'on le chauffe, il perd son eau de cristallisation et donne une poudre blanche qui est du sulfate de cuivre anhydre. Le vitriol du commerce est presque toujours sali par du fer ou du zinc ; c'est pourquoi le médecin homœopathe devra se le préparer lui-même. Les *trois* premières atténuations devront être faites par la *trituration*.

FERRUM ACETICUM, *Acetas ferri;* Fer acétaté, Acétate de fer ; *Essigsaures Eisen.*

177. Il en est de cette préparation comme de tous les acétates, personne ne s'en sert plus aujourd'hui. Lorsque cette préparation était encore en usage on l'obtenait en faisant rougir du fil de fer à blanc, le mettant ensuite dans de l'acide acétique et faisant évaporer la dissolution et sécher le résidu. Les atténuations se faisaient jusqu'à la *troisième* au sucre de lait, mais tous les homœopathes préfèrent aujourd'hui le fer métallique.

FERRUM OXYDATUM HYDRATUM, *Hydras oxydi ferri, Carbonas* (*sub*) *ferri, Rubigo;* Oxyde de fer, Oxyde de fer hydraté ou carbonaté, Sous-carbonate ou hydrate de fer, Rouille ; *Eisen-Oxyd-Hydrat, Kohlensaures Eisen, Rost.*

178. La manière la plus simple d'obtenir ce sel, consiste à faire dissoudre dans de l'eau chaude du sulfate de fer, on filtre ensuite la dissolution, on y ajoute une solution aqueuse de sous-carbonate de soude, tant qu'il se forme encore un précipité, qu'on sépare ensuite à l'aide du filtre, après quoi on le fait sécher et le conserve dans un flacon bien bouché. Ce sel forme une poudre fine, rouge brunâtre, inodore et qui n'est pas attirée par l'aimant.

HYDROCYANI ACIDUM, *Acidum hydrocyanicum;* Acide prussique; *Blausäure.*

179. Cet acide n'a encore été trouvé que dans les règnes végé-

tal et animal. Il se trouve même tout formé dans plusieurs végétaux, comme par exemple dans le laurier-cerise, le pêcher, l'abricotier, le prunellier, etc. Pour l'usage homœopathique, on a proposé l'acide préparé d'après la méthode de *Schrader*, et comme il importe, pour la régularité des observations, que tous les homœopathes se servent de la même préparation, nous adoptons également celle de *Schrader*. D'après cet auteur, on obtient l'acide prussique, en introduisant 30 grammes de prussiate de potasse bien pulvérisé dans une cornue en verre dont le col aboutit dans un récipient contenant 30 grammes d'alcool de 26°, et ayant été réfrigéré par des glaces. Cela fait, on verse sur le sel un mélange de 60 grammes d'acide phosphorique ayant une pesanteur spécifique de 1,13, et de 90 grammes d'esprit-de-vin de 26°, et l'on chauffe la cornue tant qu'il passe encore quelque chose dans le récipient. Le produit refroidi, on le mélange avec de l'esprit-de-vin de 26° en quantité suffisante pour que le tout fasse 180 grammes, et on le conserve dans des petits flacons hermétiquement bouchés. L'acide prussique concentré forme un liquide inodore, peu acide et très-volatil. Exposé à l'air, il s'évapore et absorbe tant de calorique que la partie qui reste se congèle. Il est d'une odeur vive et suffocante, qui, lorsque l'acide est très-étendu, ressemble à celle des amandes amères ou du laurier-cerise. La saveur en est d'abord fraîche, puis âcre et à la fin brûlante. La plupart des médecins homœopathes se servent au lieu de l'acide prussique du suc de laurier-cerise (voir n° 268). Les atténuations de cet acide doivent être faites à l'alcool, et conservées dans des flacons hermétiquement bouchés.

KALI CAUSTICUM, *Potassa caustica*; Potasse caustique, Potasse; *Gewächs-Laugensalz, Kaustisches Kali.*

180. La potasse ou l'*alcali végétal* (comp. *Natrum causticum*, n° 188) fait partie de tous les végétaux, excepté ceux qui se trouvent dans le voisinage de la mer, sur un terrain imprégné de sulfate et d'hydrochlorate de soude. Cet alcali est beaucoup moins abondant dans le règne minéral, mais on l'y rencontre, ainsi que dans le règne animal. On obtient la potasse par l'incinération des végétaux au contact de l'air, en lessivant le produit et faisant évaporer la lessive jusqu'à siccité. La potasse du commerce n'est cependant jamais pure; presque toujours il s'y trouve

mêlé du sulfate ou de l'hydrochlorate de potasse. A l'état pur et concentrée, elle est blanche, cassante, très-caustique, tombant facilement en déliquescence au contact de l'air. Elle est soluble dans l'alcool, mais dans cet état, elle attaque le verre, à moins qu'elle ne soit beaucoup étendue, de manière que cette propriété n'empêcherait pas de conserver dans des flacons en verre les atténuations faites à l'alcool, depuis la *première* jusqu'à la *dernière*.

MAGNESIA CALCINATA s. *pura;* Magnésie calcinée; *Gebrannte Magnesia.*

181. La magnésie pure ne se trouve nulle part dans la nature, mais elle existe, combinée à l'acide carbonique, dans la magnésite; à l'acide silique, dans l'écume de mer, la serpentine, etc; à l'acide nitrique, dans les eaux-mères des salines, etc. Elle fait aussi partie de plusieurs matières animales et végétales. On l'obtient en calcinant le sous-carbonate de magnésie, jusqu'à ce qu'il ne fasse plus effervescence avec l'acide hydrochlorique faible. C'est une substance plus ou moins caustique, suivant son degré de calcination, un peu alcaline, blanche, pulvérulente, presque insipide, et insoluble dans l'eau. Exposée à l'air, elle se transforme facilement en sous-carbonate, ce qui fait que les flacons dans lesquels on veut la conserver, doivent être bouchés à l'émeri. La magnésie du commerce est quelquefois sophistiquée avec la chaux vive ou bien le carbonate de chaux; dans le premier de ces cas, elle s'échauffe au contact de l'air, et colore en jaune le sublimé corrosif lorsqu'on la triture avec celui-ci; si elle contient au contraire du sous-carbonate de chaux, elle fait effervescence avec les liquides.

MANGANUM ACETICUM, *Acetas mangani;* Manganèse acétaté, Acétate de manganèse; *Essigsaurer Braunstein.*

182. Lorsque cette préparation était encore usitée en homœopathie, on l'obtenait en faisant bouillir le carbonate de manganèse (v. n° 130), avec du vinaigre distillé jusqu'à complète saturation de l'acide, et faisant évaporer la dissolution jusqu'à consistence sirupeuse. Les atténuations se faisaient toutes à l'alcool.

MANGANUM METALLICUM, *Manganesium;* Manganèse; *Mangan, Braunstein-Metall.*

183. Ce métal se trouve dans la nature à l'état d'oxyde, ou uni au soufre, soit comme matière colorante dans plusieurs fossiles, soit faisant partie d'eaux minérales. Le métal pur est d'un gris argentin, n'ayant ni odeur ni saveur; il est d'un faible brillant métallique, d'une cassure granuleuse, facile à limer et à réduire en poudre. Les *trois* premières atténuations de ce métal réduit en poudre, devront être préparées par la *trituration.*

MERCURIUS ACETATUS, *Acetas mercurii, Hydrargyrum ace-*
tatum ; Mercure acétaté, Acétate de mercure; *Essigsaures*
Quecksilber.

184. L'acide acétique n'agit pas d'une manière très prononcée sur le mercure à l'état de métal, mais il se combine assez facilement avec les oxydes de cette substance. On obtient l'acétate de mercure par la dissolution du deutoxyde de mercure dans l'acide acétique, ou bien par la solution d'un mélange d'acétate de potasse avec du nitrate d'argent. A cet effet, on introduit dans une cornue en verre du deutoxyde de mercure, ou bien du sous-carbonate de mercure; on verse dessus huit parties d'eau distillée, on place le mélange dans un bain de sable, et lorsqu'il est entré en ébullition on ajoute de l'acide acétique jusqu'à ce que l'oxyde mercuriel soit dissous. Cela fait, on filtre le plus promptement possible la liqueur, on la dépose et on la laisse cristalliser. Ce sel, lorsqu'il est pur, forme des cristaux blancs, gras au toucher, lamelleux et brillans; il est fixe, se colore en noir par l'action de la lumière et celle de l'humidité combinées, est difficilement soluble dans l'eau et complètement insoluble dans l'alcool. Les *trois* premières atténuations doivent être faites par la trituration. Mais en général, on préfère le *mercure vif*, et on ne fait pas plus usage de l'acétate de mercure que d'aucun autre acétate.

MERCURIUS DULCIS, *Hydrargyrum muriaticum mite, Murias*
s. Proto-chloretum mercurii, *Calomelas* ; Mercure doux,
Mercure muriaté, ou Proto-chlorure de mercure, Calomel;
Versüsstes Quecksilber, Calomel.]

185. Ce sel se trouve natif dans le Palatinat et en Espagne, sous le nom de *mercure corné.* On l'obtient artificiellement de diverses manières, qui cependant ne sont pas toutes en état de fournir des préparations uniformes. Pour l'usage homœopathique

on a proposé le procédé suivant. On humecte quatre parties de
sublimé corrosif avec un peu d'alcool, et après les avoir broyées
dans un mortier en verre, on y ajoute trois parties de mercure
vif, et on triture le tout jusqu'à ce qu'il n'y ait plus de petits
globules de mercure. Ensuite on fait sécher le mélange à une
douce chaleur, on le soumet à la sublimation ; on broie le produit, on le soumet de nouveau à la sublimation, on le pulvérise,
on verse dessus de l'esprit-de-vin alcoolisé, et on fait digérer la
poudre jusqu'à ce que le sublimé corrosif soit complètement
dissous. Cela fait, on sépare la poudre de l'alcool et on la fait
sécher. Le calomel pur est d'un blanc éclatant, insoluble dans
l'ea u et dans l'alcool, inaltérable à l'air, volatilisable par le feu,
et presque insipide. Les *trois* premières atténuations doivent être
faites par la *trituration.*

MERCURIUS PRÆCIPITATUS ALBUS, *Hydrargyrum ammoniato-
murialicum* ; Précipité blanc (des anciens), Oxy-chlorure am-
moniacal de mercure; *Weisser Præcipitat.*

184. On fait dissoudre ensemble, dans 500 grammes d'eau
distillée chaude, 80 grammes de sublimé corrosif et autant de
sel ammoniaque dépuré ; lorsque la dissolution est refroidie, et
qu'elle a été filtrée, on y ajoute une solution aqueuse de sous-
carbonate de soude, jusqu'à ce qu'il se forme un précipité blanc,
que l'on filtre en le lavant à l'eau froide, jusqu'à ce que cette eau
sorte du filtre dans un état parfaitement pur et sans saveur,
après quoi on expose le produit à un courant d'air pour le faire
sécher. On peut encore obtenir ce même sel d'une manière
beaucoup plus simple et qui consiste à dissoudre du sublimé
corrosif dans 20 parties d'eau distillée froide et à ajouter peu à
peu, et en remuant constamment le mélange, de l'ammoniaque
liquide, jusqu'à ce qu'il ne se forme plus de précipité blanc
pulvérulent. Le précipité blanc est une poudre d'un blanc mat,
d'une saveur métallique désagréable et âcre, insoluble dans
l'alcool et très-peu soluble dans l'eau, qui finit par le décompo-
ser, lorsqu'elle se trouve long-temps en contact avec lui. On
devra faire les *trois* premières atténuations par la *trituration.*

MERCURIUS PRÆCIPITATUS RUBER, *Hydrargyrum oxydatum
rubrum* ; Précipité rouge, Oxyde rouge de mercure; *Rother
Præcipitat.*

185. On fait dissoudre *deux* parties de mercure dans *trois* parties d'acide nitrique, en exposant le mélange à une chaleur d'abord douce, mais qu'on augmente peu à peu ; on fait évaporer la dissolution jusqu'à siccité, on triture le résidu jusqu'à extinction avec du mercure pur, en humectant de temps en temps la poudre avec de l'eau pure ; on fait sécher la masse, on la chauffe au rouge dans un vase ouvert, jusqu'à ce qu'il ne se forme plus de vapeurs rouges, après quoi on laisse refroidir le résidu et le reduit en poudre par le broiement. Le précipité rouge ainsi obtenu forme une poudre fine d'un beau rouge clair, il est inodore, mais d'une saveur désagréable, âcre et styptique ; l'action de la lumière le jaunit et le décompose; l'eau et l'alcool sont presque incapables de le dissoudre. On devra faire les *trois* premières atténuations par la *trituration*.

MOLYBDÆNUM ; Molybdène ; *Wasserblei*.

186. Ce métal n'existe dans la nature qu'à l'état de sulfure. Il est d'un gris bleuâtre, dur, cassant, très-réfractaire, même presque insoluble, et acidifiable. On l'obtient par la réduction d'un de ses oxydes ou bien par celle de l'acide molybdique avec de l'hydrogène. L'acide nitrique et l'eau régale le dissolvent, l'acide sulfurique le convertit en une masse brune. Pour l'usage homœopathique on devra prendre de ce métal en poudre, et en faire les *trois* premières atténuations par la *trituration*.

MOLYBDÆNI ACIDUM, *Acidum molybdicum* ; Acide molybdique ; *Molybdænsäure*.

187. Pour obtenir cet acide, on fait calciner du sulfure de molybdène, en le chauffant au rouge, dans un vase ouvert, et on extrait l'acide à l'aide de l'ammoniaque caustique. Pour le séparer ensuite de cette combinaison, on le précipite par l'acide nitrique ou par l'acide acétique, ou bien on soumet la combinaison à l'action d'une forte chaleur, on lave l'acide obtenu à l'eau, on le sèche et le fait fondre dans un vase en verre ou dans un creuset en platine. Cet acide est une masse blanche, légère poreuse, fusible, volatile, se jaunissant lorsqu'on l'expose à une forte chaleur, d'une saveur métallique, soluble dans 570 parties d'eau froide. Les *trois* premières atténuations doivent être faites par la *trituration*.

6

NATRUM CAUSTICUM, *Soda caustica*; Soude caustique; *Kausti-sches Natrum.*

188. Cet alcali se trouve en grande abondance dans le règne minéral, soit à l'état libre, soit uni à des acides et formant ainsi la base d'une grande partie de minéraux. Il est au règne minéral ce que la potasse est au règne végétal, et c'est pourquoi on l'appelait autrefois *alcali minéral*. Il se trouve à l'état libre dans les *lacs de soude* en Égypte, ainsi que dans plusieurs lacs de la Hongrie, comme aussi à l'état d'efflorescence au fond de plusieurs marais desséchés dans les pays chauds. Combiné à d'autres substances, il forme avec l'acide hydrochlorique le sel marin, le sel gemme et celui des salines, et avec l'acide sulfurique la base de plusieurs eaux minérales. Il se trouve encore dans les cendres des végétaux qui croissent sur les bords de la mer, mais qui, cultivés loin de là, en sont entièrement dépourvus. Dans le règne animal, la soude est plus abondante que la potasse, qui ne s'y trouve qu'en petite quantité. La soude pure ou caustique est en fragmens aplatis, blancs, d'une odeur et d'une saveur lixivielles; exposée à l'air, elle se ramollit d'abord et se dessèche ensuite, en passant à l'état de sous-carbonate. On devra faire la première atténuation à l'eau, la seconde à l'alcool aqueux, le reste à l'alcool ordinaire.

NATRUM SULFURATUM, *Sulfuretum sodæ*; Soude sulfurée, Sulfure de soude; *Schwefel-Natrum.*

189. Pour préparer ce sulfure, on prend des parties égales de soufre et de sous-carbonate de soude, et on les fait fondre ensemble, en les exposant à une douce chaleur dans un creuset couvert, jusqu'à ce que la masse ne fasse plus effervescence, après quoi on pulvérise cette masse encore chaude et on renferme dans des flacons bien bouchés. Les *trois* premières atténuations devront être faites par la *trituration.*

OSMIUM; Osmium; *Osmium.*

190. Ce métal, découvert en 1804, par *Tenaut*, se trouve dans la mine de platine, où il est combiné à l'*iridium*. Pour l'obtenir, on pulvérise dans un mortier d'acier les corps durs qui restent insolubles lorsqu'on dissout le platine dans l'eau régale, et qui sont une combinaison d'osmium et d'iridium. Cela fait, on lave

la poudre à l'acide hydrochlorique, on y ajoute une partie égale,
quant au poids, de nitre anhydre, et on introduit le mélange
dans une retorte de porcelaine garnie d'un récipient en verre,
tubulé, et qui au moyen d'un tuyau est en contact avec un flacon
contenant de l'ammoniaque liquide, afin qu'on puisse mieux
recueillir et fixer tout l'osmium qui se développe. La retorte est
ensuite chauffée au blanc et la chaleur soutenue jusqu'à ce qu'il
ne se forme plus de bulles de gaz dans l'ammoniaque. La masse
saline qui reste dans la retorte est ensuite dissoute dans de l'eau
froide et mêlée, dans un flacon bouché à l'émeri, avec de l'eau régale contenant de l'acide nitrique en excès. Cela fait, on soumet
le mélange à la distillation, ayant soin de ne pas laisser évaporer
l'acide osmique, qui est très-volatil. La solution de l'acide osmique ainsi obtenue, on y ajoute de l'acide hydrochlorique, avec
un excès d'acide, et on y plonge une baguette de zinc, autour de
laquelle l'osmium métallique ne tarde pas à se précipiter. Dans
cet état, l'osmium est d'une couleur noire ou noir bleuâtre, facile
à pulvériser, infusible et volatisable au contact de l'oxygène.

PLUMBUM ACETICUM, *Acetas plumbi*, *Saccharum saturni*;
Plomb acétaté, Acétate de plomb, Sucre de saturne; *Essig-*
saures Blei, Bleizucker.

191. Pour obtenir cette préparation, à laquelle du reste on
préfère aujourd'hui celle du plomb métallique, on prend l'*acé-*
tate de plomb d'Angleterre, on le dissout dans de l'eau distillée
chaude et le dépose dans un endroit chaud, afin de le laisser cristalliser, puis on fait évaporer jusqu'à réduction de moitié le liquide
qui reste, et on le laisse cristalliser de nouveau. Les cristaux exhalent une odeur aigre-douce, et ont une saveur styptique, ils s'ef-
fleurissent un peu à l'air, et l'acide carbonique les décompose. A
l'état sec, l'acétate de plomb doit avoir les qualités citées, il doit
être parfaitement blanc et soluble dans une partie et demie d'eau
pure et dans l'alcool. S'il est mêlé de nitrate de plomb, il est
moins soluble, plus blanc, et détonne lorsqu'on le place sur des
charbons ardens. Souvent aussi il est sophistiqué avec de l'acétate de chaux. Lorsqu'il a été mal conservé, il est jaunâtre et
moins soluble. Si l'on veut se servir de cette substance, les *trois*
premières atténuations doivent être faites par la *trituration*.

SAPO DOMESTICUS; Savon de ménage; *Hausseife.*

192. C'est le savon blanc de Marseille que quelques homœopathes emploient sous ce nom. On le dissout dans l'alcool, et on prépare toutes les atténuations à l'aide de ce liquide.

STRONTIANA CAUSTICA; Strontiane caustique ; *Kaustischer Strontian.*

193. Cette terre se trouve dans la nature à l'état de sulfure et de carbonate; elle a été découverte d'abord à *Strontian* en Écosse, d'où lui vient son nom. En général, elle ne se trouve pas en abondance; elle est à la baryte, quant à ses propriétés chimiques, ce que la soude est à la potasse. On obtient la strontiane caustique de la même manière que la baryte caustique ; c'est un alcali solide, grisâtre et soluble dans l'eau. Pour en faire les atténuations, on devra la dissoudre dans deux parties d'eau bouillante, et la traiter ensuite par l'alcool.

SULFUR ALCOOLISATUM , *Alcool sulfuris Lampadii, Carboretum sulfuris , Carbonium sulfuratum*; Soufre alcoolisé, Alcool de soufre , Soufre carboné ; *Schwefelalcool.*

194. On obtient cette combinaison de carbone et de soufre par la distillation du sulfure de fer avec le charbon , ou bien, en faisant passer des vapeurs de soufre à travers un tube de porcelaine rempli de charbons ardens. L'alcool de soufre est un liquide incolore , transparent, d'une saveur âcre , d'une odeur fétide et pénétrante ; il est très-volatil , insoluble dans l'eau, mais très-soluble dans l'alcool. Les atténuations devront être faites à l'alcool.

CHAPITRE III.

De la préparation des substances végétales.

1. *Remarques générales.*

195. Ce qu'il y a de plus essentiel dans la préparation des substances végétales, c'est que chaque plante soit récoltée dans la saison où ses vertus sont le plus développées, et que cette récolte se fasse par un temps sec et serein, lorsque les plantes ne sont mouillées ni par la pluie, ni par la rosée. En outre, il n'est pas moins important que toutes les plantes soient récoltées sur le terrain qui leur est propre, puisqu'il est prouvé que la même plante récoltée dans des terrains différens a souvent aussi des vertus différentes; ainsi, toutes celles qui croissent ordinairement sur un terrain sec et montagneux, ont en général beaucoup moins de principes efficaces si on les recueille sur un terrain humide et marécageux. Il en est de même pour les plantes exposées à l'air et au soleil; elles sont préférables à celles qui croissent à l'ombre et dans les lieux qui ne sont pas suffisamment aérés, à moins qu'il ne soit dans la nature de ces dernières d'habiter des lieux couverts et ombragés. Les plantes sauvages méritent aussi la préférence sur celles qui sont cultivées dans les jardins.

196. Ce n'est pas toujours la plante *entière* que l'on emploie en homœopathie; plusieurs médicamens au contraire ne sont préparés que des feuilles, des fleurs, des écorces, des racines ou des fruits de la plante, et pour d'autres encore on ne se sert que de leurs résines ou gommes, ou de leurs produits obtenus par des opérations chimiques, par la fermentation, etc. Les médicamens que l'on prépare de la *plante entière* sont: *Arnica, Artemisia vulg., Asarum, Belladonna, Chamomilla, Drosera, Euphrasia, Filix mas, Fragaria vesc., Gratiola, Lactuca, Paris quadr., Petroselinum, Pulsatilla, Ranunc. scel., Ranunc bulb., Taraxacum, Vinca minor, Viola tricolor, Viola odorat., — Allium sativ., Aquileja, Absinthium, Atriplex olida, Calendula, Chenopodium glauc, Hypericum perfor., Lolium temulentum, Ononis spinosa, Sedum, Thymus, Verbena.* — Toutes ces plantes sont pour la plupart indigènes; on les récolte peu de temps avant leur floraison, à l'exception des plantes narcotiques et aromatiques telles que *Bellad., Cham.,* et de toutes celles dont les fleurs se développent simultanément avec les feuilles, ou qui n'ont toutes leurs vertus que pendant leur floraison, comme p. ex *Pulsatilla,* etc. Les parties actives de toutes ces plantes s'obtiennent par l'*expression*, et sont mêlées à de l'alcool, après quoi on les conserve sous forme de *teintures*.

197. Les plantes dont nous n'employons que les FEUILLES (ou les tiges) sont: *Aconitum, Æthusa, Caladium, Cannabis, Clematis, Conium, Digitalis, Dulcamara, Hyoscyam., Ledum, Menyanthes, Millefolium, Oleander, Prunus lauroc., Prunus padus, Rhododendron, Rhus toxic., Rhus vernix, Ruta, Sabina,*

Senna, *Solanum nigr.*, *Solan. mammos.*, *Spigelia*, *Tabacum*, *Tanacetum*, *Taxus baccata*, *Teucrium*, *Thea*, *Thuia occident.*, *Uva ursi*, *Verbasc.* — *Aristolochia*, *Asparagus* (les tiges) , *Rosmarinus offic.* , *Heracleum.* — Les FLEURS seulement : *Crocus saliv.* , *Lamium album* , *Prunus spinosa.* — Toutes les plantes dont on n'emploie que les feuilles , doivent être récoltées pendant un temps sec , et dans le milieu de la journée. Lorsque par hasard on ne peut les récolter avant l'époque de la floraison, il vaut encore mieux prendre les feuilles de celles qui sont en fleurs que de celles qui n'ont pas encore fleuri. Le meilleur moment pour cueillir les fleurs c'est le matin , lorsqu'elles viennent de s'entr'ouvrir et que le soleil a bu la rosée. Les plantes dont on n'emploie que les tiges doivent être récoltées au commencement de l'automne , parce qu'alors leur suc est plus actif que dans aucune autre saison. On prépare également toutes ces substances à l'alcool et les conserve sous forme de *teinture*.

198. Les plantes dont L'ÉCORCE , le BOIS , ou la RACINE, sont seuls mis en usage sont : (ÉCORCES) : *Angustura, Brucea, Cascarilla , China, Cinnamomum , Mezerum , Sambucus, Sassafras, Ulmus campest.*,(RACINES)*: Actæa, Arum mac., Berberis, Bryonia alba , Chelidonium , Cicuta, Colchicum , Cyclamen , Dictamnus, Granatum, Helleborus niger, Ipecacuanha, Jalappa , Pæononia , Ratanhia, Rheum, Sassaparilla, Senega , Squilla, Valeriana, Veratrum, Zingiber ;—Archangelica, Cahinca, Cochlearia, Juncus pilosus, Œonanthe crocata , Serpentaria.* Les écorces des arbres résineux doivent être récoltées avant ou pendant que les feuilles où les fleurs se développent; celles des arbers non résineux vers la fin de l'automne. Les *bois* se récoltent dans les premiers jours du printemps, avant que la sève soit montée , et il importe que les arbres ou arbrisseaux dont on les prend, ne soient ni trop vieux ni trop jeunes. — Quant aux *racines*, on prend celles des plantes annuelles, avant le commencement de l'automne, celles des plantes bisanuuelles, au commencement du printemps de la seconde année, avant que les tiges se développent, et celles des plantes vivaces, dans l'automne ou dans le printemps de la seconde ou de la troisième année, avant qu'elles deviennent ligneuses. En général, ce n'est jamais en été que les racines doivent être récoltées, parce qu'alors le suc est plus répandu dans le reste de la plante. C'est pourquoi on récolte aussi les racines des arbres et des arbrisseaux au printemps, pendant que l'écorce se laisse encore détacher. Quant à la préparation de toutes ces parties en général, on prépare la *teinture* alcoolique de celles qu'on peut avoir à l'état frais. Quant à celles qui viennent des plantes exotiques et qu'on ne peut avoir qu'à l'état sec, on les pulvérise, on en extrait les principes actifs, en y ajoutant vingt parties d'alcool, et on les conserve également sous forme de *teintures*, ou bien on fait les *trois* premières atténuations par la *trituration* au sucre de lait, *ce qui vaut mieux dans tous les cas où la nature des substances le permet.*

199. Les plantes dont on emploie les FRUITS ou les SEMENCES, sont : *Agnus castus*, *Anacardium*, *Anisum stellat.*, *Capsicum*, *Cina*, *Citrum* (le jus du fruit), *Cocculus*, *Coffea*, *Colocynthis*, *Croton tigl.*, *Cubebæ*, *Eugenia*, *Evonymus*, *Iatropha*, *Ignatia*, *Lycopodium*, *Nux moschata*, *Nux vomica*, *Phellandrium*, *Staphysagria*, *Veratrum*; — *Lupulus*, *Dipterix*, *Olea*, *Pichurim*. —Les BAUMES et les RÉSINES des suivantes : *Aloes*, *Asa fœtida*, *Copaiva*, *Euphorbium*, *Guajacum*, *Jalappa*, *Opium*, *Terebinthina*; — *Ammoniacum* (*gummi*). — Parmi les CHAMPIGNONS nous employons : *Agaricus musc.*, *Boletus*, *Bovista*. — Enfin, les plantes dont nous retirons les principes actifs par des opérations *chimiques*, sont : *Camphora*, *Indigo*. — Quant à la préparation de toutes ces substances, nous venons de dire ci-dessus, que *toutes les fois qu'on le peut*, il vaut mieux faire les *trois* premières atténuations par la *trituration*, que de préparer les teintures alcooliques.

2. *Substances végétales généralement usitées.*

ACONITUM NAPELLUS; Aconit napel; *Napel-Sturmhut*; *Eisenhut*. — Renonculacées. Juss., Polyandria trigynie, L. — *Doses usitées* : 24, 30.

200. Le genre de cette plante tire son nom d'ἄκουν, rocher, parce qu'en général ses espèces habitent les hautes montagnes; le nom spécifique de cette espèce vient de *napus*, navet, parceque sa racine ressemble à un petit navet. On trouve l'aconit principalement sur le sommet des Alpes, en Suisse (sur le Righi), dans les montagnes de la Bohème et de la Silésie, plus élevé audessus du niveau de la mer que le *Veratrum*. La tige de cette

plante est cylindrique, rameuse et glabre, haute de 6 à 9 décimètres ; les feuilles en sont pétiolées, divisées en 5 à 7 lobes, pofonds et incisées, vert-foncé en dessus, vert-clair en dessous, brillantes des deux côtés. Ses fleurs violettes forment un long épi au sommet de la tige, et présentent un calice nul, cinq pétales dont la supérieure forme le casque, deux nectaires pédiculés et recourbés, 3 à 5 capsules. — C'est au commencement de sa floraison, dans le mois de juin ou de juillet, qu'on récolte l'herbe de l'aconit *sauvage*; celui qui est cultivé dans les jardins n'est nullement propre à l'usage homœopathique et ne saurait fournir que des résultats douteux. On exprime le suc de l'herbe fraîche qu'on mêle avec parties égales d'alcool, ce qui donne la *teinture-mère*, dont on prépare ensuite les atténuations à l'alcool, d'après la méthode connue.

ÆTHUSA CYNAPIUM; Ciguë des jardins, Petite ciguë; *Garten-schierling*. —Ombellifères, Juss., Pentandrie digynie L. — *Dose usitée* : 9.

201. C'est une plante annuelle, qui croît dans les lieux cultivés, dans les jardins abandonnés, les terres en jachères, etc. Sa tige s'élève parfois jusqu'à 3 et 6 décimètres de haut, de manière que le nom de *petite* ne lui convient pas à la rigueur. C'est la plante qui, suivant les auteurs, est souvent confondue avec le persil, mais c'est plutôt avec le cerfeuil que ses feuilles pourraient la faire confondre; ce qui distingue ces deux plantes, c'est que les feuilles du cerfeuil exhalent une odeur aromatique agréable lorsqu'on les frotte, tandis que celles de la petite ciguë développent une odeur nauséabonde. En outre, les semences de cette dernière sont globuleuses et striées ; celles du cerfeuil allongées ; dans l'æthusa, l'involucelle n'existe que d'un côté ; dans le cerfeuil il est complet. Quant au persil, c'est par l'arôme de ces feuilles qu'il se distingue d'avec la petite ciguë, son involucelle est également complet; le persil est une plante bisannuelle ou même vivace, tandis que l'æthusa n'est qu'annuel ; enfin, les feuilles du persil sont larges et cunéiformes, tandis que celles de la petite ciguë sont découpées. Souvent aussi on la confond avec la grande ciguë, mais pour éviter cette erreur, il suffit de se rappeler que celle-ci a des *taches* et la petite ciguë des *stries*. On prépare l'herbe de la plante, comme nous l'avons dit pour l'aconit.

ACTÆA SPICATA , *Christophoriana;* Christophoriane , Herbe Saint-Christophe; *Christophs-Kraut.*—Renonculacées. Juss., Polyandrie monogynie L. — *Doses usitées ?*

202. Cette plante croît dans les bois touffus et montagneux, et se trouve dans toute l'Europe. Sa racine vivace est noire à l'extérieur, jaunâtre à l'intérieur, spongieuse, d'une odeur désagréable, d'une saveur nauséabonde ; tige herbacée, de 6 à 9 décimètres de hauteur ; feuilles pédonculées, brillantes ; fleurs en longs épis terminaux ; baies noires, molles, ovoïdes. On se sert en homœopathie de la racine récoltée avant le temps de la floraison (au mois de mai), ou bien de la teinture faite avec les baies.

AGARICUS MUSCARIUS ; Agaric moucheté, Oronge fausse, Champignon rouge ; *Fliegenschwamm, Fliegenpilz.*—Champignons, Juss., Cryptogamia, fungi, L.—*Dose usitée :* 30.

203. Ce champignon, à sa naissance, a une forme ovale et se trouve renfermé dans une espèce de *volva,* le pied est tubéreux, et creux en vieillissant, de 10 à 16 centimètres de longeur, en chapeau d'abord bombé, plus tard aplati, rouge écarlate , pourvu de lamelles d'un blanc jaunâtre ; lamelles disposées en rayons qui s'avancent du centre à la circonférence. L'odeur en est désagréable et la saveur âcre et caustique. Pour le rendre propre à l'usage homœopathique, on nettoie le pied et le chapeau , et après les avoir dépouillés de leur épiderme , on les coupe en petits morceaux et les arrose d'un volume d'alcool égal au leur. On se sert de la *teinture* ainsi obtenue pour faire les atténuations à l'alcool.

AGNUS CASTUS, *Vitex Agnus castus* ; Gattilier commun, *Keusch-Lamm.* — Gattiliers ou Verbénacées, Juss., Didynamie Angiospermie , L. — *Doses uistées :* 9. 30.

204. Cette plante tire son nom d'*agnus castus* (agneau chaste), de ce que les femmes grecques, pendant l'absence de leurs maris , couvraient leur lit des feuilles de cette plante, pour chasser les idées impures. C'est un arbuste qui, à cause de ses feuilles élégantes , est assez cultivé dans les jardins , mais qui se trouve naturel à tout le bassin de la Méditerranée , en Provence , en Grèce , sur des terrains sabloneux et au pied des rochers. Il a souvent de 12 à 15 décimètres de hauteur et est très-rameux ; les

feuilles en sont à 5 folioles digittées, lancéolées; fleurs nombreuses, en longs épis, très-apparentes, d'un bleu violet; baies sèches, à loges monospermes, ressemblant au poivre en grain. On mêle avec parties égales d'alcool le suc exprimé des feuilles et des fleurs, ou encore mieux celui des baies qu'on devra choisir d'un aspect aussi frais et d'un goût et d'une saveur aussi fortes que possible, si l'on ne peut se les procurer fraîches sur le lieu même de leur naissance.

ALOE; Aloès; *Aloë.*—Liliacées, Juss., Hexandrie monogynie, L. —*Doses usitées?*

205. La substance que l'on emploie, sous ce nom, en homœopathie, est le suc épaissi de la plante. On en distingue dans le commerce trois sortes, savoir : 1° L'*Aloës soccotrin,* 2° *Aloës hépathique*; 3° *Aloes caballin.* C'est l'Aloës *soccotrin* qui est l'espèce la plus pure; il a une odeur aromatique particulière; sa saveur est d'une amertume intense et durable, il est en morceaux d'un brun foncé, luisans; il s'amollit entre les doigts et devient collant; sa poudre est d'un jaune d'or. C'est de cette espèce qu'on se sert pour les préparations homœopathiques; on la pulvérise et on en extrait les principes actifs par 20 parties d'alcool, ou bien on en prépare les *trois* premières atténuations par la *trituration,* ce qui vaut encore mieux.

ANACARDIUM ORIENTALE, *Semecarpus Anacardium;* Anacarde, Fève de Malac; *Elephantenlaus, Malakka-Nuss.* — Térébinthacées, Juss., Pentandrie digynie, L.—*Dose usitée :* 30.

206. Cet arbre à écorce grisâtre se trouve aux Indes, où il croît dans les vieilles forêts. Les fruits qu'il porte ont environ 2 centimètres de long et sont comme enchâssés dans un réceptacle spongieux. Ils sont entourés de deux enveloppes entre lesquelles se trouve une liqueur âcre, caustique, noirâtre. C'est de cette *liqueur* (non du fruit entier, comme le disent les pharmacopées homœopathiques), que d'après Hahnemann on doit se servir en homœopathie; ce sont les effets de *la liqueur* et non du fruit que Hahnemann a publiés. On en prépare la teinture au moyen de 20 parties d'alcool, ou mieux, on fait les *trois* premières atténuations par la *trituration* au sucre de lait.

ANGUSTURA, *Angusturæ cortex;* Angusture vraie, Écorce du

Bonplandia trifoliata ; *Angustura-Rinde.* — Rutacées, Juss.,
Pentandrie monogynie, L. — *Dose usitée : 30.*

207. L'angusture vraie est l'écorce d'un arbre de l'Amérique
méridionale appelé, par *Wildenow, Bonplandia trifoliata,* et
appartenant au genre *Galipea.* L'écorce qu'on expédie dans nos
pays, a, en général, une teinte gris-jaunâtre, semblable à celle du
quinquina jaune ; on la choisit de préférence, en homœopathie,
en morceaux de 5 à 15 centimètres de long sur 2 millimètres
d'épais, légèrement recourbés, lisses en dedans, tachetés en
dehors de petits points blanchâtres sur un fond coloré, et couverts d'une enveloppe blanchâtre, spongieuse et facile à enlever.
En outre, ces morceaux doivent être d'une cassure brillante,
poreux, couleur de cannelle, d'une odeur aromatique désagréable, d'une saveur aromatique amère, pénétrante ; réduite
en poudre, l'angusture doit avoir une couleur semblable à celle
de la rhubarbe. La *fausse angusture,* au contraire, est toujours
en gros morceaux durs, lourds, à cassure d'un blanc mat, couverts, en dehors, d'une poussière couleur de rouille ou d'or,
sans odeur aromatique, et non susceptible de donner une teinture alcoolique qui se trouble lorsqu'on y ajoute de l'eau, comme
cela a lieu pour la teinture de l'angusture vraie. Il vaut mieux
préparer les *trois* premières atténuations par la *trituration,* que
de faire digérer l'écorce pulvérisée dans 20 parties d'alcool,
comme on le ferait si on voulait la conserver sous forme de teinture.

ANISUM STELLATUM, *Illicium anisatum ;* Anis étoilé, Anis de
la Chine, Badiane ; *Anis, Stern-Anis.*—Magnoliacées, Juss.,
Polyandrie monogynie, L. — *Doses usitées ?*

208. Le végétal qui fournit la badiane croît en Chine, dans le
Japon, les Philippines, etc.; c'est un arbuste du port d'un laurier,
à écorce aromatique, à fleurs jaunâtres, axillaires, calice de
six feuilles, vingt-sept pétales ; plusieurs capsules à deux valves, monospermes, disposées en rond ; fruit étoilé, formé de
l'assemblage de 6 à 8 capsules ovales, comprimées, univalves,
soudées par la base, et s'ouvrant du côté supérieur, contenant,
chacune, une semence luisante, ovale et aplatie. Ce fruit a une
odeur aromatique, intense, agréable, et une saveur âcre, amère,
chaude et piquante. On pulvérise les capsules avec les semences,

et on em fait les *trois* premières atténuations par la *trituration*, ou bien, si l'on préfère la *teinture*, on fait digérer la poudre dans 20 parties d'alcool.

ARNICA MONTANA ; Arnique des montagnes ; *Berg-Wohlverleih.*
— Corymbifères , Juss., Syngénésie olygamie, L. — *Doses usitées* : O, 6, 12, 30.

209. Cette plante habite naturellement les hautes montagnes du midi de l'Europe, ou les pâturages aérés des collines du nord de cette partie du monde, et se trouve aussi en Amérique. Récoltée sur un terrain couvert de mousse , elle n'est pas propre à l'usage homœopathique. Elle a des racines noires, grêles, fibreuses, qui partent d'une sorte de rhizome ; des tiges simples; les feuilles en sont ovales , marquées de lignes entières, et opposées sur la tige ; ses fleurs sont grandes, radiées, d'un beau jaune ; les fruits sont à aigrettes plumeuses , renfermés dans un calice ou involucre commun double. Avant de se servir de cette plante, il est indispensable de nettoyer les fleurs , parce qu'elles sont souvent salies par les œufs du *Musca arnicæ*. La racine de cette plante ne tarde pas à perdre une partie de ses vertus lorsqu'elle reste long-temps exposée à l'air, mais on peut en conserver la poudre dans des flacons bien bouchés. On prépare la poudre de la racine, en faisant les *trois* premières atténuations par la trituration, ou bien on la fait digérer, dans vingt parties d'alcool , pour en faire la teinture. Si l'on peut obtenir la plante fraîche, on la récolte pendant qu'elle est en fleurs, et on prépare la *teinture* en mêlant le suc exprimé de la plante *entière* avec des parties égales d'alcool.

ARTEMISIA VULGARIS ; Armoise commune ; *Gemeiner Beifuss.*
— Corymbifères, Juss., Syngénésie polygamie superflue, L.—
Doses usitées : ?

210. Cette plante se trouve dans toute l'Europe, où elle habite les bords des chemins, les lieux stériles, les décombres, les champs et les lisières des champs, le bord des fossés, etc. C'est une plante vivace, d'une odeur agréable et d'une saveur aromatique, amère. Les feuilles en sont larges, ailées, pinnatifides, blanches et cotonneuses en dessous ; les tiges sont droites, glabres, rameuses, dures, rougeâtres, hautes de 6 à 9 décimètres ; ses fleurs sont nombreuses, petites, en grappe, d'un jaune roux ;

à calice imbriqué, un peu laineux. La racine est cylindrique, courbée, et a atteint toute sa vertu dans le mois de novembre. On exprime le suc de la plante *entière*, et on en prépare la *teinture* en le mêlant avec vingt parties d'alcool.

ARUM MACULATUM; Aron tacheté, Gouet, Pied-de-veau; *Gefleckter Aron*. — Aroïdes, Juss., Gynandrie polyandrie, L.— *Doses usitées* : ?

211. Cette plante se trouve dans toutes les contrées de l'Europe, dans les forêts ombragées et les bois gras et couverts. La racine en est tubéreuse, charnue, d'un jaune brunâtre à l'extérieur, de couleur blanche et féculente à l'intérieur; les feuilles sont larges, radicales, amplexicaules; hampe s'élevant de la racine à la hauteur d'une coudée, cylindrique, cannelée, portant à son sommet un seul spathe. Les baies sont d'une couleur de cochenille et contiennent 1-3-5 semences. A l'état frais, cette plante a une saveur âcre, mordicante, comme celle du poivre, et est pourvue d'un suc laiteux, âcre et caustique. Pour l'usage homœopathique, on récolte la racine de la plante avant que les feuilles se développent, et on en prépare la *teinture* en la faisant digérer dans vingt parties d'alcool.

ASA FOETIDA, *Ferula Asa-fœtida*; Gomme résine de férula; *Stink-Asand*, *Teufels-Dreck*. — Ombellifères, Juss., Pentandrie digynie, L.—*Doses usitées* : 3. 6. 9. 30.

212. La substance que l'homœopathie emploie sous ce nom est la gomme-résine du *Ferula asa-fœtida*, plante vivace qui se trouve en Perse, en Médie, en Libye, en Syrie et même dans l'Inde. Pour obtenir la gomme que les anciens connaissaient déjà sous le nom de *Succus cyrenaïcus*, on incise la racine de la plante et l'on fait écouler le suc, qui d'abord est blanc, mais qui devient jaune à l'air, et se concrète en une substance composée de morceaux roux, irréguliers, plus ou moins gros, mêlés de morceaux plus blancs, d'une odeur alliacée très-forte et très-fétide, et d'une saveur âcre. Dans le commerce, on distingue trois sortes d'*Asa-fœtida*, savoir : 1º L'asa-fœtida en grains (*Asa-fœtida in granis*), qui est en petits morceaux rouge-jaunâtre ou brunâtres, un peu onctueux au toucher et d'un brillant mat dans leur cassure; 2º L'asa-fœtida en larmes (*Asa-fœtida amygdaloïdes*), la sorte la plus abondante, et consistant en grains agglomérés, ou en une masse brunâtre mêlée de morceaux blancs, semblables à des fragmens d'amande; 3° L'asa-fœtida pierreuse (*Asa-fœtida petræa*), consistant en morceaux d'un blanc-jaunâtre, mêlés de petits points blancs brillans. Pour l'usage homœopathique, on préfère la *première* de ces trois sortes, l'asa-fœtida *en grains*, et l'on en prépare la teinture en faisant infuser cinquante grains de la poudre dans mille gouttes d'alcool.

ASARUM EUROPÆUM ; Asaret, Cabaret d'Europe , Oreille d'homme; *Haselwurz.* — Aristoloches , Juss. , Gynandrie monogynie, L. — *Doses usitées :* 12. 15. 30.

213. Cette plante vivace se trouve dans toute l'Europe, dans les forêts et les bois touffus, ou sous les taillis des montagnes. Elle consiste en deux feuilles réniformes, entières, obtuses, vivaces, portées sur une petite souche; la racine est rampante, tubéreuse, jetant de petites tiges uniflores dans chaque partage des feuilles; fleur solitaire, en grelot, sans calice; enveloppe unique, velue, noirâtre, à trois dents, portant douze étamines et un style; stigmate à six ou huit divisions, et se transformant en capsule à un nombre égal de loges presque monospermes. On se sert de la plante entière, qu'on récolte pendant sa floraison, en avril. On exprime le suc de la plante fraîche, et on le mêle avec des parties égales d'alcool, ce qui donne la *teintrue-mère*.

BELLADONA , *Atropa belladona ;* Belladone, Morelle furieuse; *Wolfs-Kirsche, Tollkraut.* — Solanées, Juss., Pentandrie monogynie, L. — *Doses usitées :* 12. 30.

214. Cette plante vivace croît dans presque toute l'Europe, aux lieux cultivés, dans les bois en coupe, dans les pays montagneux, aux bords des forêts, etc. Sa racine est cylindrique, assez grosse, peu ligneuse, arrondie, jaune-brunâtre à l'extérieur, blanchâtre et succulente à l'intérieur, d'une odeur narcotique et d'un goût douceâtre, nauséabond. La tige est dressée, haute de six à neuf décimètres, rameuse et pubescente; feuilles alternes, ovales, glabres ou légèrement pubescentes, entières, géminées, inégales, d'un vert sombre, finissant en un court pétiole; fleurs axillaires, pédonculées et noirâtres; calice à cinq divisions; corolle en cloche, à cinq lobes égaux; cinq étamines, un style; baies noires, globuleuses, de la forme d'une

petite cerise, à deux loges, et entourées d'un calice persistant. La saveur des baies est douceâtre d'abord, laissent un arrière goût âcre. Les semences sont nombreuses, d'un brun-clair et réniformes. On se sert en homœopathie de la plante *entière*, que l'on récolte au commencement de sa floraison, au mois de juin; on en exprime le suc, le mêle avec des parties égales d'alcool, et le conserve sous forme de *teinture*.

BERBERIS VULGARIS; Epine vinette; *Sauerdorn.*—Vinetiers, Juss., Hexandrie monogynie, L.—*Dose usitée* : 30.

215. Cet arbrisseau croît dans toute l'Europe ainsi que dans quelques parties de l'Asie et de l'Amérique du Nord. C'est un arbrisseau à feuilles alternes; le faisceau est partagé en dessous par une épine; les fleurs sortent en forme de grappes du milieu de ce faisceau à six feuilles; six pétales; deux glandes à leur onglet; style nul; baie à deux spermes. La racine de cette plante est rameuse, à écorce fibreuse, d'une odeur forte, particulière, d'une saveur très-amère. On se sert en homœopathie des petits rameaux des racines, ou mieux encore de l'écorce des rameaux de grandeur moyenne, parce que les grandes racines sont trop fibreuses. On en prépare la teinture à l'alcool.

BOVISTA, *Lycoperdon bovista*; Boviste, Vesse-de-loup des bouviers; *Wolfsrauch*, *Kugelschwamm*, *Rauchpilz.* — *Doses usitées* : 30.

216. Ce champignon se trouve dans toute l'Allemagne, ainsi que dans une grande partie de la France, où il croît sous terre, sur terre, sur les bois morts, sur les prairies sèches, les champs stériles, etc. Sa forme est cylindrique, son pied court; lorsqu'il est jeune, il est mou, d'un blanc jaunâtre, garni en haut de larges écailles; plus tard il devient jaune, puis brun, et enfin il éclate à son sommet. A l'intérieur il est d'abord blanc et succulent, plus tard il contient une espèce de bouillie, qui à la fin devient brune et se transforme en poussière, ce qui fait que lorsqu'on le frappe il en sort une espèce de fumée. On récolte ce champignon dans les mois d'août et de septembre, et on fait les *trois* premières atténuations par la *trituration*.

BRUCEA ANTI-DYSENTERICA; Brucée; *Braune Brucea.*—Térébinthacées, Juss., Pentandrie monogynie, L.—*Doses usitées* :

217. C'est à tort que dans notre Manuel nous avons donné à ce végétal le nom de *fausse angusture*, puisqu'il paraît presque prouvé que cette écorce ne vient pas du *Brucea anti-dysenterica*, comme on le croyait autrefois. Le *Brucea anti-dysenterica* croît en Abyssinie, c'est un arbrisseau à feuilles pinnées avec impaires, composées de six folioles opposées et serrées, dioïques ; calice en quatre feuillets ; quatre pétales. Dans les mâles, une glandule à 4 lobes, qui peut-être est un ovaire avorté dans le fond du calice ; dans les femelles, quatre ovaires, quatre stygmates, quatre capsules. L'écorce de cet arbrisseau ressemble beaucoup à l'angusture, mais elle se distingue de cette dernière : 1° en ce qu'elle est en plus grands morceaux, et que ceux-ci ont à leur surface supérieure des tâches d'un brun rougeâtre ou d'un blanc verdâtre ; 2° par sa savour, qui est d'une amertume insupportable et sans le moindre arôme. On pulvérise l'écorce et l'on en fait les *trois* premières atténuations par la *trituration*, ou bien on en prépare la *teinture* avec vingt parties d'alcool.

BRYONIA ALBA ; Bryone blanche ; *Zaunrübe.*—Cucurbitacées, Juss., Dioécie gynandrie, L.—*Doses usitéss* : 12, 30.

218. Ce n'est point la *bryonia dioïca*, mais bien la *bryonia alba* dont Hahnemann s'est servi pour faire ses expérimentations, et bien qu'en Belgique et dans une certaine partie de l'Allemagne la bryonia *dioïca* soit plus abondante que la bryonia *alba*, il n'en est pas de même en France, ni dans toute l'Allemagne, où l'on trouve la bryonia *alba* autour des haies, sinon abondamment, du moins plus abondamment que la bryonia *dioïca*. La racine vivace de cette plante est grosse comme le bras ou parfois même comme la cuisse ; elle est charnue, succulente, rameuse, d'un blanc jaunâtre, marquée de cercles en dehors, âcre, amère, désagréable au goût et d'une odeur nauséabonde, qui cependant disparaît par la dessiccation. Sa tige grimpante s'élève parfois à plusieurs mètres d'étendue ; elle est glabre, sarmenteuse, cannelée et armée de vrilles spirales ; ses feuilles sont alternes, anguleuses, hispides, tuberculeuses sur les deux faces, rudes au toucher, palmées, à 5 lobes, dont le médian est trifide, allongées ; fleurs axillaires, monoïques, en grappes, les mâles étant portées sur des pédoncules très-longs, les femelles plus grandes que les mâles ; calice à cinq dents aiguës ; corolle à cinq divisions ; cinq étamines, dont quatre sont réunies deux à deux par les fi-

lamens et les anthères, la cinquième libre ; baies arrondies, noites (celles du *dioïca*, rouges), polyspermes. On déterre la racine avant que la plante soit en floraison, et on prépare la *teinture alcoolique.*

CALADIUM SEGUINUM, *Arum ·seguinum ;* Pédiveau vénéneux ; *Giftiger Aron.*—Aroïdes, Juss., Gynandrie polyandrie, L. — *Dose usitée* : 30.

219. C'est une des plantes les plus vénéneuses de l'Amérique, où elle croît sur les prairies humides aux alentours de Paramaribo. Elle forme un arbrisseau à tige ronde, nue, haute de 16 à 19 décimètres, verte, laiteuse ; feuilles ovoïdes, oblongues, lisses, aiguës, amplexicaules. Le suc de cettte plante forme sur le linge des tâches indélébiles et est tellement caustique que porté à la bouche ou à la langue, il produit gonflement, inflammation et perte de la parole, de manière qu'on ne saurait prendre assez de précautions dans la préparation de cette plante. On prépare la teinture alcoolique avec l'herbe ; d'autres préfèrent la racine.

CAMPHORA, *Laurus camphora ;* Camphre, Laurier-Camphrier ; *Kampfer.* — Lauriers, Juss., Ennéandrie monogynie, L. — *Doses usitées:* O. 30.

220. Le laurier-camphrier croît en Chine, où il est connu sous le nom de *Tschang,* au Japon et en Cochinchine ; il est à feuilles toujours vertes , et entouré d'une écorce d'un brun grisâtre et inégal. C'est de cet arbre que provient principalement le produit qui porte le nom de *Camphre* , quoiqu'on puisse l'extraire aussi de plusieurs autres végétaux. Le camphre est une substance particulière, incolore, translucide, une sorte d'huile volatile , concrète, d'une odeur particulière , pénétrante, diffusible , se volatilisant à la température ordinaire. On l'obtient en Chine ou au Japon, en mettant en morceaux tout l'arbre, racine, tronc, branches et feuilles, et en introduisant ces morceaux dans de grandes cuves pleines d'eau , couvertes d'un chape en terre et garnies , à l'intérieur, de paille de riz. On chauffe cette eau jusqu'à ébullition, après quoi le camphre, entraîné par la vapeur, se précipite autour de la paille, d'où on l'enlève et l'envoie en Europe sous le nom de *Camphre brut.* A cet état, il consiste en grains agglomérés, grisâtres, d'apparence oléagineuse , et plus ou moins impurs. On le purifie ensuite en Europe , en le soumettant à la su

blimation. Le camphre ainsi obtenu est le *Camphre de Chine* ou *du Japon* ; une autre espèce, plus rare et plus fine que celle-ci, nous vient de Sumatra ou de Bornéo, où elle est retirée du *Dryobalanus Camphora Caleb.* Une troisième sorte encore vient des Indes orientales du *Laurus cinnamomum* ; mais on la trouve rarement dans le commerce. — Lorsqu'il est purifié par la sublimation, le camphre est d'un blanc de glace, translucide, léger, d'apparence huileuse, d'une saveur fraîche et un peu âcre, d'une odeur forte, pénétrante, persistante et qui se répand au loin. Il nage sur l'eau, et ne s'éteint point lorsqu'on le place brûlant dans ce liquide ; placé dans un vase sec, non fermé, il se volatilise, sans laisser trace de son existence ; dans un vase fermé il se sublime en partie. Il est soluble dans l'alcool et dans l'eau-de-vie ; il s'enflamme facilement et brûle avec une flamme blanche, sans laisser de résidu, mais en répandant une fumée épaisse, très-odorante. — On peut l'extraire aussi des racines fraîches du *Cassia lignea*, du sassafras, du gingembre, ainsi que des huiles essentielles de lavande, de thym, de romarin, de sauge, de menthe poivrée, et encore des cubèbes, du genièvre, de la pulsatille noirâtre, du cabaret d'Europe, etc. — On fait la *Teinture-mère* en dissolvant une partie de camphre pur dans 20 parties d'alcool.

CANNABIS SATIVA ; Chanvre cultivé ; *Hanf.* — Urticées, Juss., Dioécie pentandrie, L. — *Doses usitées:* O . 3, 12, 30.

221. Le chanvre est originaire des Indes ou de la Perse, et vient aujourd'hui presque spontanément dans tous les pays où on le cultive. Herbes droites, hautes de 2 à 3 mètres et plus, surtout chez les femelles ; feuilles stipulacées, digittées, les inférieures opposées, les supérieures alternes, les florales quelquefois simples. Les fleurs mâles en panicules axillaires et terminales. Les femelles au sommet des rameaux ; deux axillaires, séparées par le rudiment d'un jeune rameau. Mâles : calice en cinq parties ; corolle nulle. Femelles : calice d'une seule pièce, entier, s'ouvrant par le côté ; corolle nulle ; deux styles ; une semence dans le calice, enflée. Les habitans des campagnes appellent souvent *chanvre mâle* celui qui porte la graine ; et l'autre *chanvre femelle* ; mais c'est là prendre l'un pour l'autre. Pour faire la préparation homœopathique du chanvre, on prend les *sommités fleuries* des plantes mâles et femelles, on en exprime le suc et l'on

en fait la *teinture*, en le mêlant avec des parties égales d'alcool. D'autres conseillent de n'employer les sommités fleuries que des plantes *femelles*, parce que ces dernières exhalent, pendant leur floraison, une odeur forte et énivrante, tandis que les plantes mâles sont complètement inodores.

CAPSICUM ANNUUM ; Piment, Poivre long ou poivre de Cayenne; *Spanischer Pfeffer.*—Solanées, Juss., Pentandrie monogynie, L. — *Doses usitées :* 9, 30.

222. Cette plante annuelle est originaire des Indes orientales, mais on la trouve aussi dans l'Amérique du sud, dans les Indes occidentales, dans les îles du grand Océan Pacifique, dans l'intérieur de l'Afrique, etc. Il suffit de la semer pour en avoir en abondance. Elle forme des herbes à feuilles géminées; fleurs extra-axillaires, solitaires; calice en cinq parties; corolle en rosette; anthères oblongues, convergentes, fermées au sommet; baies desséchées, rouges ou jaunes dès l'automne, époque où elles ont une saveur poivrée, âcre, chaude. Pour l'usage homœopathique, on prend les capsules et les graines arrivées à maturité, on les pulvérise, et on les fait infuser dans 20 parties d'alcool, ou encore mieux, on en fait les *trois* premières atténuations par la *trituration.*

CASCARILLA , *Croton Eluteria ;* Cascarille ; *Cascarillen-Rinde.* —Euphorbiacées , Juss., Monoécie philadelphie, L. — *Doses usitées ?*

223. L'écorce dont l'homœopathie se sert sous le nom de *Cascarilla,* n'est point, comme on le croyait autrefois, l'écorce du *Croton Cascarilla,* mais bien celle du *Croton Eluteria,* arbrisseau de 16 à 19 décimètres de hauteur, et qui croît en assez grande abondance au Pérou, au Paraguay, aux Antilles, et surtout dans l'île d'*Eleuthère,* ce qui fait qu'autrefois on donnait à son écorce le nom d'*Eleuthérienne.* Nous recevons l'écorce de cet arbrisseau en morceaux de 5 à 10 centimètres de long, roulés sur eux-mêmes, solides, friables, peu épais, gris-blanchâtres, striés, et recouverts d'une espèce de lichen en dehors, d'un gris brunâtre et lisses en dedans, à cassure rouge, ligneux, lourds, un peu aromatiques, d'une saveur amère, piquante et chaude. Jetées sur la flamme, ces écorces brûlent vivement, en répandant une odeur musquée. La meilleure espèce est celle dont la cassure se trouve mêlée de parties résineuses, brillantes. On la prépare

comme toutes les substances sèches , soit en faisant les *trois* premières atténuations par la *trituration*, soit en préparant la *teinture-mère* au moyen de 20 parties d'alcool.

CHAMOMILLA VULGARIS , *Matricaria chamomilla ;* Camomille commune , Matricaire camomille ; *Feld-Kamille , Hälmerchen.* — Corymbifères , Juss., Syngénésie polyandrie superflue, L. — *Doses usitées :* 12 , 30.

224. Cette plante annuelle croît dans les lieux incultes , ainsi que dans les champs de blé , surtout dans des terrains sablonneux, et se trouve dans toute l'Europe. C'est une plante à racine fibreuse, à tiges nues, rameuses, droites , diffuses, hautes de 4 à 5 décimètres ; feuilles glabres, pinnées (tripinnées), à découpures capillaires ; fleurs nombreuses, blanches , à disque jaune et en corymbes ; calice hémisphérique, imbriqué , scarieux; réceptacle nu, conique ; rayons ouverts ; écailles du calice égales par la marge; graines ovoïdes, fines, sans aigrette. Souvent on les confond avec la camomille romaine, *Anthemis nobilis ,* qui se distingue de la camomille commune par sa tige vivace , son réceptacle paillacé, ses pédoncules creux, ses rayons recourbés et son odeur plus forte. On obtient la *teinture-mère* en exprimant le suc de la plante *entière* fraîche, et le mêlant avec parties égales d'alcool. On récolte la plante pendant sa floraison.

CHELIDONIUM MAJUS; Grande chélidoine; *Schöllkraut, Schwalbenwurz.* — Papaveracées , Juss., Polyandrie monogynie, L. — *Doses usitées :* 0, 30.

225. Cette plante vivace croît dans toute l'Allemagne , ainsi qu'en France, sur les décombres, les vieux murs, dans les haies, sur les bords des chemins., dans le voisnage des habitations, etc. La racine en est fusiforme, de la grosseur du doigt, d'un brun rougeâtre à l'extérieur, jaunâtre à l'intérieur, contenant, ainsi que toutes les parties de la plante, un suc âcre, jaune. Tige rameuse, velue, élevée de 5 à 6 décimètres ; feuilles minces, ailées, pinnatifides, vert-bleuâtre en dessous, vert-clair en dessus; fleurs jaunes, axillaires ou terminales ; pédoncules en ombelle; ombelle simple, de 4 à 5 rayons ; calice caduc et de deux feuillets ; corolle de quatre pétales; pétales ligulés, filets épaissis avec les anthères, imitant des pétales; silique polysperme, uniloculaire, linéaire, mince. On se sert du suc de la racine fraîchement exprimé; pour

obtenir la *teinture-mère*, on le mêle avec partie égale d'alcool. Plusieurs emploient aussi la plante *entière*. La racine doit être récoltée avant la floraison de la plante, au mois de mai ; la plante entière doit être prise lorsqu'elle est en fleurs.

CHINA, *Cinchona officinalis, Chinæ cortex;* Quinquina ; *China, China-Rinde* — Rubiacées. Juss., Pentandrie monogynie, L. — *Doses usitées:* 9, 12, 15, 30.

226. L'arbre d'où l'on retire cette écorce croît dans les environs de Loxa au Pérou, et celui qui fournit le *quinquina royal*, sur les hautes montagnes de l'Amérique méridionale. On distingue en tout 16 à 53 espèces de quinquina, toutes différentes dans leurs effets, selon qu'elles ont été prises des branches ou du tronc de telle ou telle espèce d'arbre à quinquina, ainsi que suivant l'âge qu'avait cet arbre. Les meilleures sortes sont le quinquina *jaune-royal*, provenant du *Cinchona angustifolia* Ruiz, ou du *lancifolia* Mutis ; et le quinquina *Loxa*, ou *Cortex peruviana*, provenant du *Cinchona condaminea*, Humb. — La première est roulée ou plate, épaisse de 4 à 9 millimètres, d'un jaune rougeâtre en dedans, à cassure fibreuse, parsemée de points brillans, recouverte de lichens foliacés. — La seconde espèce, le Quinquina *Loxa*, est formée de l'écorce des rameaux, et nous arrive en morceaux plus fins, plus minces, plus roulés, d'un gris-brunâtre mêlé de tâches blanches en dehors, d'un brun rougeâtre en dedans, à cassure brune, lisse, d'une odeur de relent, d'un goût amer, styptique et presque balsamique. Elle nous arrive renfermée dans des peaux. — Les bonnes écorces de quinquina doivent être saines, lourdes, de grosseur moyenne, bien sèches, d'une odeur particulière, d'une amertume franche, privées le plus possible de lichen, d'un rouge-brun ou noirâtre à l'extérieur, d'une couleur de cannelle ou d'un rouge jaune à l'intérieur. La cassure de ces écorces ne doit être ni fibreuse ni pulvérulente, mais lisse et un peu brillante. — Nous nous servons, en homœopathie, soit du quinquina *Loxa*, soit du quinquina *jaune royal*, que nous préparons comme toutes les drogues sèches, c'est-à-dire en faisant les *trois* premières atténuations par la *trituration*, ce qui vaut le mieux, ou bien en faisant infuser la poudre dans 20 parties d'alcool, afin d'obtenir la *teinture-mère*.

CICUTA VIROSA ; Cicutaire vénéneuse, Ciguë d'eau ; *Wasser-*

Schierling. — Ombellifères, Juss., Pentandrie digynie, L.—
Dose usitée : 30.

227. Cette plante vivace habite les bords des fossés et des ruisseaux, les marais, les prairies humides, les étangs, les lacs, etc., dans presque toute l'Allemagne, dans le nord et dans l'est de la France. La racine en est grosse, blanche, charnue, allongée, transparente, garnie de chevelu et creuse ; elle contient dans son écorce un suc jaune ; son odeur est forte et désagréable, sa saveur âcre et caustique. Tige droite, élevée de trois à six décimètres, rameuse, fistuleuse, glabre, striée ; feuilles composées, deux ou trois fois ailées, à folioles lancéolées, incisées, aiguës et à dents de scie ; ombelles lâches, nues ; involucelles à trois ou cinq rayons ; fleurs blanches, uniformes ; fruits ovoïdes, sillonnés de dix petites côtes entières. On emploie la racine fraîche, qu'on récolte au commencement de la floraison, et dont on exprime le suc, que l'on mêle avec une partie égale d'alcool pour le conserver sous forme de *teinture*.

CINA, *Artemisia contra, Semen contra* ; Armoise d'Alep (non de Judée) ; *Zittwer-Samen, Wurm-Samen.*—Corymbifères, Juss., Syngénésie polygamie superflue, L. — *Doses usitées* : 9, 30.

228. L'opinion qui attribue la semence connue sous le nom de *semen contra*, à l'armoise de Judée, n'est rien moins que généralement adoptée. On en distingue dans le commerce deux sortes, le *semen contra d'Alep* ou *du Levant*, et le *semen contra des Indes* ou de *Barbarie*. Suivant le botanicien *Nees d'Esembeck*, la première de ces sortes vient de l'*Artemisia contra*, tandis que l'autre, le semen contra *des Indes* vient de l'*Artemisia conglomerata*, c'est-à-dire, de l'*Armoise de Judée*. D'après *Kunze*, ce sont les *Artemisia santonica*, *palmata* et *odoralissima* qui fournissent cette semence, tandis que d'après *Sanders*, il vient d'une espèce de *Chenopodium*. La meilleure sorte est celle qui vient d'*Alep* ou du *Levant* ; elle est d'une couleur plus verte que l'autre ; toutes les parties en sont glabres ; ses fleurs un peu grosses ; son odeur plus prononcée, plus aromatique ; elle est moins mêlée de substances étrangères, de poussière, de bûchettes ; ses fragmens ne sont point brisés. Pour l'usage homœopathique, on prend du *semen contra d'Alep*, qu'on fait infuser dans vingt parties d'alcool, si l'on veut le préparer sous forme de *teinture*,

ou dont on fait les *trois* premières atténuations par la *trituration*, si l'on veut avoir des préparations plus inaltérables et plus développées dans leurs vertus.

CINNAMOMUM, *Laurus Cinnamomum ;* Cinnamôme, Laurier-cannelier, Cannelle ; *Zimmt, Æchter Zimmt.* — Lauriers, Juss., Ennéandrie monogynie, L. — *Doses usitées ?*

229. La vraie cannelle est l'écorce du Laurier-cannelier, arbre qui croît dans l'île de Ceylan, aux Indes orientales, ainsi que dans les îles de Sumatra et de Java et sur la côte du Malabar. C'est un arbre qui atteint une hauteur de 7 à 10 mètres ; ses racines sont couvertes d'une écorce qui a l'odeur du camphre : son bois est dur et intérieurement sans odeur ; feuilles à trois ouvertures, ovales, oblongues ; nervures disparaissant vers le sommet.] Les fleurs sont petites, blanchâtres, disposées en panicule, d'une odeur exquise et qui se fait sentir à plusieurs lieues de distance ; baies ovales, d'un brun bleuâtre, tachetées de blanc. Lorsque la sève est abondante, l'écorce de cet arbre se détache aisément ; on rejette l'écorce extérieure qui est épaisse, grise, raboteuse, et on ne conserve que la seconde, qui est mince. On la coupe par lames , on l'expose au soleil ; elle s'y roule d'elle-même de la grosseur du doigt , et sa couleur devient d'un jaune roussâtre. La bonne cannelle doit être d'une odeur extrêmement agréable, pénétrante, réconfortante, et d'une saveur douceâtre et légèrement échauffante , avec un arrière-goût légèrement picotant et un peu styptique. Si la cannelle a une saveur forte, âcre, un peu amère et ressemblant à celle des clous de girofle, c'est signe que c'est une qualité inférieure ou même une tout autre écorce. On prend de la meilleure cannelle, qu'on pulvérise et qu'on fait infuser dans vingt parties d'alcool, si l'on veut la conserver sous forme de *teinture,* ou bien , ce qui vaut mieux , on en fait les *trois* premières atténuations par la *trituration.*

CISTUS CANADENSIS ; Ciste hélianthème; *Sonnenröschen.*—Cistes, Juss., Polyandrie monogynie, L.— *Doses usitées :* 1, 15, (30).

230. Cette plante est un sous-arbrisseau à stipules, sous-ligneux, couché ; stipules lancéolées ; feuilles oblongues, roulées, comme poilues , blanches en dessous; calices très-velus ; fleurs jaunes. On exprime le suc de la plante fraîche et on le mêle avec partie égale d'alcool. La *troisième* atténuation de la teinture al-

coolique, préparée en Amérique, de la plante fraîche, se trouve dans les pharmacies homœopathiques de *M. de Catelan* à Paris, et de *MM. Pelletier et fils* à Lyon.

CITRI SUCCUS, *Citri acidum;* Jus de citron, Acide citrique; *Citronensaft, Citronensäure.*—Orangers, Juss., Polyadelphie icosandrie, L. — *Dose usitée :* 3.

231. C'est le jus de citron que jusqu'ici on a employé tel qu'il est obtenu lorsqu'on l'exprime d'un citron bien mûr. Si l'on veut en faire des atténuations, on fera la première à l'eau distillée, la seconde à l'alcool aqueux, le reste à l'alcool ordinaire.

CLEMATIS ERECTA, *Flammula jovis;* Clématite droite; *Brenn-Waldrebe.*—Renonculacées, Juss., Polyandrie polygynie, L. — *Doses usitées :* 9. 30.

232. Cette plante vivace croît dans une grande partie de l'Allemagne, en Suisse, en France, en Hongrie, en Galicie, en Grèce, etc., sur des montagnes boisées, autour des haies, etc. Tiges dressées, nues, rameuses vers le sommet; feuilles opposées, pinnées; folioles ovales, lancéolées, très-entières; fleurs blanches, de cinq pétales et de quatre. On exprime le suc des feuilles et de la tige, au moment ou la plante va fleurir et on en prépare la *teinture-mère* en y ajoutant partie égale d'alcool.

COCCULUS, *Menispermum cocculus;* Coque du Levant; *Kockels-körner.* — Menispermes, Juss., Dioécie monadelphie, L. — *Doses usitées :* 12. 30.

233. Le végétal duquel on retire ces fruits, est une espèce d'arbrisseau qui croît aux Indes orientales, en Égypte, sur la côte du Malabar et dans les îles de Ceilan, de Java et de Célèbes, sur les roches et les pierres, sur les côtes de la mer. Ses fruits nous parviennent à l'état sec; ce sont des fruits inodores, sphériques, réniformes, d'un gris noir ou brun, de la grosseur d'un petit pois, ridés, ressemblant aux baies du laurier. Ils sont entourés de deux écorces dont la première est dure, ligneuse, terne; et dont la seconde, blanche et plus dure encore, renferme une amande blanche qui a une saveur âcre, caustique et amère, tandis que les écorces sont presque insipides. Pour l'usage homœopathique, on pulvérise l'amande avec les écorces, et on fait digérer, à une douce chaleur, la poudre obtenue dans vingt

parties d'alcool, si toutefois on ne préfère pas obtenir les *trois* premières atténuations par la *trituration.*

COFFEA ARABICA, *Coffea cruda ;* Café Moka, Café cru ; *Roher Kaffee.* — Rubiacées, Juss., Pentandrie monogynie, L. — *Doses usitées* : 3. 9. 30.

234. L'arbre qui porte ce fruit si connu, est originaire de l'Arabie heureuse et de l'Éthiopie, où il atteint une hauteur de 5 à 8 mètres et plus, mais aujourd'hui on le cultive aussi dans l'Amérique méridionale et dans plusieurs colonies européennes, où il réussit parfaitement. Le fruit de cet arbre est une baie qui, verte d'abord, devient ensuite rouge et enfin presque noire ; dans chaque baie il se trouve deux graines dures, enveloppées d'une espèce d'arille, et formant chacune un demi-ovoïde. Ces graines sont les semences connues sous le nom de *café cru.* On en distingue surtout *quatre* sortes, savoir : 1° le café *Moka,* ainsi appelé de la ville de *Moka* en Arabie ; c'est la qualité la plus estimée, et qui se distingue par ses petites graines très-odorantes, jaunâtres, arrondies, et provenant de fruits monospermes ; — 2° le café de *Bourbon,* en graines plus allongées, mais également pour la plupart arrondies, ayant cependant moins d'odeur que celles du café *Moka ;* —3° le café de *Java,* qui a une couleur jaune-rousseâtre ;—4° le café de la *Martinique,* qui est le moins estimé. Pour l'usage homœopathique, on prend le meilleur café *Moka,* non torréfié, on le réduit en poudre fine dans un grand mortier de fer médiocrement échauffé, en ayant soin de détacher souvent avec une spatule de corne, ce qui s'attache aux parois. Ensuite, si on veut faire les atténuations par la voie sèche, on triture un grain (5 centigrammes) de cette poudre avec cent grains (5 grammes) de sucre de lait, et ainsi de suite, comme pour toutes les drogues sèches ; mais si au contraire on veut en préparer la *teinture,* on met la poudre obtenue dans un flacon, où on la laisse infuser, pendant huit jours, dans quatre fois son poids d'alcool. Au bout de ces huit jours, on décante la liqueur et on exprime bien le sédiment qui ensuite est bouilli dans une capsule en verre, avec trente fois son poids d'eau distillée, jusqu'à réduction au quart. Cela fait, on clarifie cette liqueur et on la mêle avec la liqueur alcoolique. Vingt gouttes de ce mélange, atténuées avec quatre-vingts gouttes d'alcool,

forment ensuite la *première* atténuation ; le reste se prépare de la manière connue.

COLCHICUM AUCTUMNALE ; Colchique, Tue-chien, Veillotte, Safran des prés, Safran bâtard ; *Herbst-Zeitlose.* —Joncées, Juss., Hexandrie trigynie, L.—*Doses usitées : 6. 15. 30.*

238. Cette plante vivace croît dans plusieurs régions de l'Allemagne, de la France et de l'Europe méridionale, dans les prairies profondes, où elle fleurit en automne et annonce l'entrée de l'hiver. La racine de cette plante forme un oignon de la grosseur d'un œuf de pigeon; elle est garnie de radicules fibreuses à sa base, arrondie d'un côté et aplatie de l'autre; en dehors, elle est revêtue de tuniques noires dont l'extérieure est brune, l'intérieure brillante et de couleur claire; à l'état frais, elle contient un suc laiteux d'une saveur âcre, amère et d'une odeur désagréable. La fleur de cette plante naît en automne immédiatement d'un bulbe latéral que le bulbe de l'année précédente a produit et qui a grossi pendant l'hiver et le printemps; les fleurs sont roses, à longs tubes, disparaissant au bout de peu de jours, et ne sont suivies des feuilles que le printemps suivant. Les feuilles sont larges, planes, redressées, et font naître avec elles les capsules, qui sont triangulaires, sessiles, à trois pointes. Les semences sont arrondies, ovoïdes, ridées, d'un brun foncé. On arrache la racine au printemps, on en exprime le suc, et on le traite comme celui de toutes les plantes fraîches.

COLOCYNTHIS, *Cucumis Colocynthis;* Coloquinte; *Koloquinte.* —Cucurbitacées, Juss., Monoécie syngénésie, L.—*Dose usitée : 30.*

239. La coloquinte est une espèce de concombre originaire du Japon, mais qui croît aussi au cap de Bonne-Espérance, en Arabie, en Syrie, dans les îles de l'Archipel et dans l'Espagne méridionale. La racine fusiforme de cette plante donne naissance à des tiges couchées sur terre ou rampantes, grêles, anguleuses et velues; feuilles palmées, très-découpées, lanciniées; vrilles filiformes, à côté des pétales; fleurs solitaires et jaunâtres; fruits gros, sphériques, égalant le volume d'une poire de moyenne grosseur, lisses et jaunâtres. Sous une écorce mince et dure, ces fruits renferment une pulpe qui contient des graines

plates, dures, d'un gris roussâtre, et grosses comme celles d'un concombre. La chair de ce fruit est celluleuse, spongieuse, légère, blanche, presque inodore, mais d'une amertume extrême. On nous envoie ce fruit dépouillé de son écorce par Alep et Alexandrie. Les fruits blancs, secs et légers sont les meilleurs. Souvent aussi on vend, sous le nom de coloquinte, le fruit d'un autre cucurbitacée de la grosseur d'une petite pomme, mais ces fruits sont plus arrondis et plus légers que les vraies coloquintes; leur écorce extérieure adhère fortement à la chair desséchée, et est très-fragile. La saveur de cette chair est bien aussi amère, mais l'amertume en est beaucoup moins intense que celle de la coloquinte. Pour préparer cette dernière à l'usage homœopathique, on pulvérise le fruit bien sec avec les graines, et on le traite comme toutes les autres substances sèches, soit par la *trituration*, soit par l'alcool.

Conium maculatum; Grande Ciguë; *Flecken-Schierling*. — Ombellifères, Juss., Pentandrie digynie, L. — *Doses usitées : 30.*

240. Cette plante assez connue croît dans toute l'Allemagne, ainsi qu'en France et dans toute l'Europe, dans les terres remuées, les décombres, le long des haies et des chemins. La racine bisannuelle est cylindrique, blanche, chevelue, marquée de stries circulaires, d'une saveur douceâtre avec un arrière goût âcre; tige dressée, élevée de 6 à 12 décimètres, branchue, glabre, lisse, couverte de taches d'un pourpre noirâtre, surtout à sa partie inférieure. Feuilles deux à trois fois ailées, glabres, d'un vert foncé et un peu brillantes en dessus, d'un vert clair en dessous; folioles ovales, écartées, pinnatifides au sommet; ombelles à collerette de 3 à 5 folioles, fleurs blanches; fruits globuleux, striés, crénelés, tuberculeux. Étant frottée entre les doigts, la plante répand une odeur fétide, musquée, désagréable. Cette odeur pourra suffire pour la distinguer du persil, qui en répand une aromatique, et dont, au reste, les tiges ne sont point tachetées, ni les pétioles creux, ni enfin les feuilles d'une couleur aussi sombre. Quant au cerfeuil sauvage et à la petite ciguë, avec lesquelles on pourrait encore confondre le *conium*, ni l'une ni l'autre de ces plantes n'ont ni les taches pourpres qui distinguent ce dernier, ni involucres, ni semences tuberculeuses, et le cerfeuil en particulier, a en outre les tiges renflées

aux articulations, les feuilles velues et les semences allongées. On se sert en homœopathie de l'*herbe* de la plante qu'on récolte au commencement de sa floraison, au mois de juin. On en exprime le suc et on le traite comme celui de toutes les plantes fraîches.

CONVOLVULUS ARVENSIS; Liseron des champs, Petit Liseron, Liset; *Winde, Gemeine Winde.* — Convolvulacées, Juss., Pentandrie monogynie, L. — *Doses usitées?*

241. Cette plante croît en Allemagne ainsi qu'en France, dans les champs, et est fort commun dans ces pays. Herbes laiteuses, volubiles; feuilles digittées, aiguës des deux côtés; pédoncules uniflores; calice en cinq parties profondes; corolle campanulée, plissée. On récolte la plante entière, on en exprime le suc frais et on le traite comme le suc de toutes les plantes fraîches.

COPAIVÆ BALSAMUM; Baume de Copahu; *Copaif-Balsam, Weisser Peru-Balsam.* — Légumineuses, Juss., Décandrie monogynie, L. — *Doses usitées* : 0. 1. 3. 30.

242. Ce baume provient d'un arbre connu sous le nom de *Copaifera officinalis*, qui croît naturellement dans diverses contrées de l'Amérique méridionale, et qu'on cultive aussi aux Antilles. On obtient le baume au moyen des perforations ou des incisions qu'on fait subir à cet arbre; il varie de couleur, de consistance, d'odeur et de saveur, suivant l'espèce d'arbre dont il a été pris. En général, on regarde celui qui vient du *Brésil* comme le meilleur; il est liquide, de couleur claire, presque incolore, d'une forte odeur résineuse, aromatique et d'une saveur âcre, chaude, tenace, amère. Le baume qui vient des Antilles et qui est de beaucoup inférieur au précédent, est plus épais, plus coloré, d'un jaune d'or ou même brunâtre, moins transparent, d'une odeur désagréable ressemblant à celle de la térébenthine. Le vrai Baume de copahu se dissout dans l'alcool, dans l'éther, ainsi que dans les huiles fixes et volatiles. En vieillissant, il s'épaissit jusqu'à consistance mielleuse. Dans le commerce, on le trouve souvent sophistiqué avec des huiles fixes, ce que la potasse fait reconnaître, ainsi que l'alcool, dans lequel ces huiles sont insolubles. La présence d'huile de térébenthine se décèle lorsqu'on chauffe le baume et par son odeur. Une

goutte de ce baume dissoute dans cent gouttes d'alcool concentré donne la première atténuation.

CROCUS SATIVUS; Safran cultivé; *Safran.* — Iridées, Juss., Triandrie monogynie, L. — *Doses usitées :* 3. 6. 30.

243. Le safran est originaire de la Grèce, de la Perse et des autres pays orientaux, mais aujourd'hui on le cultive aussi en Autriche, en France, en Italie et en Allemagne. Il lui faut une terre noirâtre, un peu sablonneuse, légère, ni humide ni argileuse, et qui n'ait point été engraissée depuis un an au moins. Le safran a un ognon de la grosseur d'une noisette; on enfonce les ognons dans la terre jusqu'à une profondeur de 24 centimètres, afin de les préserver de la gelée. Une livre de safran sec exige cinq livres de safran vert, et pour faire une livre de celui-ci, il faut plus de cent mille fleurs. La seule partie que l'on retire de la fleur, ce sont les trois stygmates que porte le pistil; on les sèche et on les vend sous le nom de *Safran.* Ces stygmates sont d'une couleur vive, jaune-rouge, et d'une odeur aromatique très-intense. Le safran arrive dans le commerce à l'état sec et formé en pains. On en distingue plusieurs sortes, savoir : 1° le safran *du Levant*, le meilleur et le plus cher de tous; 2° le safran d'*Autriche*, qualité très-pure et non mêlée de parties du pistil; 3° le safran de *France* et d'*Italie;* 4° le safran d'*Angleterre*, qualité peu supérieure à celle qui vient d'Espagne et qui est la moins estimée de toutes. Le safran du commerce est un composé de filamens rougeâtres très-déliés; s'il est bon, il ne doit point être mêlé de filamens blanchâtres ou tordus, ce qui annonce des parties du pistil et des étamines, parties qui n'ont aucune des vertus des stygmates; il doit être gras au toucher, peu friable, d'une odeur agréable, d'une saveur douceâtre et aromatique et d'une couleur jaune si intense que la salive s'en colore avec facilité et qu'une très-petite quantité suffise pour colorer en peu d'instans beaucoup d'eau ou d'alcool. Souvent il est sophistiqué avec les fleurs de *Carthamus*, de *Calendula*, de *Punica Granatum*, etc., ou même avec des fibres de bœuf fumé; mais on reconnaît facilement la première de ces fraudes, en faisant infuser le safran dans de l'eau, ce qui fait enfler les fleurons étrangers; la dernière se décèle par l'odeur que développe la viande lorsqu'on jette un peu de ce safran sur des charbons ardens. — Pour l'usage homœopathique, on prépare le

safran comme toutes les substances sèches, soit en le traitant immédiatement par l'alcool (20 parties), soit en faisant les *trois* premières atténuations par la *trituration*.

CROTON TIGLIUM ; Graine de Tigli, Graine de Moluques, Pignon d'Inde ; *Tigli-Baum.* — Euphorbiacées, Juss., Monoécie monadelphie, L. — *Doses usitées?*

244. Ce végétal, qui croît aux Indes, en Chine, aux Moluques, à Ceylan, au Malabar, etc., forme un sous-arbrisseau branchu, à écorce lisse, de couleur vert-grisâtre et à bois léger ; feuilles ovales, glabres, aiguës, dentées en scie ; fleurs terminales en grappes ; semences allongées, ovoïdes, un peu anguleuses. Ces semences contiennent une amande de couleur rousse, renfermée dans une enveloppe grisâtre, lisse, mince et transparente. La chair de cette amande est tellement âcre et caustique qu'elle brûle long-temps encore après avoir été mise sur la langue. On en extrait une huile connue sous le nom d'huile de croton (*Oleum crotonis*), et qui participe à toutes les propriétés caustiques des semences ; elle est épaisse, jaunâtre, d'une odeur particulière et d'une saveur chaude, âcre et brûlante. Pour l'usage homœopathique on se sert des semences, qu'on pulvérise et que l'on traite comme toutes les substances végétales sèches, soit par l'alcool (20 parties), soit en faisant les *trois* premières atténuations par la *trituration*.

CUBEBÆ, *Piper cubeba ;* Cubèbe, Poivre à queue ; *Cubeben, Stielpfeffer.* — Urticées, Juss., Décandrie trigynie, L. — *Doses usitées?*

245. Le Poivre à queue croît au Japon, à la Nouvelle-Guinée, au Pérou, etc. Tiges herbacées, grimpantes ; feuilles obliquement ovales, souvent oblongues, veinées, aiguës, spadice solitaire, pédonculé, opposé aux feuilles ; fruits pédiculés, du volume d'un grain de poivre ordinaire, auquel ils ressemblent tellement que lorsqu'ils n'ont plus la queue, il est difficile de les distinguer de celui-ci. L'odeur de ce poivre est agréable et plus aromatique que celle du poivre ordinaire ; sa saveur est aussi moins chaude et moins brûlante. Plus les grains sont lourds et lisses, plus on peut être sûr que les cubèbes ne sont pas sophistiquées avec du poivre ordinaire. Pour l'usage homœopathique, on les traite comme toutes les autres substances sèches.

CYCLAMEN EUROPÆUM; Cyclame , Pain de pourceau ; *Erd-scheibe*, *Schweinsbrod*. — Lysimachies, Juss., Pentandrie monogynie, L. — *Doses usitées : 3. 30.*

246. Le pain de pourceau croît aux endroits ombragés et dans les contrées montagneuses, au pied des Alpes, dans le midi de l'Europe, dans la Tartarie, etc.; mais on la cultive aussi dans les jardins. La racine en est grosse, plate, brune extérieurement, blanchâtre intérieurement, orbiculaire, formant une espèce de plateau, d'où partent de longs pétioles. Feuilles radicales, pédonculées, arrondies, veinées, vertes et brillantes en dessus, d'un rouge pourpre en dessous, tachetées de blanc vers le bord. Fleurs d'un beau pourpre ou blanches et rouges; corolle réfléchie en arrière; baies couvertes d'une capsule. Pour l'usage homœopathique, on se sert de la racine *fraîche*, qu'on déterre en automne, et que l'on prépare comme toutes les autres substances végétales fraîches.

DAPHNE INDICA, *Daphne cannabina ?*

247. Il nous a été jusqu'ici impossible de savoir avec précision quel est le genre de Daphné dont l'école de Hering s'est servi pour faire les expérimentations qui sont reproduites dans notre manuel. Mais nous avons reçu directement la préparation de ce médicament d'Amérique, et l'avons partagée avec M. Catelan, pharmacien homœopathe à Paris, ainsi qu'avec MM. Pelletier et fils, à Lyon, afin que tout médecin homœopathe puisse s'en procurer. Ce n'est cependant qu'à partir de la 4e atténuation que, pour le moment, on est à même d'en fournir à ceux qui pourraient le désirer.

DICTAMNUS ALBUS ; Dictamne, Fraxinelle ; *Diptam-Wurzel.* — Rutacées, Juss., Décandrie monogynie, L. — *Doses usitées ?*

248. Cette plante vivace croît dans l'Allemagne méridionale, en Italie, en France, en Russie, dans les bois montagneux et sur les collines pierreuses. Racine épaisse, roulée, succulente, un peu spongieuse; tige dressée, élevée de 6 à 9 décimètres, anguleuse, striée de vert, garnie de glandes rouges, résineuses; feuilles alternes, brillantes, pinnées avec impaire; fleurs terminales, en épi, d'un blanc de neige, ou d'un rouge-clair avec stries de couleur foncée; semences ovoïdes, noires. Toute la

plante exhale, à l'état frais, une forte odeur résineuse et une huile essentielle qui s'enflamme sans endommager la plante, lorsque, par un air sec et chaud, on en approche une bougie. On exprime le suc de la plante fraîche et on le traite comme celui de toutes les substances végétales fraîches.

DIGITALIS PURPUREA; Digitale pourprée; *Papurfingerhut.* — Scrophulaires, Juss., Didynamie angiospermie, L. — *Dose usitée* : 30.

249. Cette belle plante croît dans les taillis en colline, glaiseux, stériles, etc., de toute la France, ainsi que sur les montagnes formées de basalte, sur les champs et dans les vallées de l'Europe méridionale, etc.; on la trouve aussi dans les jardins. Sa racine est bisannuelle, rameuse, tige herbacée, dressée, arrondie, simple, élevée de 6 à 12 décimètres, velue, blanche; feuilles alternes, ovales, lancéolées, molles, velues, d'un blanc grisâtre en dessous, d'un gris-verdâtre en dessus, denticulées, un peu torses; fleurs terminales, en épi, penchées, grandes, pédonculées; calice velu, à cinq lobes inégaux, obtus; corolles obtuses, campanulées, ventrues, d'une couleur rouge carmin, avec des taches d'une couleur pourpre; semences ovoïdes, aplaties des deux côtés, de couleur jaunâtre ou brunâtre. Pour l'usage homœopathique, on se sert des feuilles de la plante de la seconde année, on la récolte avant la floraison, au mois de juin, on en exprime le suc, et on le traite comme celui de toutes les planches fraîches.

DROSERA ROTUNDIFOLIA, *Rorella;* Drosère à feuilles rondes, Rosée du soleil; *Sonnenthau.* — Capparidées, Juss., Pentandrie trigynie, L. — *Dose usitée* : 30.

250. Cette plante croît sur les terrains tourbeux, couverts de mousse, dans le nord de l'Europe, ainsi qu'en Bavière, dans l'Amérique méridionale et dans le nord de l'Asie. La racine vivace de cette plante est mince, d'un brun foncé; tige dressée, mince, glabre, rouge, élevée de 5 à 20 centimètres; feuilles radicales, couvertes de poils glanduleux, rougeâtres, dont chacun suinte, au soleil, une goutte d'eau limpide, âcre et mucilagineuse; fleurs alternes, en épi, sur une hampe, blanche, s'entr'ouvrant par un temps sec et beau, pour un moment, vers midi. On récolte la plante entière au commencement de sa flo-

raison, en juillet; on en exprime le suc et on le traite comme
celui de toutes les plantes fraîches.

DULCAMARA, *Solanum Dulcamara ;* Douce-amère, **Morelle**
grimpante; *Bittersüss-Nachtschatten.*—Solanées, Juss., **Pen-**
tandrie monogynie, **L.** — *Doses usitées :* 24, 30.

251. Cette plante vivace croît dans presque toute l'Europe,
dans les lieux humides, dans les fossés, sur le bord des fleuves,
autour des haies, etc. Couchée sur terre, la tige ligneuse, sou-
ple et volubile de cet arbuste, arrive à une longueur de 1 mètre
et plus; mais, grimpant sur des objets convenables, elle s'élève
beaucoup plus haut. Racine ligneuse, rameuse, d'un jaune
verdâtre ; feuilles alternes, entières, les supérieures hachées,
les inférieures ovales-cordiformes, glabres des deux côtés ; fleurs
en grappes, d'un beau bleu violet, à anthères jaunes ; baies
oblongues, d'abord vertes, puis jaunes et opaques, et enfin
rouges et transparentes. L'odeur des feuilles et des tiges a quelque chose de nauséeux et de narcotique ; leur saveur est d'abord
douce, puis amère. Nous nous servons en homœopathie du suc
récemment exprimé des feuilles et des tiges, en récoltant la
plante avant le temps de sa floraison. Ce suc est ensuite traité
comme celui de toutes les plantes fraîches.

EUGENIA JAMBOS. *s. jambosa*, Jambos, Jame-rosade; *Jambus*
Myrthe. — Myrthacées, Juss., Icosandrie monogynie, **L.**
— *Doses usitées ?*

252. Ce bel arbre est originaire des Indes et des contrées chaudes de l'Amérique : il n'est jamais sans fleurs ni fruits, et atteint
une hauteur de 6 à 13 mètres. L'écorce du tronc est d'un brun
rougeâtre, celle des branches gercée, mais lisse ; feuilles alternes, très-entières, lanciniées, veinées et chargées de points, longues de 6 à 8 lignes, d'un vert foncé en dessus, d'un vert pâle en
dessous ; pédoncules terminaux, rameux, multiflores; fleurs
grandes, d'un jaune mat ; fruit presque sphérique, de la grosseur d'une poire moyenne, d'un beau jaune pâle, tirant sur le
rose. Noyaux nonospermes, à quatre angles et entourés d'une
pellicule mince. Le fruit se mange, mais ses noyaux, et surtout
l'enveloppe qui les entoure, sont regardés comme vénéneux ; la
racine de cet arbre est, dit-on, un des poisons les plus violens.
Pour l'usage homœopathique, on broie les noyaux frais ; on

mêle dix parties d'alcool avec la pulpe; on décante le liquide clair au bout de huit jours. La teinture, ainsi obtenue, sert à préparer les atténuations.

EUPHORBIUM OFFICINARUM; Euphorbe officinal; *Wolfsmileh*; *Euphorbien-Harz.* — Euphorbiacées, Juss., Monoécie Androgynie, L. — *doses usitées* : 24, 30.

253. Cette gomme-résine s'extrait de plusieurs espèces d'Euphorbes habitant les contrées chaudes de l'Afrique, surtout le cap, le revers de l'Atlas, etc. A l'état frais, c'est un suc laiteux qui s'écoule en grande abondance lorsqu'on incise la plante; il nous arrive en morceaux irréguliers ou larmes arrondies, comme branchus, creux, d'un jaune pâle, semblables à la manne, très-friables, et contenant souvent, dans leurs cavités, des débris d'épines, de pédoncules, de fruits, etc., particularité qui fait qu'on peut facilement distinguer l'euphorbe d'avec toutes les matières analogues. Placés sur des charbons ardens, les morceaux exhalent une odeur assez agréable; étant mâchés, ils ont d'abord une saveur un peu amère, puis âcre et chaude. La poussière que donne cette substance étant très-nuisible, il importe, en la pulvérisant, de s'en préserver en mettant un bandeau sur le nez et la bouche. On prépare l'Euphorbe comme toutes les substances végétales sèches, soit en faisant les *trois* premières atténuations par la *trituration*, soit en le faisant infuser dans l'alcool (20 parties), et se servant de la teinture-mère ainsi obtenue pour faire toutes les atténuations par la voie humide.

EUPHRASIA OFFICINALIS; Euphraise officinale; *Augentrost.* —Pédiculaires, Juss., Didynamie angiospermie, L.—*Doses usitées* : O. 3, 30.

254. Cette plante annuelle croît dans les prés, sur la lisière des forêts, dans toute l'Europe. On en distingue plusieurs variétés, savoir: 1º *E. pratensis*, Scheuch; 2º *E. neglecta*, variété plus rare, croissant dans les Alpes bavaroises; 3º *E. nemorosa*, Pers., venant surtout sur les pelouses sèches des bois; 4º *E. alpestris*, venant dans les montagnes peu élevées; 5º *E. imbricata*, Wimm., dans les Pyrénées. La variété que nous employons sous le nom d'*E. officinalis*, est l'*Euphr. pratensis*. Racine trèspetite, garnie de chevelu; tige arrondie, velue, haute de 8 à 16 centimètres, rarement simple, le plus souvent rameuse;

feuilles alternes, sessiles, ovales, obtuses, glabres, épaisses, ridées, à dents aiguës; fleurs axillaires, en épi terminal; calice cylindrique à quatre feuilles; corolle blanche, labiée, lobée; capsule à deux loges, ovale, oblongue; anthères inférieures bicornes, épineuses à la base, sur l'un des lobes. On récolte la plante *entière* vers la mi-juillet, et on la prépare comme toutes les plantes fraîches.

Evonymus Europæus; Fusain, Bonnet de prêtre; *Spindel-Baum, Pfaffenhütchen.*—Nerpruns, Juss., Pentandrie monogynie, L. — *Doses usitées* : 6, 30.

255. Le fusain est un arbrisseau élevé de 1 à 5 mètres et qui vient dans les haies et les buissons de toute l'Europe. Tiges à rameaux tétragones, à feuilles opposées, à peine stipulacées, comme sessiles; pédoncules axillaires, solitaires, multiflores, en ombelles; calice en cinq parties, plane, couvert à la base par un disque en écusson; fruits rouges et quadrangulaires, en forme d'une barrette, ce qui les fait appeler *Bonnet de prêtre*; semences blanches, amères, d'une saveur âcre. On récolte les fruits lorsqu'ils commencent à rougir (au mois d'août), on en exprime le suc et on le traite comme celui de toutes les substances végétales fraîches.

Filix mas, *Polypodium s. Aspidium filix mas*; Fougère-mâle; *Männliches Farrenkraut.* — Fougères, Juss., Cryptogamie, L.— *Doses usitées* : O. 9, 30.

256. La fougère mâle croît dans toute l'Europe, en Asie et en Amérique, dans les bois touffus, les buissons, autour des haies, etc. La racine en est noire, couchée sous terre presque horisontalement, grosse de 5 à 8 centimètres, longue comme le doigt, portant des feuilles longues, bipinnées, à folioles oblongues, lancéolées; lanciniures obtuses, oblongues, arrondies, portant à leurs revers des fructifications nombreuses. On pourra quelquefois confondre cette plante avec l'*Arthyrium filix fœmina*, qui dans certaines contrées vient encore plus fréquemment que la fougère-mâle, mais dont la racine est ascendante, plus courte et noire à l'état sec, tandis que la longue racine horizontale de la fougère-mâle devient brune par la dessiccation. On récolte la plante *entière*, depuis le mois de juillet jusqu'au mois de sep-

tembre, et on en exprime le suc après y avoir ajouté un peu d'alcool.

FRAGARIA VESCA; Fraisier vulgaire; *Gemeine Erdbeere.* — Rosacées, Juss., Icosandrie polygynie, L. — *Doses usitées?*

257. Cette plante vivace est répandue dans toute l'Europe et une grande partie de l'Amérique; elle habite les bois, les prés, les champs et les collines. Racine brune, couchée horizontalement; tige dressée, arrondie, velue, de la longueur d'un doigt et au-dessus; feuilles ternées, plissées, pétiolées; fleurs blanches, inodores; baie ovale, rouge, d'une odeur délicieuse et du goût exquis. On récolte la plante au commencement de sa floraison, et on traite le suc récemment exprimé d'après le mode connu.

GRANATUM, *Punica granatum*; Grenadier; *Granaten-Baum.* —Myrthacées, Juss., Icosandrie Monogynie, L. — *Doses usitées*: O. 1, 30.

258. Cet arbre haut de 5 à 7 mètres, habite le midi de l'Afrique, l'Asie méridionale, ainsi que les contrées chaudes de l'Europe, telles que la Grèce, l'Italie, l'Espagne, la Provence, etc.; il est cultivé même dans quelques contrées de l'Allemagne. Feuilles lancéolées, opposées et alternes, petites, pétiolées, ovales, entières, rougeâtres sur les bords; fleurs brillantes, d'un rouge superbe, à 5 pétales ondulés; fruit sphérique, de la grosseur d'une pomme, pourvu d'une écorce d'un jaune rougeâtre et de consistance de cuir, couronné par un calice à 5 divisions et divisé en plusieurs loges; semences nombreuses, d'un bleu rougeâtre. La racine de cet arbre, seule partie dont on se serve en homœopathie, se trouve dans le commerce en morceaux irréguliers ressemblant à des copeaux plats ou roulés de diverses grandeurs. On se sert de l'*écorce extérieure* de la racine. La racine est plus efficace à son état frais, mais si on ne peut l'obtenir telle, il faut donner la préférence à celle qui vient des Indes orientales. La racine fraîche est préparée comme toutes les substances végétales fraîches; la racine sèche, comme toutes les substances sèches, c'est-à-dire, soit par la trituration, soit par la digestion dans l'alcool (20 parties).

GRATIOLA OFFICINALIS; Gratiole des boutiques, Herbe à pauvre homme ; *Gnaden-Kraut* , *Wilder Aurin.* — Scrofulaires , Juss., Décandrie monogynie, L.—*Doses usitées* : 6, 9, 12, 30.

259. Cette plante annuelle habite les prés humides, les bords des étangs et des fossés, les berges des rivières et les bords des lacs, dans l'Europe méridionale et tempérée. La racine en est rampante, horizontale, blanche, garnie de chevelu ; tige droite, simple, noueuse, quadrangulaire, glabre, haute de 3 à 4 décimètres, feuilles opposées, amplexicaules, lancéolées, dentées en scie, glabres, d'un vert-clair, marquées à la racine de cinq et au sommet de trois nervures ; fleurs axillaires, solitaires, pédonculées, d'un blanc rougeâtre ; calice à cinq divisions ; corolles tubuleuses à cinq lobes inégaux ; capsule ovale, oblongue, à deux valves et à deux loges polyspermes. Semences petites, nombreuses, allongées. A l'état frais, cette plante a une saveur répugnante, amère et âcre ; son odeur est presque nulle. On récolte la plante *fraîche et entière* au mois de juin, avant que ses fleurs se développent, et on la traite comme toutes les autres plantes fraîches.

GUAIACUM OFFICINALE ; Gaïac, Gayac ; *Guajak-Harz.*—Rutacées, Juss., Décandrie monogynie, L. — *Doses usitées :* 0, 3, 30.

260. Le végétal dont on tire la gomme-résine connue sous le nom de *Gomme de gayac*, est un grand et bel arbre qui croît dans l'Amérique méridionale, surtout à Saint-Domingue, à la Jamaïque, au Brésil, etc. Le bois et l'écorce de cet arbre se touvent dans le commerce en morceaux gros, irréguliers, durs, mais fragiles ; l'écorce est compacte, grise à l'extérieur, tachetée, résineuse et d'apparence grasse. Le bois est d'une saveur un peu amère et ordinairement inodore, mais étant brûlé il répand une fumée aromatique. L'intérieur de ce bois est d'une teinte vert-foncé, et contient beaucoup de résine ; l'extérieur est plus jaune, plus léger et moins résineux. C'est de ce bois qu'on retire par la décoction la *Résine de gayac*, mais on l'obtient aussi d'une manière immédiate, dans le pays même, où elle suinte de l'arbre soit naturellement soit par suite des incisions qu'on y fait. Elle nous arrive en masses dures, grosses, irrégulières, demi-transparentes, d'un brun foncé ou verdâtre à l'extérieur, d'un vert bleuâtre et chargées de taches blanches et brunes à

l'intérieur, à cassure ondulée et brillante, et d'une pesanteur spécifique de 1,205 à 1,228. Elle est sans odeur, mais d'une saveur un peu amère et qui pique légèrement la langue ; elle est très-friable et donne une poudre d'un blanc grisâtre, qui, exposée à l'air, ne tarde pas à verdir. Elle est soluble dans l'acool, mais peu soluble dans l'eau. On la falsifie parfois avec la résine de pin, mais en jetant un peu de cette résine au feu, l'odeur de térébenthine qui se manifestera fera aisément découvrir cette adultération. Souvent aussi on la sophistique avec de la colophane, ce qui se décèle par la potasse caustique, qui donne une dissolution claire lorsque la résine de gayac est pure, et une dissolution trouble, lorsqu'elle est mêlée de colophane. On prépare cette résine comme toutes les substances sèches, soit en faisant les *trois* premières atténuations par la *trituration*, soit en la dissolvant dès l'abord dans l'alcool (20 parties pour la *teinture-mère*).

HÆMATOXYLUM CAMPECHIANUM ; Bois de Campêche ; *Campeschen-Holz.*—Légumineuses, Juss., Décandrie monogynie, L. —*Doses usitées :* 6, 9.

258. Cet arbre dont le bois connu est fort en usage pour les teintures noires, violettes et grises, croît en Amérique, surtout au Mexique et aux Antilles. C'est un arbre à feuilles deux ou trois fois pinnées par deux ou trois paires de folioles presque cordiformes ; fleurs jaunes, en épis axillaires, et d'une odeur de jonquilles ; calice en cinq parties ; cinq pétales ; capsule lancéolée, uniloculaire, à deux valves ; valves en nacelle ; semence épicée. Le bois de cet arbre est dur, compact, d'un brun marron tirant sur le noir, ou d'un rouge de sang, intérieurement ; il s'en trouve aussi de brun, tacheté de noir très-régulièrement. On l'envoie dans le commerce en grosses bûches d'une odeur particulière, pesantes, compactes, dépouillées de leur aubier et réduites à leur seules parties coloriées. Pour l'usage homœopathique on fait digérer ce bois dans 20 parties d'alcool, et la *teinture* ainsi obtenue sert à préparer les atténuations.

HELLEBORUS NIGER ; Hellébore noir ; *Schwarze Niesswurz.*— Renonculacées, Juss., Polyandrie Polygynie, L. — *Doses usitées :* 9, 12, 30.

259. Cette plante croît sur les montagnes, comme celles de

Bourgogne, d'Auvergne, sur les Vosges, les Pyrénées, les Alpes, dans le sud-est de l'Allemagne, en Bavière, en Autriche, en Silésie, etc. La racine de cette plante consiste en un bouton arrondi, noir, cannelé, de la grosseur d'un noyau de pêche, garni de beaucoup de racines et de radicules longues, glabres, charnues; la racine est d'un brun noir à l'extérieur, d'un blanc sale à l'intérieur, inodore à l'état sec, mais brûlant sur la langue lorsqu'on vient de la mâcher. Les radicules ont une odeur âcre, empyreumatique, et une saveur qui est d'abord nauséeuse et amère, puis âcre et enfin caustique. Tige droite, cylindrique, simple, uniflore ou biflore, feuilles pédiformes, brillantes, lancéolées, d'un vert foncé en dessus, d'un vert pâle en dessous; fleurs d'abord blanches, puis roses; floraison au mois de décembre. On prend, si l'on peut, la *racine fraîche*, qu'on déterre vers Noël et qu'on traite comme toutes les plantes fraîches.

Hyoscyamus niger; Jusquiame; *Bilsenkraut.* — Solanées, Juss., Pentandrie monogynie, L. — *Doses usitées* : 12, 30.

260. Cette plante croît dans presque toute l'Allemagne, dans une grande partie de la France, dans l'Amérique du Nord, et en Asie, et habite surtout les lieux graveleux, les décombres, le voisinage des habitations, le long des chemins incultes, etc. Sa racine est annuelle et bisannuelle, verticale, grosse comme le pouce, cylindrique, d'un blanc brunâtre, garnie de chevelu, blanche intérieurement. Tige droite, haute 3 à 6 décimètres, rameuse, velue, visqueuse et d'un vert foncé. Feuilles radicales, pétiolées, sinuées-pinnatifides; feuilles caulinaires, d'un vert gris, amplexicaules, sinuées, anguleuses, veineuses, visqueuses, d'une saveur mucilagineuse, douceâtre, un peu âcre, et d'une odeur fétide, étourdissante; fleurs axillaires, solitaires, paniculées, d'un jaune sale; calice grand, en cloche, à cinq lobes aigus; corolle infundibuliforme, obtuse, à cinq divisions et à cinq étamines; étamines inclinées; capsule operculée, à deux loges coupées horizontalement; semences petites, verdâtres, pointillées, irrégulières, presque réniformes, un peu aplaties, ridées, huileuses, d'une odeur étourdissante, et d'une saveur un peu amère. Pour l'usage homœopathique, on récolte l'herbe de la plante au commencement de sa floraison, dans les premiers jours de juillet; on en exprime le suc et on le traite comme celui de toutes les autres plantes fraîches.

IGNATIA AMARA, *Strychos Ignatii ;* Fève Saint-Ignace ; *Bittere Fiebernuss.* — Apocynées, Juss., Pentandrie monogynie, L. — *Doses usitées* : 15, 30.

266. Cette espèce de *Strychnos* forme une sorte de liane dont les feuilles sont ovoïdes et brillantes ; elle croît depuis les Philippines jusqu'à la Cochinchine. Les fruits ont le volume d'un melon et contiennent 20 à 24 graines. Ces graines (*fèves Saint-Ignace*) sont de la grosseur d'une praline, ou d'une grosse amande, de la longueur de 3 centimètres, anguleuses, irrégulières, dures et comme pierreuses, glabres, inodores et demi-transparentes. A l'extérieur, elles sont d'un gris noirâtre ou d'un brun clair, striées, velues ; à l'intérieur, elles sont d'un brun jaune et un peu brillantes, elles ont une odeur désagréable, musquée, mais faible, et une saveur excessivement amère. Les meilleures en sont les plus grosses, les plus lourdes et celles qui sont encore parfaitement intactes. Dans le commerce, ce fruit est actuellement extrêmement rare, et la plupart des droguistes vendent effrontément les graines de la noix vomique pour des fèves Saint-Ignace. Ce qui peut distinguer entre elles ces deux espèces de graines, c'est que celles de la noix vomique sont d'un gris verdâtre, très-plates, ayant la forme d'un bouton d'habit, tandis que les fèves Saint-Ignace sont d'un gris noirâtre ou brunâtre, de la forme d'une amande, et anguleuses.—Pour l'usage homœopathique, on pulvérise la fève Saint-Ignace en tenant continuellement le mortier dans de l'eau très-chaude, après quoi on en fait les *trois* premières atténuations par la *trituration*, si toutefois on ne préfère pas obtenir la *teinture-mère* en faisant digérer dans 20 parties d'alcool une partie de la poudre obtenue.

INDIGO, *Indigofera tinctoria ;* Indigo ; *Indigo.*—Légumineuses, Juss., Diadelphie décandrie, L. — *Dose usitée* . 30.

267. Cette plante est originaire des Indes orientales, où elle croît en assez grande abondance. Elle forme un arbrisseau droit, rameux et velu. On en retire par la fermentation la matière colorante connue sous le nom d'*Indigo.* C'est une espèce d'amidon de couleur bleue, qui se trouve dans le commerce sous forme de pains cubiques plus ou moins grands. La meilleure espèce vient d'Amérique où on la retire, dans les environs de Guatimala, de l'*Indigofera argentea.* Les caractères d'un bon indigo sont une

couleur foncée, brillante, violette ou bleu rougeâtre ; il doit être
solide, à cassure sans stries; frotté contre l'ongle, il doit acquérir
un brillant métallique; placé dans l'eau, il doit surnager; quand
on le brûle, il doit laisser très-peu de résidu ; traité par des alcalis , il ne doit point perdre de sa couleur ; l'acide sulfurique
doit le dissoudre, et la dissolution étendue d'eau doit donner une
belle teinture bleue. L'indigo est insoluble dans l'eau et dans
l'éther ; dans l'alcool il ne se dissout qu'en très-petite quantité.
On le voit quelquefois chargé de taches blanches , qui sont de
la moisissure provenant de ce que l'indigo n'a pas été assez sec
lorsqu'on l'a emballé pour l'envoyer en Europe. On en prépare
les *trois* premières atténuations par la *trituration*.

Ipecacuanha, *Cephaëlis Ipecacuanha ;* Ipécacuanha; *Brech-
Wurzel.* — Rubiacées, Juss., Pentandrie monogynie, L. —
ses usitées : 3, 9, 30.

268. On distingue , dans le commerce , *trois* sortes d'ipécacuanha , savoir : 1° L'Ipécacuanha *noir* ou *strié*, provenant du
Psychotria emetica; — 2° L'ipéc. *blanc* ou *ondulé*, provenant du
Richardsonia scabra du Brésil et du *Viola ipecacuanha*, L. ;
3° L'ipec. *gris*, provenant du *Céphaëlis ipecacuanha.* C'est cette
dernière que nous employons en homœopathie ; elle vient également du Brésil, où la plante qui fournit cette racine croît dans les
lieux ombragés des provinces de Fernambuc et de Bahia , à Ma-
riana , ainsi qu'aux Antilles. Feuilles ovoïdes, terminales; fleurs
blanches, terminales. La racine est fusiforme, grosse comme un
brin de paille, longue de quelques pouces, vermiforme, courbée,
friable, un peu rameuse, annulée, à cassure résineuse, d'un gris
cendré, ou d'un brun clair, garnie de papilles nombreuses, qui
en entourent la partie ligneuse en forme de ceinture. L'intérieur
de la racine est résineux, blanc et traversé d'un fil ligneux. Toute
la racine a une odeur faible, mais désagréable, et une saveur mucilagineuse, un peu amère et nauséeuse. La racine du *Richardsonia scabra* (ipécac. blanc), est plus longue, plus molle et plus
flexible; l'épiderme en est d'un gris plus clair, les anneaux sont
moins rapprochés et moins profonds ; la cassure est moins résineuse ; la saveur n'est point amère. Pour l'usage homœopathique nous nous servons, comme nous venons de le dire , de la
racine du *Cephaëlis ipecacuanha* , ou ipécacuanha *gris*. Les
racines blanchâtres ou jaunâtres qui se trouvent souvent mêlées

à cette sorte d'ipécacuanha, doivent être rejetées, ainsi que celles qui sont spongieuses, comme aussi toutes celles qui n'ont point d'anneaux. Quant à la préparation de ce médicament, elle pourra être faite, comme celle de toutes les substances sèches, soit par la trituration au sucre de lait, soit par la *digestion* dans 20 parties d'alcool, pour l'obtention de la *teinture-mère*.

JALAPPA, *Convolvulus s. Ipomœa Jalappa, Ipomœa macrorrhiza*; Jalap; *Trichter-Winde.*—Convolvulacées, Juss., Pentandrie monogynie, L. — *Doses usitées : ?*

261. Ce liseron croît aux environs du Mexique, à Vera-Cruz, à la Floride et à la Caroline. La racine de cette plante qui, en 1609, d'Ylapa fût transportée en Europe, nous arrive en tranches rondes, grosses de 6 à 14 millimètres, ou en morceaux pyriformes, fendus en deux, ou bien encore en morceaux entiers de la forme d'un petit raifort. Cette racine est dense, résineuse, pesante, friable, grise ou noirâtre et ridée en dehors, d'un gris foncé ou brunâtre et veinée en dedans, d'une cassure ondulée, lisse, offrant beaucoup de points brillans; pilée, elle donne une poudre grise ou jaune-brunâtre, d'une odeur particulière, répugnante et d'une saveur résineuse, âcre, nauséeuse, piquante. Pour l'usage homœopathique, il ne faut pas se servir des morceaux légers, d'un brun clair à l'extérieur, blanchâtres ou d'un gris pâle à l'intérieur, ni de ceux qui seraient sans brillant, sans stries, spongieux, vermoulus et par trop friables. On prépare le jalap comme toutes les substances végétales sèches.

JATROPHA CURCAS; Médicinier, Gros pignon d'Inde, Figue infernale, Ricin d'Amérique; *Schwarze Brech-Nuss, Grosse Purgir-Nuss, Höllenfeige.*—Euphorbiacées, Juss., Monoécie Monadelphie, L. — *Dose usitée : 30.*

265. Le médicinier croît en Afrique, dans l'Amérique du sud, dans la Nouvelle-Andalousie, dans l'île de Cuba, aux Antilles, etc. C'est un petit arbre à branches nombreuses glabres; feuilles pétiolées, obtuses, cordiformes, glabres, à cinq lobes; fleurs blanches ou d'un vert jaunâtre, en corymbes multiflores. Le fruit de cet arbre est la noix connue sous le nom de *ficus infernalis* (figue infernale), ou celui de Ricin d'Amérique; ce sont des semences d'un brun noirâtre, striées, chaque capsule en contient trois. Le noyau est blanc, huileux, d'une saveur d'abord

douceâtre, puis excessivement âcre et corrosive ; c'est la tunique
qui enveloppe le noyau qui est la partie la plus âcre. L'huile
qu'on retire de ces noyaux est incolore , inodore et presque insoluble dans l'alcool. Les *trois* premières atténuations se font par
la *trituration*.

LACTUCA VIROSA ; Laitue vireuse ; *Giftlattig.* — Chicoracées,
Juss., Syngénésie polygamie égale, L.—*Doses usitées* : 12. 30.

266. Cette plante vivace, qui habite le midi de l'Europe ,
croît sur les collines , les remparts , les décombres , les lieux
herbés, abandonnés, sous les haies et au pied des murs ; on la
cultive aussi dans les jardins. Tige droite , arrondie , haute de
9 à 14 décimètres, d'un vert gris, chargée de tâches d'un rouge
de sang , laiteuse ; feuilles horizontales, sessiles, demi-ampléxi-
caules, aiguillonnées à la carène ; fleurs petites, hermaphrodites,
terminales , d'un jaune pâle ; fruits noirs. Toute la plante a une
odeur très-âcre et nauséeuse , une saveur amère , et contient
dans toutes ses parties un suc laiteux, blanc, d'une saveur
amère et piquante. On prend la plante *entière*, au temps de sa
floraison (de juin en août), pour en exprimer le suc, qu'on traite
ensuite comme celui de toutes les autres plantes fraîches.

LAMIUM ALBUM ; Ortie blanche ; *Weiss-Bienensaug ; Weisse
Taubnessel.*—Labiées, Juss., Didynamie gymnospermie, L.—
Doses usities : 0. 3. 30.

267. Cette plante croît dans toutes les parties de la France
et de l'Allemagne, le long des haies, des chemins, des fossés, etc.,
et fleurit presque tout l'été. Racine cylindrique, rameuse, garnie
de chevelu ; tige droite , quadrangulaire, velue, simple ; feuilles
pétiolées, cordiformes, aiguës, dentées en scie, veinées en dessous ; fleurs blanches, axillaires, sessiles ; verticilles de 10 à 20
fleurs. On exprime le suc des fleurs et des feuilles, et on le traite
comme celui de toutes les plantes fraîches.

LAUROCERASUS ; *Prunus Laurocerasus ;* Laurier-cerise ; *Kirsch-
Lorbeer.* — Rosacées, Juss., Hexandrie monogynie , L. —
Doses usitées : 3. 6. 30.

268. Cet arbrisseau croît en Perse, au Caucase, dans l'Asie
Mineure et dans tout le Levant ; en France, ainsi que dans les
contrées du Rhin et du Mein inférieur, on peut le cultiver en

pleine terre, et dans le midi de la France, il est à peu près naturalisé. Le laurier-cerise est un arbre qui s'élève de 2 à 6 mètres de haut, ayant des branches étendues, dont les plus anciennes sont gercées et d'un noir grisâtre, les plus jeunes glabres, lisses et d'un vert brunâtre, feuilles alternes, portées sur des pédoncules courts, ovales-lancéolées, vivaces, entières, très-peu dentelées, fermes, coriaces, d'un vert luisant en dessus, d'un vert mat et veinées en dessous; fleurs en bouquets axillaires, blanches, en longues grappes; baies arrondies, cordiformes, sillonnées, d'un noir rougeâtre. Les feuilles fraîches ont une odeur et une saveur aromatiques, ressemblant à celles de l'amande amère; elles contiennent de l'acide hydrocyanique. Pour l'usage homœopathique, on cueille les feuilles en avril et en mai, on les réduit en pâte fine, dans un mortier de fer, on mêle la masse broyée avec partie égale d'alcool, on en exprime le suc et le mêle de nouveau avec parties égales d'alcool. La teinture-mère ainsi obtenue sert ensuite à faire les atténuations. On pourra peut-être aussi traiter les feuilles à la manière des substances sèches, c'est-à-dire en faisant les *trois* premières atténuations par la trituration au sucre de lait.

LEDUM PALUSTRE; Ledon des marais, Romarin sauvage; *Sumpfporst, Wilder Rosmarin.*—Rosacées, Juss., Décandrie monogynie, L. — *Doses usitées* : 15. 30.

269. Cet arbuste croît dans les lieux humides, tourbeux, marécageux, du nord de l'Europe, en Silésie, en Bohème, etc., ainsi qu'en France, dans les montagnes des Vosges, en Asie et en Amérique; on le cultive aussi dans les jardins. Plante toujours verte, haute de 6 à 9 décimètres, rameuse; feuilles à pédoncules courts, lanciniées, roulées sur les bords, dures, glabres en dessus, duvetées de jaune en dessous, vertes et luisantes. A l'état frais, les feuilles ont une odeur forte, résineuse, étourdissante et une saveur amère, astringente, nauséeuse. Fleurs blanches, parfois roses, en épis ou en corymbes terminaux. On pulvérise la plante entière et on l'arrose de vingt parties d'alcool; la liqueur claire qu'on décante au bout de huit jours, est la *teinture-mère* et sert à préparer les atténuations.

LYCOPODIUM CLAVATUM, *Lycopodii pollen*; Lycopode, Pied-de-

loup ; *Bärlapp-Samen* , *Streu-Pulver* , *Hexen-Mehl*. —
Mousses, Juss., Cryptogamie, L. — *Doses usitées :* 24. 30.

270. La plante qui fournit la poudre connue sous le nom de
Lycopode, est une espèce de mousse qui croît en Europe, surtout
en Finlande et en Russie , dans les lieux pierreux , montueux
et couverts de bois ; on retire la poudre des épis de la plante, en
les torréfiant et les battant vers la fin de l'été. La tige de
cette plante est rampante, filiforme, rameuse , de 6 à 10 décimètres de longueur ; les rameaux couchés sont stériles, ceux
qui se redressent sont fertiles. Feuilles courbées en dedans,
lanciniées , entières ou dentelées , sans nervures , terminant en
pointe blanche, filiformes ; épis droits , cylindriques , longs de
5 à 6 centimètres, formées d'écailles rangées en tuile ; capsules
réniformes, jaunes, axillaires, uniloculaires, à deux valves, contenant les graines qui forment le lycopode du commerce. Le
lycopode est une poussière extrêmement fine, d'un jaune pâle,
grasse au toucher , inodore et insipide, adhèrant au doigt , im-
miscible à l'eau qu'elle surnage , inflammable et très-légère.
Souvent on la sophistique avec le pollen du pin , la sciure du
bois, de la fécule, de la poudre de talc ou de chaux, ou d'autres
poudres colorées en jaune par la gomme-gutte. Dans ce dernier
cas, la fraude se décèle par la teinte rouge qu'une solution de
potasse communique au lycopode, et quant aux falsifications
faites avec d'autres poudres, on les reconnaît en ce que, placées
sur l'eau, ces poudres s'en imprègnent , tandis que le lycopode
surnage. La poudre de talc et celle de chaux vont au fond de l'eau,
et se trahissent encore par l'effervescence qu'elles font avec les
acides. Les falsifications avec le pollen du pin ou celui du sapin,
se reconnaissent par l'odeur résineuse que ces substances exhalent lorsqu'on les frotte entre les mains ; la présence de fécules
se décèle par l'iode. On fait les *trois* premières atténuations
par la *trituration*.

MENYANTHES TRIFOLIATA, *Trifolium fibrinum ;* Menyanthes,
Trèfle d'eau ; *Bitterklee* , *Fieberklee.* — Lysimachies , Juss.,
Pentandrie monogynie, L. — *Doses usitées :* 3. 30.

271. Le trèfle d'eau croît au bord des eaux , dans les fossés,
es prairies aquatiques, les marais, etc. , en Allemagne, en
France et dans tout le milieu de l'Europe. Racine longue,

garnie de chevelu, grosse, articulée, brune extérieurement, spongieuse intérieurement; tige arrondie, d'abord rampante, puis droite, longue de 4 décimètres; feuilles à pétioles longs, terminales, à trois folioles ovales, entières, d'une odeur faible, nauséeuse, et d'une saveur très-amère ; scape droite, longue, s'élèvant jusqu'à 7 décimètres ; fleurs d'un blanc rose, formant un panicule qui termine la scape ; corolle grande, barbue intérieurement, en entonnoir, à cinq divisions, à cinq étamines ; style allongé ; stigmate lobé ; capsule uniloculaire à plusieurs graines ; calice à cinq lobes. Comme les feuilles de cette plante ont plus d'amertume en automne que pendant leur floraison, il vaut mieux récolter la plante en automne. On prend la plante *entière* et on la traite comme toutes les autres plantes fraîches.

MEZEREUM, *Daphne Mezereum* ; Bois gentil (non sain-bois ni garou), Lauréole femelle; *Seidelbast.* — Thymelées, Juss., Octandrie monogynie, L. — *Doses usitées* : 15, 30.

275. L'écorce dont nous nous servons en homœopathie n'est point celle du *Garou*, sain-bois, *Daphne Gnidium,* mais bien celle du *Daphne Mezereum,* bois gentil. Cette plante est un arbrisseau qui s'élève à la hauteur de 6 à 12 décimètres, et qui croît dans les bois touffus et les forêts montagneuses de presque toute l'Europe, ainsi que dans l'Asie septentrionale. Racine ligneuse, rampante, blanche intérieurement, entourée extérieurement d'une écorce d'un jaune pâle; tige branchue ; branches d'un brun jaune. L'écorce de cet arbrisseau est mince, d'un brun grisâtre, striée, assez glabre, recouverte d'une épiderme mince, verdâtre, fibreuse et blanche à l'intérieur, d'une odeur âcre et d'une saveur caustique. Les fleurs sont rouges, ternées, et viennent avant les feuilles, aux mois de février et de mars; l'odeur en est agréable, mais narcotique. Feuilles ovales-lancéolées, entières, d'un vert-grisâtre en dessous ; baies de la grosseur d'une groseille, succulentes, monospermes, rouges ou jaunes, noires à leur extrême maturité. On pourra facilement distinguer le Bois gentil du Garou, en ce que les fleurs de celui-ci ne viennent qu'après les feuilles ; que ces fleurs sont en grappes et non à nu sur le bois comme celle du *Mezereum;* que ses feuilles sont linéaires-lancéolées et non ovales-lancéolées, et que ses baies sont plus petites que celles du Mézéréum. On récolte l'écorce

du Bois gentil avant le développement des fleurs et on la traite comme toutes les autres substances végétales fraîches. L'écorce qui se trouve dans le commerce ne vaut rien pour les préparations homœopathiques.

MILLEFOLIUM, *Achillœa Millefolium*; Millefeuille, Herbe au charpentier; *Schafgarbe.*—Corymbifères, Juss., Syngénésie polygamie superflue, L. — *Doses usitées?*

276. Cette plante croît dans les prairies, sur les raies des champs et les bords des chemins, dans les pâturages, etc., de toute l'Europe, de l'Asie septentrionale et de l'Amérique du nord. Sa racine vivace est oblique, rampante, garnie de chevelu; tiges nombreuses, simples, droites, arrondies, sillonnées, tubulentes, velues, hautes de 3 à 6 décimètres; feuilles velues, radicales, pinnatifides, si finement découpées et à divisions si nombreuses qu'elles se cachent les unes dans les autres. L'herbe de cette plante a une odeur balsamique et une saveur amère, âcre et échauffante. Fleurs petites, composées en corymbes. On récolte la plante entière au commencement de sa floraison (en mai et en juin), on en exprime le suc et on le traite comme celui de toutes les autres plantes fraîches.

NUX MOSCHATA, *Myristica moschata*; Noix muscade, Muscadier; *Muskat-Nuss.*—Laurinées (Myristicées), Juss., Dioécie monadelphie, L. — *Dose usitée*: 30.

277. Le Muscadier croît sur les îles de Banda, d'Amboine, les Moluques, et est cultivé dans plusieurs pays tropiques. C'est un arbre qui a beaucoup de ressemblance avec notre poirier; il s'élève jusqu'à 6 ou 10 mètres de haut; son écorce est d'un vert-gris foncé, glabre; ses branches sont fortes, à rameaux pendans. Feuilles alternes, oblongues, lancéolées, entières, aromatiques; fruit pendant, de la grosseur d'un œuf de poule, mûrissant neuf mois après la floraison. Ce fruit est d'un brun-noirâtre et composé de trois parties par ordre de superposition, savoir : 1° le *brou* ou *pulpe*, enveloppe extérieure, d'un blanc rosé, filandreuse, s'ouvrant à sa maturité; — 2° l'*arille* ou *macis*, seconde enveloppe, consistant en une sorte de cupule réticulée, visqueuse, mince, d'une odeur aromatique, d'une saveur âcre, balsamique; — 3° *la noix*, qui elle-même est formée de deux parties, *la coque* et *l'amande*. La coque est lisse, grisâtre, dure,

ferme, sillonnée ; l'amande, ou *noix muscade* proprement dite, est ovoïde, aplatie aux deux extrémités, de la grosseur d'un œuf de pigeon, veinée et marbrée, de consistance ligneuse et oléagineuse. On récolte les fruits trois fois par an ; la récolte de mars donne les meilleurs, celle de juillet est la plus considérable, et celle de novembre la moins abondante de toutes. L'arille est ensuite séchée et se vend sous le nom de *macis* ou *fleur de muscade* ; elle a la même odeur et la même saveur que la noix muscade. — Pour l'usage homœopatique, on choisit parmi les petites noix, obtuses des deux côtés, celles qui sont encore fraîches, lourdes, grasses et qui, étant perforées par une aiguille chauffée, laissent suinter une huile jaunâtre. On les nettoie à l'eau d'une sorte de poussière qui les recouvre et qui est de la chaux, et l'on prépare ensuite les *trois* premières atténuations par la *trituration*, ou bien on en fait la *teinture-mère* au moyen de 20 parties d'alcool, et on se sert de cette dernière pour faire toutes les atténuations.

NUX VOMICA, *Strychnos Nux vomica* ; Noix vomique, Vomiquier ; *Krähenaugen, Brechnuss*. — Apocynées, Juss., Pentandrie digynie, L. — *Doses usitées* : 15, 24, 30.

278. Le vomiquier croît aux Indes orientales, dans les îles de Ceylan, sur les côtes de Malabar, de Coromandel, etc. ; il a été découvert et figuré par Rheede. C'est un arbre de moyenne longueur, à bois dur, solide, amer ; écorce d'un gris de cendre ; branches opposées, glabres ; feuilles d'un vert luisant, ovoïdes, pétiolées, veinées, glabres des deux côtés ; beurs d'un hlanc verdâtre, terminales, en ombelles. Baie ronde, lisse, de la grosseur d'une orange, molle, gélatineuse, d'un blanc jaunâtre ou brun, remplie d'une chaire acide ; écorce lisse, dure, friable, contenant plusieurs semences. Ces semences sont les graines connues sous le nom de *Noix vomique* ; elles sont de la forme d'un bouton d'habit, très-plates, déprimées au centre, d'un gris-verdâtre, soyeuses, luisantes, inodores ; l'intérieur de ces semences est très-dur, presque comme la corne, d'un blanc jaunâtre ou brun. Les meilleures graines sont celles qui sont jaunâtres et lourdes ; en vieillissant, la saveur en est amère et âcre. La meilleure préparation de la Noix vomique est celle qui consiste à faire les *trois* premières atténuations par la trituration, après avoir préalablement pulvérisé les noix dans un mortier échauffé, ainsi

qu'il a été dit pour la *Fève Saint-Ignace*. Mais si, malgré cela, on veut s'en procurer la *teinture*, on l'obtiendra en faisant digérer la poudre obtenue dans 20 parties d'alcool.

OLEANDER, *Nerium Oleander;* Laurose, Laurier-rose ; *Lorbeer-Rose*.—Apocynées, Juss., Pentandrie monogynie, L.—*Doses usitées*: 6, 30.

279. Le Laurier-rose croît aux bords des fleuves , des lacs et des rivières de l'Europe méridionale ; de la Grèce, de l'Asie-Mineure, des Indes orientales et de l'Afrique , ainsi que sur les rochers de la Corse, etc. , et est cultivé aussi dans les jardins. Racines ligneuses, rameuses; tiges rameuses, ternées, élevées de 2 à 3 mètres et plus, grosses de 5 à 10 centimètres ; feuilles à pétioles courts , corriaces , linéaires-lancéolées ; perennes, ternées, ayant des nervures en dessus ; fleurs disposées par bouquets , lâches nombreuses, s'ouvrant successivement, roses ou blanches. Toutes les parties de la plante ont une saveur âcre et amère. Pour préparer cette plante à l'usage homœopathique , on prend les feuilles sèches du Laurier-rose *sauvage* ; on les pulvérise et on en fait les *trois* premières atténuations par la trituration, ou bien on les fait digérer dans 20 parties d'alcool pour obtenir la teinture-mère, qui ensuite sert à faire les atténuations. Si l'on peut se procurer des feuilles *fraîches*, ce qui vaut le mieux , on les récoltera au commencement de la floraison, on les coupera en menus morceaux, et les fera digérer, pendant huit jours , dans un volume égal d'alcool ; le liquide clair, qu'on décantera au bout de ce temps, sera la *teinture-mère* qui servira à préparer les atténuations.

OPIUM, *Papaver somniferum;* Opium, Pavot somnifère; *Opium, Mohnsaft*.—Papaveracées, Juss., Polyandrie monogynie, L. — *Doses usitées*: 3, 6, 9, 30.

280. Cette substance est le suc desséché des têtes vertes du pavot somnifère , et nous arrive en galettes brunes d'apparence grasse , luisantes, d'une saveur amère , âcre et narcotique, et d'une odeur forte, qui s'affaiblit lorsque les morceaux vieillissent. On trouve dans le commerce en tout *cinq* espèces d'opium, savoir : 1° l'*Opium rouge*, venant de Constantinople ; — 2° l'*Opium noir* , venant de Smyrne ;—3° l'*Opium brun*, venant d'Égypte;—4° l'*Opium de l'Inde*, variante de l'opium noir;—5° l'*O-*

pium *en larmes*, venant de Perse ; — 6° l'*Opium jaune*, venant de Grèce. La plus forte de ces espèces est l'*opium noir* ou *de Smyrne*; il est en pains gros, arrondis, de couleur noire, pesant de 250 à 500 grammes, d'une odeur forte, vireuse, enveloppés de feuilles de pavot et saupoudrés de la semence du *Rumex patientia*. L'opium *rouge* ou *de Constantinople* est moins fort, mais plus cher ; il est en galettes plates, pesant de 180 grammes à un kilogramme et plus, rougeâtres en dehors et en dedans, d'une odeur vireuse, mais plus faible que celle de l'opium *noir*. Quant aux trois autres sortes, elles sont en général peu usitées et ne se voient que rarement dans le commerce. L'*opium d'Egypte* est plus sec, plus cassant, et moins chargé de morphine que les deux sortes précédentes; il est à cassure ondulée, luisant comme la graisse ou la cire, d'un brun clair. L'*opium d'Inde* nous arrive du Bengale en boules, pesant de 1 à 2 kilogrammes, ou bien de Malva, en forme de pains carrés. L'*opium de Perse* est ordinairement en bâtons et renfermé dans du papier brillant ; à son intérieur on peut encore connaître des larmes agglomérées ; la couleur en est rouge. L'*opium de Grèce* nous arrive en petites galettes, à cassure sèche, d'un brun jaunâtre et un peu luisant; il contient plus de morphine qu'aucune des autres espèces, attendu qu'il en contient 15 0/0, tandis que celui de Smyrne n'en contient que 10 0/0, et celui de Constantinople seulement 2 0/0. — Pour l'usage homœopathique nous nous servons de l'*opium de Smyrne*. La meilleure préparation est celle qui consiste à faire les *trois* premières atténuations par la *trituration* ; cependant, si l'on veut se procurer la *teinture*, on l'obtiendra en dissolvant l'opium dans 20 parties d'eau-de-vie ou d'alcool à 40 0/0; les atténuations se font ensuite à l'alcool ordinaire.

PÆONIA OFFICINALIS; Pivoine officinale; *Gichtrose*.—Renonculacées, Juss., Polyandrie digynie, L.—*Doses usitées*: 3, 5 .

261. Cette plante vivace croît dans les forêts et les lieux stériles du midi et du milieu de la France et de l'Allemague. Racines oblongues, arrondies, grosses, ressemblant au navet, réunies en une sorte de paquet, jaunâtres, lisses en dehors, cassantes, d'une odeur forte étant fraîches, blanches et charnues en dedans, d'une saveur nauséeuse et désagréable. Tige simple, haute de 3 à 6 décimètres ; feuilles alternes, pétiolées, découppées, à

folioles ovales, lobées, biternées dans le bas , simplement ternées
dans le haut. Fleurs grosses , d'une belle couleur de pourpre ;
calice à 5 folioles persistantes ; corolle à 5 pétales ; étamines po-
lyandres; capsules cotonneuses, uniloculaires, rouges en dedans,
polyspermes.— Pour l'usage homœopathique on se sert de la
racine, qu'on récolte au mois d'avril. On en exprime le suc et
on le traite comme celui de toutes les plantes fraîches.

PARIS QUADRIFOLIA ; Parisette à quatre feuilles, Herbe à Paris,
Raisin de renard, Étrangle-loup; *Vierblättrige Einbeere.*—Asperges, Juss., Octandrie monogynie, L.—*Doses usitées:* 9, 30.

282. La parisette croît dans les forêts humides , dans les bois
touffus, de presque toute l'Europe. Racine pérenne , verticale ,
rampante, arrondie, articulée, charnue, blanchâtre; tige dressée,
simple, arrondie, uniflore, de 3 décimètres de hauteur, herbacée ;
feuilles au sommet, au nombre de quatre, à pétioles courts, larges, ovales, aiguës, entières, glabres, disposées en croix, brillantes en dessous , veinées , à trois nervures ; calice à quatre feuillets ; pédoncule long de 3 à 6 centimètres, cannelé ; fleur d'un
vert jaunâtre. Baie d'un bleu foncé, luisante, quadrangulaire, à
quatre loges polyspermes. Les feuilles et les baies ont, à l'état
frais, une odeur désagréable et narcotique ; l'odeur de la racine
est piquante , la saveur est nauseuse. Pour l'usage homœopathique, on récolte la plante *entière* au moment où elle va fleurir, on
en exprime le suc et on le traite comme celui de toutes les plantes fraîches.

PETROSELINUM, *Apium Petroselinum, Petroselinum sativum* ;
Persil, Persil cultivé; *Petersilie, Gemeine Petersilie.*—Ombellifères, Juss., Pentandrie digynie, L.—*Doses usitées:* 0, 3, 30.

283. Le persil vient spontanément dans le Levant, en Grèce, en
Sardaigne, en Provence, en Sicile; chez nous on le cultive dans
presque tous les jardins. Racine bisannuelle (vivace à Cayenne),
cylindrique, blanchâtre; tiges légèrement sillonnées, hautes de 6
à 11 décimètres; feuilles d'un vert foncé, luisantes; folioles ovales,
dentelées , à dents obtuses se terminant en pointe blanche ; ombelles composées de 10 à 12 rayons ; feuilles d'un jaune verdâtre ; fruits arrondis, un peu contractés des deux côtés , d'un vert
bleuâtre, marqués de nervures. — Le persil est parfois confondu
avec la grande ou la petite ciguë, plantes desquelles il se distin-

gue facilement par ses larges feuilles et l'arome très-caractérisé qu'elles exhalent lorsqu'on les frotte entre les doigts. Quant à la grande ciguë (*conium maculatum*) en particulier, il s'en distingue en ce que celle-ci a la tige robuste, plus élevée (1 à 2 mètres), chargée de taches purpurines, que ses folioles sont ovales oblongues ou lancéolées, *profondément pinnatifides*, à segmens découpés, dentés en scie, tandis que celles du persil sont ovales, larges, à trois lobes, découpées et dentées. — Pour l'usage homœopathique, on récolte la plante quand elle est sur le point de fleurir, on en exprime le suc et on le traite comme celui de toutes les plantes fraîches.

PHELLANDRIUM AQUATICUM ; Phellandre aquatique, Ciguë aquatique, Fenouil d'eau ; *Waser-Fenchel*. — Ombelliferes, Juss., Pentandrie digynie, L. — *Doses usitées*: 6, 30.

284. Cette plante bisannuelle croît dans les mares et les lieux aquatiques de presque toute l'Europe. Racine horizontale, coudée, oblique, ressemblant à un navet ; tige élevée de 6 à 12 décimètres, fistuleuse, striée, grosse, légère, rameuse et glabre, comme toute la plante ; feuilles tripinnées, pétiolées, glabres, à folioles lancinіées, obtuses, un peu ovales ; ombelles axillaires, composées, à pédoncules courts et à rayons égaux ; involucre nul ou à une foliole ; involucelle de 6 à 8 folioles ; fleurs blanches, à 5 pétales cordiformes; fruits ovoïdes, oblongs, un peu comprimés, aplatis d'un côté et convexes de l'autre, glabres, ressemblant aux semences d'anet, striés ou sillonnés, et contournés par les dents du calice. Parvenues à leur maturité, ces graines sont plus grosses, d'une odeur plus forte et d'un jaune verdâtre; l'odeur en est pénétrante, désagréable et âcre; leur saveur est aromatique et nauséeuse. Il importe de ne pas confondre ces graines avec les semences du *Sium latifolium* (Berle ou Ache d'eau), dont les graines sont plus petites que celles du Phellandre, plus striées, d'une couleur plus foncée, courbées, d'une odeur et d'une saveur tout différentes. — Pour l'usage homœopathique, on récolte les fruits du Phellandre au mois de septembre, et on en fait les *trois* premières atténuations par la trituration. Si cependant on tient à en préparer la teinture, on pourra l'obtenir en faisant digérer les fruits pendant 8 jours dans 20 parties d'alcool ; la teinture ainsi obtenue sert alors à préparer les atténuations.

PINUS SILVESTRIS; Pin sauvage, Pin vulgaire ; *Gemeine Kiefer*.
—Conifères, Juss., Monoécie monadelphie, L.—*Doses usitées* :
18, 30.

285. Le pin sauvage est l'arbre le plus commun dans les vastes
forêts du nord de l'Europe et des hautes montages de la France,
où il s'élève quelquefois à plus de 30 à 40 mètres, et se distingue
par sa forme pyramidale, ses feuilles filiformes, glauques, fermes
et toujours vertes, et ses fleurs en forme de cône, connues sous le
nom de pomme de pin. C'est l'arbre dont on exploite le plus le
bois pour toutes sortes de constructions, pour la charpente des
bâtimens, les planchers, etc. Il fournit aussi les résines connues
sous les noms de *goudron*, de *poix* et de *térébenthine ordinaire*.
— Pour l'usage homœopathique, nous nous servons *des jeunes
pousses ou bourgeons* de cet arbre ; nous les recueillons au printemps, nous en exprimons le suc et le traitons avec parties égales
d'alcool. La *teinture-mère* ainsi obtenue sert ensuite à préparer
les atténuations.

PRUNUS SPINOSA; Prunellier, Épine noire ; *Schleh-Dorn*,
Schwarz-Dorn. — Rosacées, Juss., Icosandrie monogynie,
L. — *Doses usitées* : 3, 30.

286. Le prunellier croît dans les haies et aux bords des forêts
de toute l'Allemagne et de toute la France. C'est un arbuste
élevé de 1 à 3 mètres, à écorce d'un gris noirâtre ; pédoncules
uniflores, solitaires ou ternés ; fleurs blanches, se développant
avant les feuilles ; feuilles ovales-lancéolées, dentées en scie,
velues en dessous ; fruits petits, arrondis, d'un rouge noirâtre,
fleuris à leur maturité, d'une saveur âcre. — Pour l'usage homœopathique, on cueille au mois d'avril les fleurs encore en
boutons, on les réduit par le broiement en masse fine, on y
ajoute deux tiers de leur poids d'alcool, on exprime le suc à
travers un linge, et on continue comme pour la préparation de
toutes les autres substances végétales fraîches. La teinture ainsi
obtenue sert ensuite pour préparer les atténuations. Plusieurs
homœopathes se servent aussi des fruits.

PULSATILLA NIGRICANS S. PRATENSIS, *Anemone pratensis;*
Pulsatille noirâtre, Anémone des prés, Coquelourde ; *Wiesen-*

Pulsatille, *Küchenschelle*. — Renonculacées, Juss., Polyandrie polygynie, L. — *Doses usitées :* 12, 30.

287. Cette plante vivace croît dans les pâturages sablonneux, sur les collines, sur les côtes exposées au soleil, en Allemagne, en France, en Danemarck, en Suède, en Russie et en Turquie. — Racine ligneuse, profonde, cylindrique, grosse; tiges simples, droites, arrondies, élevées de 8 à 13 centimètres; feuilles radicales, bipinnatifides, velues; fleurs solitaires, terminales, pendantes, d'un violet foncé ou d'un rouge brun, velues; folioles du calice campanulées, recourbées à la pointe. L'odeur de l'herbe est peu prononcée, la saveur en est âcre, piquante. L'herbe fraîche contient un principe âcre et vésicant et fournit une huile corrosive, ainsi qu'une espèce de tannin qui colore en vert le fer; à l'état sec elle est entièrement dépourvue de toute âcreté. — Il importe de ne pas confondre cette plante avec la Pulsatille vulgaire (*Anemone pulsatille*, L.); cette *dernière* plante, *dont l'homœopathie ne fait aucun usage*, ne croît que sur les collines sèches, stériles, et ne fleurit qu'au printemps, tandis que la pulsatille noirâtre fleurit pour la seconde fois encore aux mois d'août et de septembre. En outre, l'Anémone pulsatille est dans toutes ses parties beaucoup moins velue que la pulsatille noirâtre, ses tiges sont hautes de 16 à 24 centimètres; fleurs d'un violet clair ou d'un rouge pâle, droites, et non pendantes comme celles de la pulsatille noirâtre; graines surmontées d'une longue queue soyeuse. — Pour l'usage homœopathique on récolte la plante au mois d'avril, pendant qu'elle fleurit, on en exprime le suc et on le traite comme celui de toutes les autres plantes fraîches.

RANUNCULUS BULBOSUS; Renoncule bulbeuse; *Knolliger Hahnenfuss.* — Renoncules, Juss., Polyandrie polygynie, L. — *Doses usitées :* 6, 9, 12, 30.

288. Cette plante vivace croît sur les près, les pâturages, les bords des champs et dans les bois de toute l'Europe et de l'Amérique du Nord. Racine bulbeuse, large, garnie de chevelu, blanche. Tige couchée ou ascendante, élevée de 3 décimètres, fistuleuse, rameuse, pubescente, multiflore; feuilles radicales, à pétioles longs dans le bas, sessiles dans le haut et en partie amplexicaules; feuilles caulinaires, ternées, découpées, sessiles,

digittées; fleurs terminales, à pédoncules longs, grands, jaunes; folioles du calice pubescentes en dehors, jaunes en dedans, roulées sur les bords.—Pour l'usage homœopathique, on récolte la plante *entière* en juin, pendant qu'elle fleurit; on exprime d'abord séparément le suc de l'herbe, ensuite on coupe la racine en petits dés et l'on en exprime le suc en y ajoutant un peu d'alcool, parce que cette partie de la plante est trop sèche pour se laisser traiter sans l'alcool. Le suc des deux parties ainsi obtenu, on réunit les deux liqueurs, on y ajoute parties égales d'alcool, on laisse le tout dans un endroit frais, pendant trois jours, en le remuant de temps en temps; après quoi on décante le liquide clair, qui est de couleur brun-foncé.

RANUNCULUS SCELERATUS, *Herba sardoa;* Renoncule scélérate, Herbe sardonique, Grenouillette d'eau; *Gift-Hahnenfuss, Wasser-Eppich.*—Renoncules, Juss., Polyandrie polygynie, L.—*Doses usitées :* 6, 12, 30.

289. Cette plante croît dans les fossés, sur le bord des rivières, les prés humides, dans les marais, les terrains inondés, etc., dans toute l'Europe, en Sibérie, en Égypte et au Canada. Racine composée de plusieurs fils blanchâtres, assez longs; tige redressée, de la grosseur du doigt dans le bas, visqueuse, fistuleuse, rameuse, paniculée, multiflore, glabre, luisante, verte, élevée de 3 à 9 décimètres; feuilles glabres, succulentes, à pétioles larges dans le bas, réniformes, à trois lobes; feuilles supérieures digittées; pédoncules velus, cannelés; calice recourbé en arrière; fleurs petites, d'un jaune de citron pâle; fruits nombreux, petits, ovoïdes ou bacciformes. Floraison en mai et en juin. On récolte la plante *entière* pendant qu'elle fleurit, et on la traite comme la renoncule bulbeuse.

RATANHIA, *Ratanhia peruviana, Krameria triandra ;* Ratanhia, Ratanhia du Pérou, Kramer à trois étamines; *Ratanhia.*—Polygalées, Juss., Pentandrie monogynie, L.—*Dose usitée :* 30.

290. Ce sous-arbrisseau, originaire du Pérou, fut découvert en 1779 par Ruiz, d'où il porte aussi le nom de *Ruiz et Pavon.* Racine rameuse, ligneuse, arrondie, de la grosseur du pouce dans les plus gros morceaux, longue de 3 à 6 décimètres, dure, d'un brun rougeâtre foncé, gercée extérieurement, d'un jaune

rougeâtre intérieurement, à écorce d'un rouge très-foncé ; radicules partagées, longues de 8 à 32 centimètres, et de 12 millimètres de diamètre ; saveur amère, styptique ; odeur terreuse ; étant mâchée, cette racine communique à la salive une teinte rouge. Branches de la plante velues ; feuilles diffuses, petites, ovales, entières, velues en-dessous ; fleurs en grappes, solitaires, terminales ; fruits monospermes, pubescens, bacciformes. Pour l'usage homœopathique, on prépare cette racine en faisant les *trois* premières atténuations par la *trituration;* mais si l'on tient à en avoir la teinture, on l'obtiendra en faisant infuser une partie de la racine dans 20 parties d'alcool ; dans ce dernier cas, ce sera la teinture ainsi obtenue qui servira à faire toutes les atténuations.

RHABARBARUM, *Rheum…;* Rhubarbe ; *Rhabarber.* — Polygonées, Juss., Ennéandrie trigynie, L. — *Doses usitées* : 9, 30.

291. Cette racine est originaire du milieu et du nord de l'Asie, et connue en Europe depuis 1570. La meilleure espèce naît sur les montagnes de la Chine et des Indes orientales , surtout sur les monts Himalaya ; on l'attribue surtout à deux espèces de Rheum, dont l'une, *Rheum palmatum,* a de grandes feuilles palmées et des fleurs blanches en panicule ; tandis que l'autre, *Rheum Emodi* s. *australe,* qui se trouve à 300 mètres au-dessus du niveau de la mer, a de grandes feuilles rondes et velues, et des fleurs roses également en panicule. D'autres sortes moins estimées viennent de *Rheum rhaponticum, Rh. compactam, Rh. ondulatum,* qui tous sont originaires de la Tartarie Russe. Dans le commerce , on distingue *quatre* sortes de Rhubarbe, savoir : 1° la *Rhubarbe de Russie, de Moscovie ou de la couronne;* c'est la sorte qui nous arrive de la Russie par la Baltique et que les Russes échangent à Kiachta avec les Chinois ; — 2° la *Rhubarbe de Chine* ou *de l'Inde,* rapportée de Canton, par les vaisseux français, hollandais, anglais, etc., — 3° la *Rhubarbe de Perse* ou *de Turquie,* qui nous est envoyée de Perse par la Turquie ; — 4° la *Rhubarbe indigène* ou *de Pays.* Toutes ces sortes ont pour caractères communs d'être annulées, légères, spongieuses, ligneuses, veinées de blanc à l'intérieur ; elles sont coupées en morceaux de différens volumes, dépouillées de leur écorce, usées en dehors au moyen de la rape, et roulées dans leur propre poussière ; elles offrent une cassure raboteuse ; étant

mâchées, elles craquent sous la dent et teignent la salive en jaune; l'odeur en est nauséeuse et purgative, leur saveur est amère et aromatique. La *Rhubarbe de Russie* est en morceaux plats ou ronds, perforés de grands trous, *mondés*, d'un jaune vif extérieurement, d'un rose pâle, un peu veinés et compactes intérieurement. La *Rhubarbe de Chine* est également en morceaux plats ou ronds, perforés de trous étroits, *non mondés*, compactes, moins jaunes que ceux de la sorte précédente. La *Rhubarbe de Perse* est en morceaux plats, d'un jaune pâle extérieurement, rougeâtres et mêlés de lignes blanches intérieurement, *non mondés, ni percés de trous.* Enfin, la *Rhubarbe indigène,* sorte dont ON NE DEVRA JAMAIS SE SERVIR EN HOMŒOPATHIE, est en plus petits morceaux que l'exotique, elle est moins jaune en dehors, moins odorante, plus rouge en dedans et mêlée de moins de lignes blanches. — *Pour l'usage homœopathique, nous nous servons de la* RHUBARBE DE CHINE OU DE L'INDE. La meilleure manière de la préparer consiste à la traiter comme le reste des substances sèches, c'est-à-dire, en faisant les *trois* premières atténuations par la *trituration;* cependant, si l'on veut se procurer la teinture, on l'obtiendra en faisant digérer, pendant huit jours, une partie de Rhubarbe dans 20 parties d'alcool. Dans ce dernier cas, ce sera la teinture ainsi obtenue qui servira à faire les atténuations.

RHODODENDRON CHRYSANTHUM, *Andromeda Gmelini;* Rosage à fleurs jaunes, Rose de Sibérie, Rose de neige de Sibérie; *Sibirische Schneerose.* — Rosages, Juss., Décandrie monogynie, L. — *Doses usitées* : 12. 18. 30.

292. Le rosage à fleurs jaunes croît sur les hautes montagnes de la Sibérie, de la Davourie, du Kamtschatka, etc. C'est un petit arbuste rameux, haut de 6 décimètres au plus, à branches étendues, brunes, glabres; feuilles diffuses, pétiolées, oblongues, aiguës, cunéiformes à leur base, entières et recourbées sur leurs bords, veinées, coriaces, glabres, pâles et presque roussâtres en dessous; fleurs à pédoncules longs, grandes, d'un beau jaune d'or, en panicules terminaux, en bouquets. Bourgeons de fleurs ferrugineux, duvetés; semences très-petites. L'odeur des feuilles est âcre et nauséeuse, ressemblant à celle de la rhubarbe; leur saveur est amère et âcre. Nous recevons en Europe les feuilles, les bourgeons de fleurs et les pédoncules de la

plante à l'état sec. La meilleure manière de les préparer consiste à faire les *trois* premières atténuations par la trituration. La teinture, si toutefois on croit en avoir besoin, s'obtiendrait comme celle de toutes les autres substances végétales sèches, c'est-à-dire au moyen de 20 parties d'alcool dans lesquelles on ferait digérer une partie des feuilles, etc., pulvérisées.

RHUS TOXICODENDRON, *Sumac venenata*, L.; Arbre à poison, Sumac vénéneux; *Gift-Sumach*. — Térébinthacées, Juss., Pentandrie trigynie, L.—*Dose usitée* : 30.

293. Cet arbuste, originaire de l'Amérique Septentrionale, se perpétue facilement dans les bois touffus et les lieux humides, on le trouve aussi dans les jardins du midi et du milieu de l'Europe. Dans les bois aux environs de Bordeaux, on voit des échantillons de cet arbuste, qui y viennent à l'état sauvage. Racine rougeâtre, rameuse; tiges redressées, hautes de 12 à 19 décimètres, à écorce striée, d'un brun gris, et garnies de papilles nombreuses d'un brun foncé. Feuilles pinnées avec impaire, à pétioles longs, d'un vert jaunâtre, veinées; folioles longues de 8 centimètres, ovales, *incisées*, luisantes et de couleur foncée en dessus, d'un vert pâle et *pubescentes en dessous* ; fleurs petites, d'un vert jaunâtre, en épis axillaires; fruits monospermes, ovales, d'un gris blanchâtre, marqués de cinq sillons. Toute la plante contient un suc laiteux brun-jaunâtre, qui noircit à l'air et qui a une odeur pénétrante, nauséeuse. A certaines époques de l'année, il se forme autour de la plante une atmosphère qui selon quelques auteurs s'étend à 6 mètres de distance, et qui est malfaisante dans tous les momens où le soleil ne donne pas sur l'arbre. Les effets qu'on en éprouve sont des inflammations érysipélateuses et des éruptions pustuleuses ; affections qui naissent aussi lorsqu'on froisse les feuilles ou qu'on touche les branches fraîchement coupées ou cassées. Ce n'est donc qu'avec la plus grande précaution qu'on doit manier les rameaux de ce végétal, lorsqu'ils sont à l'état frais. — Plusieurs auteurs s'accordent à dire que le *Rhus radicans* a absolument les mêmes propriétés que le *Rh. toxicodendron*; mais comme cette assertion, vraie pour les faits généraux, n'est point suffisamment prouvée, quant aux détails qu'exigent les observations en homœopathie, il importe de ne pas confondre ces deux plantes. Le *Rhus radicans* se distingue du *Rhus toxicodendron*, en ce

que ses feuilles sont presque entières et glabres, tandis que celles de ce dernier sont incisées et pubescentes en dessous, et en ce que ses tiges sont couchées et *radicantes*, et non redressées comme celles du *Rh. toxicodendron.* — Pour l'usage homœopathique, on récolte en mai les feuilles du *Rhus toxicodendron,* on en exprime le suc, et le traite comme celui de toutes les plantes fraîches.

RHUS VERNIX, *Rhus venenata*, D.C., *Rhus vernicifera*, L.; Sumac vernicifère; Vernis de l'Amérique du Nord, (Vernis de la Chine); *Firnifs-Sumach.* — Térébinthacées, Juss., Pentandrie trigynie, L. — *Doses usitées* : 30.

294. Cet arbre, originaire du Japon et de l'Amérique du Nord, se distingue par l'écorce brunâtre et papilleuse de ses rameaux, ses fleurs d'un blanc verdâtre et ses baies jaunâtres. Lorsqu'on l'incise, il suinte un suc résineux qui devient noir à l'air et dont à la Chine et au Japon on fait du vernis. Plusieurs auteurs s'accordent à dire que ce même arbre dans l'Amérique du Nord ne donne pas de vernis, d'autres encore regardent celui de la Chine et celui de l'Amérique du Nord comme des espèces différentes. Quoi qu'il en soit, l'espèce dont nous nous servons, est celle de *l'Amérique du Nord, Rhus venenata* D. C., arbre dont l'atmosphère est encore plus vénéneuse que celle du *Rhus-toxicodendron* , attendu qu'elle peut occasioner même des maladies chroniques, s'il faut en croire Barton, qui dit avoir eu chaque année, pendant cinq ans, la même maladie éruptive, quoiqu'il ne s'exposât plus à l'atmosphère de cet arbre, et même étant en Europe. Pour l'usage homœopathique on se sert des FEUILLES du *Vernis de l'Amérique du Nord*, qu'on traite absolument comme celles du *Rhus toxicodendron.*

RUTA GRAVEOLENS, *Ruta hortensis*; Rue fétide, Rue des jardins; *Stinkende Raute.* — Rutacées, Juss., Décandrie monogynie, L. — *Doses usitées*, 12, 30.

295. Cette plante vivace croît dans le midi de l'Europe et dans le nord de l'Afrique; chez nous on la cultive dans les jardins. Racine ligneuse, rameuse, verticale; tiges nombreuses, herbacées, rameuses, arrondies, élevées de 3 à 9 centimètres; feuilles alternes, pétiolées, deux fois ailées, un peu charnues, d'un vert gris, ponctuées, à folioles ovales, cunéiformes, obtuses; fleurs

d'un jaune vert, latérales, à quatre segmens, en panicule; calice glabre, à 4 ou 5 divisions; corolle de 4 ou 5 pétales concaves entièrs; capsules à 4 ou 5 loges polyspermes. L'odeur de cette plante est très-forte, désagréable; sa saveur est très-amère, nauséeuse, chaude et âcre. — Pour l'usage homœopathique, on récolte l'herbe de la plante avant que ses fleurs se développent, on en exprime le suc et on le traite comme celui de toutes les plantes fraîches.

SABADILLA, *Veratrum sabadilla, Semen sabadillœ;* Cévadille, Sébadille; *Sabadille, Mexikanischer Läuse-Samen.* — Colchicacées, Juss., Hexandrie triandrie, L. — *Dose usité:* 30.

296. La Sébadille se trouve sur les côtes orientales des hautes montagnes du Mexique. D'après la description que Retzius a donnée de cette plante qu'aucun botaniste n'a encore vue, la racine est un oignon entouré d'enveloppes brunes, membraneuses; tige herbacée, simple, glabre, presque sans feuilles; feuilles radicales, glabres, linéaires, aiguës, entières, longues de 10 centimètres environ, larges de 6 millimètres; fleurs simples, en grappes terminales. Capsules glabres, longues de 6 à 9 millimétres, sur 3 d'épaisseur, obtuses du côté du pédoncule, oblongues, à trois coques, à trois cornes, à trois loges, contenant chacune deux semences allongées, noires, un peu ridées, aiguës aux deux extrémités. La saveur des capsules est un peu amère, celle des graines est âcre et caustique. Pour l'usage homœopathique on prend *les graines avec leurs capsules*, on les pulvérise ensemble et on en fait les *trois* premières atténuations par la *trituration.* Si par hasard on tenait à avoir la *teinture,* on pourrait l'obtenir en faisant digérer, pendant 8 jours, une partie de cette semence dans 20 parties d'alcool, décantant ensuite le liquide clair, etc.

SABINA, *Juniperus Sabina*; Sabine; *Sadebaum.* — Conifères, Juss., Dioécie monadelphie, L. — *Doses usitées:* 24, 30.

297. Cet arbrisseau croît dans les montagnes arides du midi de l'Europe, en Provence, en Espagne, en Italie, dans le pays des anciens Sabins, en Grèce, en Russie, dans l'Amérique du nord; chez nous, on le cultive dans les jardins. Tronc haut de 1 à 4 mètres, écorce d'un brun clair, vert clair aux branches les plus jeunes; branches nombreuses, ascendantes, très-flexibles, oppo-

sées ; feuilles perennes, opposées, imbriquées sur quatre rangs, en alêne, ovoïdes-aiguës, d'une odeur résineuse particulière , et d'une saveur âcre, piquante, amère , résineuse. Fruits bacciformes , arrondis , bleus , un peu plus petits et plus comprimés que ceux du genévrier commun. On distingue deux variétés de cette plante, la sabine *mâle* et la sabine *femelle*. La sabine appelée *mâle* est celle qui porte des fruits et qui , par conséquent, devrait s'appeler femelle ; elle est plus petite que l'autre ; ses feuilles ressemblent à celles du cyprès, étant moins écartées que celles de la sabine femelle.—Pour l'usage homœopathique, nous nous servons indistinctement *des feuilles* de la sabine mâle et de celles de la sabine femelle ; on récolte ces feuilles au mois de mai, on les réduit en bouillie au moyen d'un peu d'alcool, avec lequel on les broie dans un mortier, ensuite on en exprime le suc , et on le traite comme celui de toutes les plantes fraîches.

SAMBUCUS NIGRA ; Sureau ; *Hollunder.* — Chèvre-feuilles , Juss., Pentandrie trigynie, L. — *Doses usitées* : 0 , 3, 30.

298. Cet arbre existe naturellement dans les haies de toute la France et d'une grande partie de l'Europe , autour des villages, etc. Il peut acquérir une hauteur de 6 à 7 mètres : en vieillissant , il est entouré d'une écorce gercée ; les branches en sont remplies d'une moelle assez blanche, spongieuse, légère, appelée *méduline*. Feuilles opposées , panachées ; folioles ovales, aiguës, dentées dans les deux tiers de leur extrémité supérieure ; fleurs disposées en cimes ; calice à 5 divisions ; corolle en roue, à cinq lobes obtus et concaves ; fruits allongés , ombiliqués , bacciformes, noirs, à chair de couleur purpurine. Pour l'usage homœopathique, on se sert de la seconde écorce (*alburnum*) des jeunes branches ; on les réduit en bouillie fine au moyen d'un peu d'alcool avec lequel on les broie dans un mortier, on exprime le suc et on le traite comme celui de toutes les plantes fraîches. Plusieurs homœopathes se servent aussi des sucs réunis des *feuilles et des fleurs* , mêlés avec parties égales d'alcool , et portés ensuite au degré d'atténuation indiqué.

SANGUINARIA CANADENSIS ; Sanguinaire du Canada ; *Blutkraut.* —Papaveracées, Juss., Polyandrie monogynie, L. — *Doses usitées* : 1, 3, 30.

299. C'est par erreur que dans la première partie de notre ma-

nuel, page 577, le nom de cette plante a été rendu en français par celui de *salicaire*, qui désigne un tout autre végétal. La *Sanguinaire* du Canada, plante dont nous avons consigné les effets dans notre manuel (1re partie, pag. 456), est une plante herbacée qui tire son nom du suc rouge qu'elle contient, elle n'a qu'une seule feuille, qui est radicale, et qui semble réchauffer et protéger dans son sein l'enfance de la fleur ; cette feuille ne se développe entièrement qu'après la fleur; calice de deux feuillets; corolle de 8 pétales ; silique ovale, uniloculaire. Cette plante, qui est originaire de l'Amérique septentrionale, et surtout du Canada, réussit parfaitement dans nos jardins et y fait un bel effet dès le commencement du printemps, par la couleur et la teinte de sa fleur. Elle perd sa feuille en été et dort ensuite jusqu'au printemps suivant; de sorte que si on n'a pas marqué l'endroit, on ne sait plus où elle est. On la multiplie communément de racines éclatées ; elle aime un terrain sablonneux, mais se plaît peu au soleil. — Pour l'usage homœopathique, on se sert de la *racine* que l'on déterre avant que la fleur se développe, et qu'on traite ensuite comme toutes les autres plantes fraîches.

SASSAPARILLA S. SARSAPARILLA, *Smilax Sassaparilla* ; Salsepareille ; *Sassaparille.* — Asperges , Juss., Dioécie hexandrie, L. — *Doses usitées*: 3, 12, 30.

300. La salsepareille est naturelle à l'Amérique méridionale, au Mexique, au Brésil , au Pérou, où elle habite les forêts: C'est un arbrisseau faible , épineux , à branches quadrangulaires, à feuilles ovales , aiguës, entières, glabres , à cinq nervures en dessus, et d'un vert pâle bleuâtre. Fleurs petites, axillaires, en panicule, simples. Fruits noirs, trois loges, deux semences. Racine cylindrique, simple, extrêmement longue, de la grosseur d'un tuyau de plume, volubile, un peu ridée, à épiderme d'un brun clair, écorce mince, brune ; partie ligneuse un peu spongieuse, blanche, pliante ; elle est ordinairement sans odeur et a une saveur mucilagineuse, un peu amère. On distingue, dans le commerce, plusieurs variétés de cette racine qui presque toutes viennent d'espèces différentes. La première est la *salsepareille de la Vera-Cruz*, provenant de *Smilax sassap.* ; elle est en souches d'où pendent de longues racines repliées sur elles-mêmes, et en bottes qui ont parfois jusqu'à 3, 4 mètres, de sorte

que chaque souche avec ses racines pèse plusieurs kilogrammes. La salsepareille dite *du Mexique* ou *de Honduras*, ainsi que celle dite *de Caraque*, proviennent également de *Smilax sassap.*; elles nous arrivent ordinairement en surrons de cuir ou ballotins, contenant des bottes de 2 à 4 kilogrammes ; elles sont également en souches, et dans l'intérieur des bottes il y a ordinairement des racines noirâtres, minces et maigres, tandis qu'à l'extérieur on trouve les racines les plus belles, les plus grosses et de la plus belle couleur. La salsepareille dite *du Brésil* ou *du Portugal*, provenant de *Sassap. syphilitica*, nous arrive en rouleaux, longs de 14 décimètres, gros comme la cuisse, sans souche, pesant 15 à 30 kilogrammes. La salsepareille dite de *Jamaïque* n'existe point en France ; elle est poreuse, d'un rouge brun foncé, et d'une saveur moins prononcée que les autres sortes. La salsepareille *de Lima* est mince, annulée, consistant en fibres minces, d'un brun clair avec des marques plus foncées. Enfin, la salsepareille dite de *l'Inde*, provenant de *Smilax aspera*, a souvent de jeunes pousses, elle est à épiderme d'un brun rougeâtre, dure et d'un jaune blanc à l'intérieur. — Pour l'usage homœopathique, nous nous servons de la salsepareille dite *du Mexique.* Comme cette sorte n'est jamais bien nettoyée, il convient de la débarasser des saletés qui y adhèrent, avant de s'en servir. Cela fait, on ratisse une quantité suffisante de la racine et on en fait les *trois* premières atténuations par la *trituration.* La teinture alcoolique ne saurait nullement convenir, puisque l'alcool ne dissout nullement toutes les parties actives de cette racine.

SECALE CORNUTUM ; Seigle ergoté, Ergot de seigle; *Mutterkorn.* —Graminées, Juss., Triandrie digynie, L. — *Doses usitées :* 3, 30.

301. L'ergot est une dégénérescence solide et cornue du grain de plusieurs graminées, et que l'on observe surtout sur le *seigle*, mais souvent aussi sur le froment, l'avoine, l'ivraie, l'alpiste, le maïs, etc. Un printemps humide, en combinaison avec d'autres influences telluriques, paraît beaucoup favoriser le développement de l'ergot; surtout un temps variable où, pendant plusieurs jours, des pluies abondantes sont immédiatement remplacées par un beau soleil et une forte chaleur. L'ergot abonde aussi plus particulièrement dans les lieux voisins des marais,

et les bois, où, dans les années humides et pluvieuses, on l'a vu se multiplier au point de former presque le quart de la récolte. Presque toujours on en compte quatre ou cinq dans un même épi ; souvent il s'en trouve jusqu'à dix et douze, et quelquefois, mais rarement, jusqu'à vingt ; jamais cependant un épi n'est totalement ergoté. La nature de ces végétations n'est pas encore bien connue ; les uns les prennent pour une simple dégénérescence des graines naturelles, tandis que Décandolle prétend que cette maladie est causée par une espèce de champignon parasite, qu'il désigne sous le nom de *sclérote ergot, sclerotium clavus.* Le seigle ergoté consiste en graines anguleuses, oblongues, ayant un peu la forme de celles du seigle, mais trois ou quatre fois plus volumineuses, d'une longueur de 13 à 22 millimètres, sur 40 de diamètre, un peu courbées, de couleur violette, noirâtre, marquées de plusieurs sillons ; cassure nette, ressemblant à celle d'une amande. Cette substance a une odeur désagréable, assez semblable à celle des écrevisses cuites, surtout lorsqu'elle est fraîche et en grande quantité. Lorsqu'elle est réduite en poudre, cette odeur est encore plus prononcée ; la saveur de la poudre est légèrement picotante. Pour l'usage homœopathique, nous récoltons le seigle ergoté avant que le blé soit coupé, et nous en faisons les *trois* premières atténuations par la trituration. La teinture s'obtiendrait de la même manière que celles de toutes les substances végétales sèches, c'est-à-dire au moyen de 20 parties d'alcool, etc.

Senega, *Polygala Senega ;* Polygala de Virginie, Sénéga ; *Senega-Wurzel.* — Pédiculaires, Polygalées, Juss., Diadelphie octandrie, L. —*Doses usitées :* 9, 30.

302. Cette plante est naturelle à l'Amérique du Nord, à la Virginie, à la Pensylvanie, au Maryland et au Canada. Sa racine vivace est la seule partie qui soit usitée en homœopathie, comme en médecine en général. Elle est ligneuse, courbée, vermiforme, de la grosseur d'un tuyau de plume, terminée dans le haut par un bouton tubéreux d'où partent les tiges, couverte extérieurement d'une épiderme ridée, grise ou d'un brun rougeâtre ; à l'intérieur elle est d'un blanc sale. On distingue la substance externe, qui est ridée, plus molle, plus active, assez épaisse, et la substance interne ou *meditullium,* qui est ligneuse et dure. La racine a une odeur désagréable,

douceâtre, particulière, et une saveur d'abord aigre-douce, puis âcre et rance. Les tiges de la plante sont simples, redressées; feuilles alternes, lancéolées, aiguës, glabres; fleurs petites, sessiles, blanches, en grappes terminales; fruits ovoïdes; capsule à deux loges. La meilleure manière de préparer cette racine consiste à faire les *trois* premières atténuations par la *trituration*; la teinture-mère alcoolique s'obtiendrait comme celle de toutes les substances végétales sèches.

SENNA, *Cassia senna, Senna s. Cassia acutifolia*; Séné; *Senes-Blätter.*—Légumineuses, Juss., Décandrie monogynie, L. — *Doses usitées :* 6, 30.

303. Les feuilles connues sous ce nom, viennent d'Égypte ou elles proviennent de diverses espèces de *Cassia*, savoir : 1° *Cassia acutifolia*, Delile; —2° *C. elongata*, Lemaire; — 3° *C. lanceolata*, Forck; — 4° *C. obovata*, Colladon; —5° *C. ovata*, Nobis. — On distingue dans le commerce plusieurs sortes de sénés dont la meilleure et le séné *de la Palthe* ou d'*Alexandrie*, provenant du *Cassia acutifolia*, Delile; le végétal qui la fournit est une espèce d'arbuste, élevé de 3 à 6 décimètres, à écorce d'un brun grisâtre; feuilles alternes, 4 ou 5 paires de folioles lancéolées-aiguës, atténuées aux deux extrémités, sessiles, minces, fragiles, d'un vert pâle ou jaunâtre; semences nombreuses, blanchâtres. Outre le séné d'*Alexandrie* on distingue en suite le séné *de Tripoli*, provenant du *Cassia ovata*, Nobis; — le séné *de l'Inde*, provenant du *Cassia elongata*, Lemaire; — le séné d'*Alep*, provenant du *Cassia obovata*, Colladon; — le séné *de Maryland*, retiré des provinces méridionales de l'Amérique du Nord, provenant du *Cassia marylandica.*—Souvent le séné du commerce est sophistiqué avec les feuilles du *Coriaria myrtifolia*, et encore plus souvent on y trouve les feuilles ovales, entières, blanchâtres et velues, du *Cynanchum Arghel*, Delile. Pour l'usage homœopathique, nous nous servons du *Séné d'Alexandrie*, dont nous faisons les *trois* premières atténuations par la *trituration*, laissant à ceux qui préféreraient la teinture alcoolique, de se la préparer, comme celle de toutes les substances végétales sèches, au moyen de 20 parties d'alcool.

SOLANUM MAMMOSUM; Solanum mammiforme, Pomme poi-

8.

son ; *Zitzenförmiger Nachtschatten.*—Solanées, Juss., Pentandrie monogynie, L. —*Doses usitées :* 15, 30.

304. Cette plante herbacée est naturelle à la Virginie, au Barbados, à la Caroline, aux Indes occidentales et aux Antilles, où elle habite les baies et les endroits cultivés. Tige herbacée, garnie d'épines et de chevelu, redressée, rameuse, élevée de 9 à 13 décimètres ; feuilles grandes, plus larges que longues, cordiformes, lobées, pubescentes des deux côtés, à nervures jaunes en dessous, garnies d'épines d'un jaune foncé sur la nervure médiane ; fleurs diffuses, en panicule, d'un gris pâle ; baie pyriforme, jaunâtre. — Pour l'usage homœopathique, on se sert des baies, dont on exprime le suc, le traitant ensuite comme celui de toutes les substances végétales fraîches.

Solanum nigrum ; Morelle noire ; *Schwarzer Nachtschatten.* —Solanées, Juss., Pentandrie monogynie, L.—*Doses usitées :* 15, 30.

305. Cette plante annuelle croît partout en Europe, dans les terrains cultivés, abandonnés, sur le bord des fossés, au pied des murs. Racine filandreuse, rameuse, ligneuse ; tige herbacée, redressée, rameuse, angulaire, élevée de 3 à 6 décimètres. Feuilles alternes, pétiolées, ovales, dentées ; fleurs en grappes pédonculées, latérales, blanches. Baies sphériques, noires. Toute la plante, mais surtout les baies, sont regardées comme un poison ; toutes les parties de ce végétal ont, à l'état frais, une saveur fade, et une odeur narcotique, nauséuse, qui devient musquée lorsque la plante est déséchée. Nous nous servons en homœopathie de l'herbe de la plante, que nous récoltons au commencement de sa floraison, et que nous traitons comme toutes les autres plantes fraîches.

Spigelia anthelmia ; Spigélie anthelmintique, Brinvilliers, Poudre aux vers ; *Wurmtreibende Spigelia.* — Gentianes, Juss., Pentandrie monogynie, L. — *Dose usitée :* 30.

306. Cette plante annuelle croît dans presque toute l'Amérique du Sud, au Brésil, à Cayenne, aux Antilles, etc. Racine chevelue, noirâtre extérieurement, blanche intérieurement ; tige herbacée, arrondie, redressée, fistuleuse, élevée de 3 à 5 décimètres ; feuilles terminales, au nombre de quatre, disposées en

croix, ovales ou lancéolées, entières, glabres ; fleurs simples, formant un épi grêle et allongé, blanches ; semences petites, noires. Étant fraîche, cette plante a une odeur vireuse et fétide, qui, renfermée dans les appartemens, peut même causer une espèce de narcotisme ; la saveur en est nauséabonde et reste long-temps sur la langue. C'est à cause de ses qualités délétères qu'en français on appelle cette plante *Brinvilliers*, nom de la marquise de Brinvilliers, connue par ses empoisonnemens nombreux. — Nous nous servons en homœopathie de l'herbe sèche, pulvérisée, dont nous faisons les *trois* premières atténuations par la *trituration*. La teinture alcoolique s'obtiendrait comme celle de toutes les autres substances végétales sèches.

SQUILLA MARINA, *Scilla maritima ;* Scille, Scille maritime, Squille ; *Meerzwiebel.*—Asphodèles, Juss.; Hexandrie monogynie, L. — *Doses usitées* : 18, 30.

307. Cette plante croît dans les sables du bord de la mer, surtout dans ceux de la Méditerranée, ainsi que sur le rivage de l'Océan atlantique, sur les côtes maritimes de l'Asie et sur celles de l'Afrique. Sa racine est un oignon pyriforme, ayant le volume de deux poings, pesant 2 kilogrammes, et portant à sa base de nombreuses radicules verticales, de la grosseur d'une plume de corbeau ; l'oignon est composé de plusieurs tuniques écailleuses dont les extérieures sont membraneuses, brunes, tandis que les intérieures sont charnues et contiennent un suc épais, mucilagineux, volatil, âcre, inodore, mais d'une saveur amère, nauséeuse. A l'état sec, les écailles sont tenaces, jaunâtres ou d'un brun-rougeâtre, demi-transparentes. Les fleurs de cette plante poussent en été, elles sont portées par une hampe de 6 à 12 décimètres, nombreuses, blanches, en grappes, et se dessèchent en automne ; les feuilles ne viennent que le printemps suivant ; elles sont obtuses, lancéolées, un peu plissées, d'un vert clair, luisantes, larges. Capsules ovales, obtuses, triangulaires, membraneuses, d'un jaune–verdâtre ; semences aplaties, noires. — Pour l'usage homœopathique, on coupe, dans un oignon *aussi frais que possible*, un morceau qu'on pile dans un mortier, en y ajoutant peu à peu partie égale d'alcool. Lorsqu'il est réduit en une pâte homogène, on délaie celle-ci avec cinq parties d'alcool, on laisse le tout en repos pendant

quelques jours, et on décante ensuite la teinture claire et brunâtre. C'est cette teinture qui sert alors à faire les atténuations.

STAPHYSAGRIA, *Delphinium staphysagria* ; Staphysaigre, Herbe aux poux ; *Steph ns-Körner, Läuse-Kraut.*—Renonculacées, Juss., Polyandrie trigynie, L. — *Dose usitée* : 30.

308. L'herbe aux poux croît dans le midi de la France, en Italie, en Grèce, et dans tout le midi de l'Europe. Racine cylindrique, vivace, un peu rameuse et chevelue dans le bas ; tige élevée de 6 à 9 décimètres, arrondie, marquée de sillons, moélleuse ; feuilles alternes, d'un vert un peu jaunâtre, épaisses, coriaces, palmées, à 5 ou 7 découpures, pétioles cannelées ; fleurs terminales, en grappes, pubescentes, velues, blanchâtres ou bleuâtres ; grappes longues de 16 à 21 centimètres, contenant chacune vingt fleurs environ. Semences anguleuses, comprimées, triangulaires ou quadrangulaires, un peu convexes d'un côté, longues et larges de 2 millimètres, amères, âcres, brûlantes, couvertes de petites cavités, d'un gris-noir. Le noyau de cette semence est huileux, d'un jaune-blanc ; étant broyé, il développe une odeur désagréable ; la saveur en est amère et très-âcre. — Pour l'usage homœopathique, on se sert des semences dont on fait les *trois* premières atténuations par la *trituration* ; la teinture alcoolique s'obtiendrait comme celle de toutes les substances sèches, au moyen de 20 parties d'alcool.

STRAMONIUM, *Datura stramonium ;* Stramoine, Pomme épineuse ; *Stechapfel.*—Solanées, Juss., Pentandrie monogynie, L. — *Doses usitées* : 9, 30.

309. Cette plante annuelle est originaire des Indes orientales, d'où elle est passée en Europe, dans l'Afrique septentrionale et la plus grande partie de l'Amérique, etc. ; elle croît sur les décombres, au pied des murs, autour des villages et des maisons, dans les lieux sablonneux, le long des chemins, etc. Racine fusiforme, presque verticale, ligneuse, chevelue, blanche ; tige dressée, arrondie, élevée de 6 à 9 décimètres, branchue, glabre ; feuilles anguleuses, alternes, pédonculées, axillaires, ovales, sinueuses, larges, pointues, glabres, d'un vert foncé en dessus, plus pâle en dessous, d'une odeur narcotique en se flétrissant, d'une saveur amère, nauséeuse. Corolle grande, en entonnoir, blanche ; calice tubuleux, à cinq divisions, caduc, à pédoncules

courts; capsule épineuse, ayant le volume d'une noix, à quatre valves, à quatre loges polyspermes; semences réniformes, presque ridées, marquées d'une petite cavité, comprimées, assez grosses, entourées d'une double enveloppe, d'un brun-noir extérieurement, blanches intérieurement. Pour l'usage homœopathique, on récolte l'herbe de la plante avant que ses fleurs se développent, on en exprime le suc, et on le traite comme celui de toutes les plantes fraîches.

TABACUM, *Nicotiana Tabacum;* Tabac, Nicotiane; *Taback.*— Solanées, Juss., Pentandrie monogynie, L. — *Doses usitées :* 6, 30.

310. Cette plante, originaire de l'Amérique méridionale, est aujourd'hui cultivée dans beaucoup de régions de l'Asie et de l'Europe, ainsi que dans les colonies, en Afrique, etc. La racine annuelle de la plante est d'un blanc jaunâtre, rameuse, chevelue. Tige redressée, herbacée, arrondie, velue, simple, ou garnie de rameaux peu nombreux, haute de 9 à 13 décimètres, feuilles grandes, sessiles, alternes, veinées, lancéolées, aiguës, velues, visqueuses, ovales, oblongues. Fleurs grandes, pédonculées, axillaires et terminales, bractéifférés; corolle en entonnoir, en lymbe plissé, d'un rouge pâle ou rose. L'odeur des feuilles fraîches est vireuse, fétide; leur saveur est amère, âcre et nauséeuse. Pour l'usage homœopathique, on récolte les *feuilles fraîches* de la plante, avant que les fleurs se développent, on en exprime le suc et on le traite comme celui de toutes les plantes fraîches.

TANACETUM VULGARE ; Tanaisie commune ; *Gemeiner Rainfarn.*—Corymbifères, Juss., Syngénésie polygamie superflue, L. — *Doses usitées :* ?

311. Cette plante vivace habite presque tous les pays de l'Europe, où elle croît dans les terrains pierreux, humides, sous les berges des rivières, le bord des champs, les digues, etc. ; elle aime les terrains sablonneux et le voisinage des eaux courantes. Racine rampante, rameuse, dure, chevelue; tiges ascendantes, redressées, anguleuses, touffues, élevées de 6 à 12 centimètres ; feuilles glabres, bipinnatifides, à segmens linéaires écartés, incisées, dentées en scie, d'un vert foncé; fleurs en corymbe terminal, de couleur dorée ; calice hémisphérique, imbriqué ; se-

mences en graines fines , vertes , anguleuses , sans aigrette , couronnées par un rebord anguleux. Toute la plante a une odeur désagréable , camphrée ; la saveur en est amère, aromatique. Pour l'usage homœopathique., on récolte l'herbe de la plante et les sommités fleuries des branches , depuis juillet jusqu'en août, on en exprime le suc , et on le traite comme celui de toutes les autres plantes fraîches.

TARAXACUM, *Leontodon Taraxacum ;* Dent de lion, Pissenlit ; *Löwenzahn.* — Chicoracées, Juss., Syngénésie égale. L. — *Doses usitées* : 0 , 3 , 30.

312. Cette plante vivace croît partout en Allemagne et en France, dans les prés, les champs, les lieux cultivés, sur les bords des chemins et dans les villages. Racine fusiforme ; feuilles radicales couchées sur terre , dentées en scie , glabres ; pédoncules arrondis, creux. Toute la plante contient un suc laiteux , savonneux, d'une saveur salée , amère. Nous récoltons en automne la plante *entière* , dont nous traitons le suc récemment exprimé comme celui de toutes les autres plantes fraîches.

TAXUS BACCATA ; If ; *Eibenbaum.* — Conifères , Juss., Dioécie monadelphie. L. — *Doses usitées* : ?

313. Cet arbre se trouve dans les montagnes du nord de l'Europe ainsi que sur celles de l'Amérique septentrionale et de l'Asie boréale, en Écosse, en Suède , en Prusse, etc. C'est un arbre qui atteint souvent un âge de plusieurs centaines d'années ; lorsqu'il a 3, 4 décimètres de diamètre, on peut être assuré qu'il a au moins 300 à 400 ans. Son écorce est mince, d'un brun foncé ; son bois est d'un rouge brun , à petits grains serrés, plus ou moins veiné , très-dur et presque incorruptible. Feuilles rapprochées, linéaires, planes, d'un vert noirâtre, pérennes ; fleurs à pédoncules courts, axillaires ; fruits bacciformes, d'un rouge vif, perforés au sommet, renfermant une sorte de noix., et qui contient une amande blanchâtre, charnue , bonne à manger et huileuse. On trouve cet arbre assez fréquemment en Allemagne dans les parcs, où on s'en sert pour former des berceaux, ou pour parure ; dans ce but on lui donne la forme de pyramide , d'oranger , de mur, etc. Pour l'usage homœopathique, on se sert des *sommités des branches* de cet arbre, on les récolte pendant sa floraison, en mai, et on les traite comme toutes les plantes fraîches.

TEREBINTHINA., *Terebinthinæ oleum*, *Terebinthina veneta*, *s. laricina;* Térébenthine, Huile de térébenthine, Térébenthine de Venise ; *Terpentinöl., Lerchen-Terpentin.* — Conifères, Juss., Monoécie monadelphie, L. — *Doses usitées* ?

314. La térébenthine est le suc résineux-volatil qui découle soit naturellement soit à l'aide d'incisions, de plusieurs végétaux de la famille des Conifères. On distingue dans le commerce plusieurs sortes de térébenthine, savoir : 1° la *térébenthine commune ou d'Allemagne*, provenant du *Pinus sylvestris* et du *P. abies ;* elle est épaisse, de consistance mielleuse, trouble, d'une saveur amère, et d'une forte odeur résineuse ; 2° La *térébenthine de Strasbourg*, provenant de l'*Abies pectinata*, DC., ainsi que de l'*A. excelsa ;* elle est d'un jaune-clair, plus fine et plus transparente que la précédente, d'une odeur agréable et d'une saveur assez amère ; 3° La *térébenthine de Venise* ou *de Briançon*, provenant du *Pinus larix*. On la récolte en Ukraine, en Hongrie, dans le Tyrol, dans le Dauphiné, au Jura, en Suisse, etc. ; elle est très-claire, transparente, blanche, d'une odeur faible, agréable, et d'une saveur chaude et amère; 4° la *térébenthine de Bordeaux*, provenant du *Pinus maritima*, L. ; elle est blanchâtre et contient un cinquième d'huile essentielle; 5° la *térébenthine du Canada*, provenant de l'*Abies balsamea*, Mill., *Pinus balsamea*, L. ; elle est plus fine qu'aucune des autres sortes, d'un jaune verdâtre, de consistance mielleuse, d'une odeur agréable et d'une saveur douce ; 6° la *térébenthine de Boston*, provenant du *Pinus australis ;* elle est moins amère que celle de *Bordeaux*, à laquelle elle ressemble du reste beaucoup ; 7° la *térébenthine des Carpathes*, provenant du *Pinus cembra ;* 8° celle *de la Hongrie*, provenant du *Pinus pumilo* et du *P. mughos ;* 9° celle de *Chypre*, provenant du *Pistacea terebinthus*, L. — Toutes ces térébenthines, quelle qu'en soit l'origine, ont pour caractères communs d'être d'une consistance sirupeuse, visqueuse, luisante, plus ou moins transparante, de couleur jaune-verdâtre, d'une odeur forte et pénétrante, d'un goût amer-âcre. — Pour l'usage homœopathique, nous nous servons de l'*Essence de térébenthine*, c'est-à-dire de la térébenthine débarrassée de sa partie résineuse. Pour obtenir cette essence ou l'*huile volatile*, nous prenons la *térébenthine de Venise*, telle qu'elle se trouve dans le commerce ; nous en mêlons, dans un flacon, 8 parties à une partie d'alcool

de 80 degrès centigrades, nous agitons le mélange, et le laissons ensuite reposer, après quoi la térébenthine rectifiée ne tarde pas à se précipiter, laissant l'alcool qui contient les parties résineu-ses, dans la partie supérieure du flacon, de sorte qu'on peut ai-sément le décanter. En répétant ce procédé 3 à 4 fois, on obtient l'*huile essentielle* de térébenthine parfaitement débarrassée de toute résine ; seulement elle contiendra souvent encore de l'alcool, qui peut même s'y trouver dans la proportion d'un cinquième, mais qui se laisse facilement enlever par de l'eau distilée avec la-quelle on secoue, pendant quelques instans, l'huile essentielle qu'on vient d'obtenir. Cette huile est claire, parfaitement lim-pide, incolore, ou d'un jaune très-clair, d'une odeur désagréable, et d'une saveur chaude, amère. Les *trois* premières attenuations se font par la *trituration.*

TEUCRIUM MARUM VERUM ; Germandrée maritime ; *Katzen-kraut.* — Labiées, Juss., Didynamie gymnospermie, L. — 3. 6. 9. 12. 30.

315. Cet arbuste croît dans le Levant, ainsi que dans tout le bassin de la Méditerranée, surtout en Espagne ; en Allemagne et en France on le cultive aussi dans les jardins. Tige droite, ligneuse, rameuse, glabre dans le bas, velue dans le haut ; feuil-les opposées, pétiolées, ovales obtuses, d'un vert clair ; fleurs roses, au bout des branches, dans les aisselles des feuilles. Toute la plante a une odeur aromatique camphrée qui plaît surtout aux chats, et une saveur amère, âcre et chaude. Pour l'usage ho-mœopathique, on se sert des branches garnies de feuilles et de fleurs ; on les récolte depuis juin jusqu'en août, on en ex-prime le suc et on le traite comme celui de toutes les plantes fraîches.

THEA SINENSIS, *Thea viridis cæsarea* ; Thé de Chine ; Thé vert impérial ; *Chinesicher Thee, Grüner oder Kaiserthee.*— Orangers, Juss., Polyandrie monogynie, L. — *Doses usitées* : 9. 30.

316. Cet arbre qui, à l'état naturel, atteint une hauteur de près de 10 mètres, croît à la Chine, au Japon et à la Cochinchine, et en général dans tout l'Orient de l'Asie. Feuilles pérennes, coriaces, épaisses, glabres, luisantes, alternes, ovales oblongues, aiguës, longues de 6 centimètres sur 3 de large, dentées en scie,

à pétioles courts; fleurs blanches, grandes, pédoncules courts, axillaires, calice à cinq divisions; corolle de 3 à 9 pétales; capsules globuleuses à trois loges, contenant chacune une ou deux semences; graines arrondies, amères, huileuses, de la grosseur d'une noisette. Pour obtenir le thé, tel qu'il nous arrive dans le commerce, on récolte les feuilles une jusqu'à quatre fois par an, suivant l'âge des arbres; on les fait sécher au vent ou au soleil, ou bien on les plonge d'abord, une demi-minute, dans de l'eau bouillante, puis on les roule entre les doigts et on les met sur des poëles chauffées, où on les retourne avec la main jusqu'à ce qu'elles soient suffisamment sèches. Le thé bien roulé et séché est ensuite assorti et envoyé dans le commerce. Le thé de bonne qualité doit être nouveau, net, uniforme, sans poussière, pesant, sentant la violette, sans acreté ni odeur forte. A cause du prix élevé et de la grande consommation de ce produit, l'industrie se plaît souvent à le falsifier. On a même trouvé du thé contenant du cuivre, et qui avait été fabriqué avec de la poussière de thé dont on avait fait une masse à l'aide de gomme arabique et de carbonate de cuivre, en roulant ce produit à la manière du thé. On prétend aussi que le *thé vert* ne doit sa couleur qu'aux vases de cuivre dont, suivant quelques auteurs, on se sert pour le préparer, mais c'est là une opinion dénuée de tout fondement. Les vases dont on se sert pour préparer le thé sont en terre ou en fer, et ce qui donne au thé dit *vert* sa couleur particulière, c'est qu'il est préparé avec les feuilles des premières récoltes et qui n'ont point été exposées à la vapeur de l'eau bouillante avant. leur torréfaction, etc.; tandis que les thés dits *noirs* sont dans les conditions contraires et proviennent des feuilles de la dernière récolte. Pour l'usage domestique, les thés *noirs* sont les meilleurs, parce qu'ils sont moins irritans, attendu que la manière dont on les prépare leur ôte une grande partie de leurs principes âcres, vireux, etc.; mais pour l'usage médical, nous préférons, par la même raison, les *thés verts*, parce que leurs propriétés énergiques, sont précisément celles dont l'homœopathie peut tirer le plus grand avantage. Les *thés verts* sont, comme les *thés noirs*, de différentes sortes; celle que nous employons en homœopathie, sous le nom de *thea cœsarea*, n'est point le véritable *thé impérial*, mais le thé vert connu sous le nom de *poudre à canon*. C'est la sorte la plus choisie du *thé hayswen*, le plus fin des thés verts; elle est en petites feuilles, d'un

vert grisâtre, tendres, roulées en petits grains, entières, san
poussière, etc. Le véritable *thé impérial* ne se voit point e
Europe, quoique tous les marchands en vendent; il est fait ave
les boutons à peine ouverts, et réservé pour l'usage exclusif d
l'empereur ou des grands de l'empire céleste. — Enfin, pou
préparer le thé de manière à le rendre propre à l'usage homœo
pathique, on le pulvérise et l'on en fait les *trois* premières atté
nuations par la *trituration*. La teinture alcoolique s'obtiendrai
comme celle de toutes les substances végétales sèches, au moyen
de 20 parties d'alcool.

THUYA OCCIDENTALIS; Thuia du Canada; *Lebensbaum.* — Conifères, Juss., Monoécie monadelphie, L. — *Doses usitéés :*
0. 3. 30.

317. Cet arbre toujours vert, originaire du Canada, est beaucoup plus cultivé en Allemagne qu'en France, où l'on ne voit
presque que le *thuia orientalis* ou thuia de la Chine. Le *thuia
du Canada* est un arbre rameux depuis sa racine, s'élevant, dans
des circonstances favorables, jusqu'à la hauteur de 12 mètres et
au-dessus; rameaux plats, comprimés et étalés en tous sens;
feuilles courtes, toujours vertes, tuilées, à écailles obtuses, disposées en quatre rangs; cônes terminaux, presque lisses, d'un
brun jaune; semences aplaties. Il se distingue du *thuia de la
Chine* en ce que, froissées entre les doigts, les feuilles de celui-ci
ne développent point l'odeur aromatique, résineuse, que développent les feuilles du *thuia du Canada;* en outre les rameaux
du *thuia de la Chine* sont ascendans et droits, et non étalés en
tous sens, comme celles de l'autre; ses strobiles sont raboteux et
les écailles de ses feuilles sont aiguës. — Pour l'usage homœopathique, on récolte vers la fin de juin les jeunes feuilles du *thuia
du Canada*, on les pile d'abord seules, ensuite on y ajoute les
deux tiers de leur poids d'alcool, et on en exprime le suc. La
teinture-mère ainsi obtenue et clarifiée, sert ensuite à préparer
les atténuations.

TONGO, *Baryosma Tongo*, *Dipterix odorata*, *Couma-rouma
odorata;* Fève-Tonka, Caumarou des Galibis; *Tonka-Bohne.*
— Légumineuses, Juss., Diadelphie décandrie. L. — *Dosee
usitées?*

318. Le Coumarou des Galibis croît à Cayenne et en général

dans l'Amérique du sud ; c'est un arbre à écorce dure, lisse, blanche et dont le bois est très-dur ; il peut atteindre une hauteur de 10 mètres et au-dessus ; feuilles alternes, pinnées ; folioles au nombre de quatre, à pétioles courts, grandes, ovales, entières, aiguës ; fleurs axillaires, en grappes simples ; corolle de couleur purpurine, à veines violettes. Noix ovale-oblongue, drupacée et duvetée à l'extérieur, monosperme ; semence de la forme d'une amande, longue de 2 à 3 centimètres, d'un noir brillant, intérieurement d'un brun clair et mou. Ces amandes ont une odeur agréable, aromatique et contiennent beaucoup d'acide benzoïque, qui dans les semences sèches se trouve souvent cristallisé. On distingue deux sortes de fèves-tonka, savoir : 1° les fèves-tonka d'*Angleterre*, qui sont plus petites que les autres, arrondies, un peu comprimées, peu courbées et presque noires ; — 2° les fèves-tonka de *Hollande*, qui sont plus grandes, de couleur brunâtre, d'une odeur et d'une saveur plus faibles. Pour l'usage homœopathique, nous nous servons de celles d'*Angleterre*, que nous préparons en faisant les *trois* premières atténuations par la *trituration*. La teinture alcoolique, si on la désirait, s'obtiendrait comme celle de tous les autres végétaux secs, c'est-à-dire, au moyen de 20 parties d'alcool.

Urtica urens, *Urtica minor* ; Ortie grièche, Petite ortie ; *Brenn-Nessel*. — Urticées, Juss., Monoécie tétandrie, L. — *Doses usitées ?*

319. Cette plante annuelle se trouve partout, dans les lieux cultivés, les jardins, etc. Tige haute de 3 à 5 décimètres, arrondie, glabre, aiguillonnée ; feuilles opposées, ovales-elliptiques, incisées, dentées ; fleurs monoïques, en grappes simples ; graines aplaties, ovales, couleur de paille et petites. Pour l'usage homœopathique, on se sert du suc frais des feuilles et des fleurs, qu'on prépare comme celui de toutes les autres plantes fraîches.

Uva ursi, *Arbutus uva ursi, Arctostaphylos officinalis* ; Raisin d'ours, Arbousier, Busserole ; *Bärentraube*. — Bruyères, Juss., Décandrie monogynie, L. — *Doses usitées ?*

320. Ce petit arbuste toujours vert croît dans le nord et le milieu de l'Europe, ainsi que dans l'Amérique septentrionale, dans les landes, les plaines sablonneuses, les forêts de pins, etc., ainsi que dans le midi de l'Europe sur les montagnes al-

pines. Sa racine est ligneuse, rameuse; tige couchée, diffuse; tige et rameaux à écorce brune, glabre, facile à enlever; branches glabres, garnies de feuilles et vertes. Feuilles diffuses, à pétioles courts, ovales, oblongues, arrondies à leur pointe, obtuses, veinées, coriaces, glabres, luisantes, longues de 16 à 20 millimètres. Fleurs en grappes, pendantes, terminales; fruit globuliforme, de la grosseur d'un petit pois, charnu, rouge. En homœopathie, on se sert des *feuilles*, que l'on coupe en menus morceaux, ensuite on y ajoute partie égale d'alcool, puis on en exprime le suc, comme il a été dit pour le thuia.

VALERIANA OFFICINALIS, *Valeriana minor*; Valériane officinale, Valériane sauvage, Petite Valériane; *Baldrian-Wurzel*.
  —Dipsacées, Juss., Triandrie monogynie L.—*Doses usitées*: 12, 30.

321. La petite valériane à qui l'épithète de *petite* ne convient que par opposition à la *grande* (Valeriana, Phu, L.) croît presque partout, tant dans les bois taillis touffus, un peu humides, que sur les hauteurs sèches mais fraîches. La racine vivace de cette plante a une souche cylindrique, blanche, d'où partent des rameaux fibreux, écailleux, de couleur blanche à l'intérieur, de couleur brune à l'extérieur; tige haute de 6 à 18 décimètres, fistuleuse, simple, droite, poilue, arrondie; feuilles opposées, profondément pinnatifides; folioles lancéolées, dentées en scie; fleurs rougeâtres (couleur de rose) ou blanchâtres, terminales ou axillaires, en panicule; calice denté; corolle à cinq divisions irrégulières; fruits monospermes, infères. La racine, séchée avec précaution. a une odeur aromatique camphrée et une saveur amère, aromatique, qui toutes deux plaisent fort aux chats, qui se roulent dessus avec une sorte de fureur voluptueuse. Nous nous servons en homœopathie de la racine fraîchement creusée. Mais si l'on veut être sûr d'obtenir des racines efficaces, c'est à l'âge de 2 ou 3 ans qu'il faut les recueillir, au printemps, avant que la tige se développe. Encore ne faut-il pas la recueillir dans un terrain trop humide; celle qui croît sur les hauteurs et dans les endroits plutôt frais qu'humides, est douée de beaucoup plus de vertus. — On prépare la racine fraîchement déterrée, comme toutes les autres plantes fraîches.

VERATRUM ALBUM, *Helleborus albus*; Varaire, Vératre blanc,

Weisse Niesswurz. — Colchiacées, Juss., Hexandrie triandrie, L. — *Doses usitées* : 12, 30.

322. La varaire croît dans les pâturages des hautes montagnes de l'Auvergne, des Vosges, du Jura, des Alpes, des Pyrénées, ainsi qu'en Bavière, dans le Tyrol, dans l'Ukraine, en Silésie, en Autriche, en Hongrie, etc. Racine cylindrique, courte, grosse, pérenne, simple, ferme, ridée, brune à l'extérieur, blanche à l'intérieur, garnie de fibres de la grosseur d'un brin de paille, nombreuses, succulentes. A l'état frais, elle a une odeur nauséeuse, et une saveur acre, amère, chaude; à l'état sec, l'odeur est plus faible et la racine a moins de vertus. Tige haute de 3 à 12 décimètres, arrondie, fistuleuse; feuilles inférieures ovales, feuilles supérieures ovales-oblongues, toutes amplexicaules, marquées de nervures, entières, plissées sur leur largeur; fleurs nombreuses, en grappes rameuses, terminales, d'un vert pâle, accompagnées de bractées lancéolées; fruits à trois coques, à trois loges, pubescentes, ovales allongées; semences planes, ailées, nombreuses. On récolte la *racine* de cette plante au commencement de juin, et on la traite comme toutes les autres plantes fraîches.

VERBASCUM THAPSUS; Bouillon blanc, Molline, Bonhomme; *Königskere.*—Solanées, Juss., Pentandrie monogynie, L. — *Doses usitées* : O. 3, 30.

323. Cette plante habite le nord et le milieu de l'Europe, où elle croît sur les montagnes, le long des chemins, au pied des rochers, dans les lieux sablonneux, secs et stériles, dans les décombres, sur les vieux murs, etc. Racine bisannuelle, simple, d'un blanc brunâtre, chevelue; tige haute de 6 à 18 décimètres, droite, simple, cotonneuse; feuilles alternes, acaules, décurrentes, dentées, oblongues-lancéolées, ridées, drapées, d'un vert bleuâtre; fleurs jaunes, en épi allongé ou solitaires, soutenues par des bractées cotonneuses et drapées. Nous nous servons en homœopathie de l'herbe fraîche de la plante, que nous récoltons au commencement de sa floraison, et que nous préparons à la manière de toutes les plantes fraîches.

VINCA MINOR; Pervenche, Petite pervenche; *Wintergrün, Kleines Sinngrün.* — Apocynées, Juss., Pentandrie monogynie, L.—*Dose usitée ?*

324. Ce sous-abrisseau habite toute l'Europe, où il croît dans

les haies, les buissons, les forêts, etc. Racine rampante, garnie, dans le bas, de chevelu; tiges arrondies, grimpantes, minces, longues de 2 à 3 décimètres; feuilles opposées, ovales lancéolées, pétiolées, entières, luisantes, coriaces, pérennes; fleurs solitaires, axillaires, à pédoncules longs, bleues. Nous nous servons en homœopathie de la plante *entière*, que nous récoltons au commencement de sa floraison, en avril et en mai, et que nous traitons à la manière de toutes les autres plantes fraîches.

Viola odorata, *Viola martia;* Violette, Violette de Mars; *Veilchen, März-Veilchen.*—Cistées (Violacées), Juss., Syngénésie monogamie, L. — *Doses usités :* 9, 12, 30.

325. La violette se trouve dans toute l'Europe, où elle habite les bois couverts, le bord des forêts, les jardins, les vignes, et les lieux ombragés. Racine acaule, en surgeons rampans, nombreux, qui s'étalent en tous sens et qui propagent la plante; feuilles radicales, à pétioles longs, arrondies-cordiformes, obtuses, crénelées; glabres ou légèrement velues; pédoncules uniflores, axillaires, filiformes, droits, glabres; fleurs de couleur purpurine, parfois couleur de rose, entières, glabres; semences arrondies, nombreuses. Nous nous servons de la plante *entière*, que nous récoltons pendant qu'elle fleurit, et que nous traitons comme toutes les autres plantes fraîches.

Viola tricolor, *Jacea;* Pensée, Fleur de la trinité; *Freisam-Veilchen, Stiefmütterchen.* — Cistées (Violacées), Juss., Syngénésie monogamie, L. — *Doses usitées :* 9, 12, 30.

326. Cette plante annuelle croît dans toute l'Europe, dans les champs, sur les bord des chemins, des forêts et des prés, dans les jardins, etc. Racine rameuse, chevelue; tige triangulaire ou quadrangulaire, couchée, glabre, à rames droites; feuilles ayant l'odeur des noyaux de pêches lorsqu'on les frotte, alternes, pétiolées, pubescentes, les inférieures ovales-oblongues, les supérieures lancéolées, toutes crénelées, dentées en scie; pédoncules axillaires. Les pensées *à fleurs jaunes et blanches* sont celles dont nous nous servons en homœopathie. Nous prenons la plante *entière* à l'époque de sa floraison, et nous la traitons comme toutes les autres plantes fraîches.

Zingiber officinale, *Amomum Zingiber;* Gingembre;

Ingwer. —Basiliers., Juss., Pentandrie monogynie, L. —
Doses usitées ?

327. Ce végétal est originaire des Indes orientales, de Java,
ou de la Chine, mais on le cultive aussi aux Indes occidentales
et dans l'Amérique tropique. Racines superficielles, tubéreuses,
rameuses, digitées ou palmées, aplaties, noueuses, charnues,
couleur de rose étant fraîches, grises à l'état sec, marquées de
stries longitudinales et circulaires, de 2 à 6 centimètres de
longueur sur 2 de diamètre; d'une odeur aromatique et d'une
saveur âcre mais agréable. Tiges herbacées, glabres, hautes de
2 à 6 décimètres, simples, à feuilles étroites, aiguës et parfaitement glabres. Epi floral court, oval, obtus; fleurs d'un blanc
jaunâtre. Dans le commerce, on trouve deux sortes de gingembre
dont l'une est blanche, l'autre noire, mais cette différence ne
provient que du plus ou du moins de soin qu'on apporte à la
dessiccation de cette racine. Pour l'usage homœopathique, nous
prenons les racines les plus fermes, de la couleur la plus claire,
et qui sont pesantes, d'une odeur forte et d'une saveur chaude;
ce sont celles qui nous arrivent par le Malabar et le Bengale. On
prépare le gingembre en faisant les *trois* premières atténuations
par la *trituration.* Ceux qui voudraient se procurer la *teinture-
mère,* l'obtiendraient par le même procédé qui est employé
pour toutes les substances végétales sèches, c'est-à-dire, au
moyen de 20 parties d'alcool.

3. *Substances végétales moins usitées et presque entièrement*
inconnues.

ABSINTHIUM, *Artemisia absinthium;* Absinthe; *Wermuth,*
Bittrer Beifuss.—Corymbifères, Juss., Syngénésie polygamie
superflue. L. —

328. Cette plante originaire de la Grèce croît aujourd'hui
dans toute l'Europe, dans les endroits secs, pierreux, exposés au
soleil, dans les lieux champêtres, arides, etc. Racine oblique,
chevelue; tige dressée, quadrangulaire, striée, un peu cotonneuse, rameuse, haute de 6 à 12 décimètres; feuilles nombreuses,
découpées, d'un gris verdâtre en dessus, cotonneuses et d'un
gris argenté en dessous; fleurs globuleuses, tubulées, jaunes,
pendantes, axillaires, en grappes. Toute la plante a, à l'état

frais, une forte odeur aromatique pénétrante, désagréable, et une saveur très-amère. On récolte la plante *entière* lorsqu'elle est en fleurs (en juillet et en août), et on la prépare comme toutes les autres plantes fraîches.

ALLIUM SATIVUM; Ail; *Knoblauch.*—Liliacées, Juss., Hexandrie monogynie, L.

329. L'ail est originaire du Levant et du midi de l'Europe, mais on le cultive presque partout en Europe, soit en plein champ, soit dans les jardins potagers; souvent aussi il vient spontanément. Tout le monde connaît l'odeur pénétrante, insupportable et diffusible de l'oignon de cette plante; cet oignon est arrondi et consiste en plusieurs bulbes oblongs, aigus, enchassés les uns dans les autres, et revêtus de trois enveloppes. Tige haute de 6 à 9 décimètres, arrondie, garnie de feuilles jusqu'au milieu; feuilles disposées sur deux rangs, linéaires, cannelées, aiguës, oblongues, d'un vert bleu et glabres. On récolte la plante *entière* depuis juin jusqu'en août, et on la traite comme toutes les autres plantes fraîches.

AMMONIACUM, *Gummi ammoniacum;* Gomme ammoniaque; *Ammoniak, Armenisches Gummi.* — Ombellifères, Juss.

330. La gomme ammoniaque est une substance gommo-résineuse qui découle d'une ombellifère naturelle à l'Afrique, à l'Éthiopie, à l'Égypte et à quelque régions des Indes orientales. D'après Fontanier, la plante qui fournit cette gomme appartient à la famille des *Férulacées*, et Scowiz la désigne sous le nom de *Ferula ammoniacum;* Léméry l'appelle *Ferula ammonifera.* Wildenow croyait qu'elle appartenait au genre *Heracleum* et lui donnait le nom d'*Heracleum gummiferum;* mais l'opinion de Fontanier, qui a vu lui-même cette plante en Perse, mérite sans nul doute plus de crédit. Suivant le rapport de ce dernier, cette gomme-résine s'écoule spontanément en grains plus ou moins gros; la récolte s'en fait vers la fin de juin par les habitans du pays, après quoi la gomme est apportée de Bouchir dans l'Inde et de là en Europe. Dans le commerce on distingue *deux* sortes d'ammoniaques dont la première est connue sous le nom de *gomme ammoniaque pure* ou *amygdaloïde*, qui est en petits grains ronds, agglomérés, d'un jaune rougeâtre terne, luisante et comme grasse dans sa cassure, non-transparente, blanchâtre

intérieurement, d'une odeur assez forte, d'une saveur âcre, amère et désagréable, se dissolvant en partie dans l'eau, avec laquelle elle forme un mélange laiteux; dans l'alcool, c'est à peine si la moitié se dissout. L'autre sorte, désignée par le nom de *gomme ammoniaque impure en pains* ou *en sorte*, est en morceaux plus ou moins grands, d'une couleur jaune sale, mêlés de débris de graines, de terre, de sable; d'une odeur peu prononcée, balsamique, d'une saveur amère, résineuse et âcre, se ramollissant entre les doigts, se boursoufflant sur des charbons ardens, où elle brûle avec décrépitation, se noircit et répand une odeur alliacée. Elle se dissout dans l'éther, et seulement en petite quantité dans le vinaigre et dans l'alcool. — Les *trois* premières atténuations se font par la *trituration*.

AQUILEGIA VULGARIS; Ancolie vulgaire; *Ackelei*. — Renonculacées, Juss., Polyandrie pentagynie, L.

331. Cette plante se trouve dans presque toute l'Europe, où elle croît dans les bois, les prés sylvestres, les forêts et sur les côtes des montagnes. Racine vivace, rameuse, d'un brun foncé extérieurement, blanche intérieurement. Tige haute de 3 à 9 décimètres, grêle, rameuse, un peu velue, rougeâtre; feuilles biternées, d'un vert bleu en dessous, de couleur foncée en dessus, incisées, découpées; folioles pétiolées, arrondies, rhomboïdales ou ovoïdes; fleurs au sommet de la tige et des rameaux, pendantes, bleues ou brunes, rarement roses, disposées en corymbe, pourvues de cornets recourbés. Semences ovales-oblongues, triquêtres, noires, luisantes, petites, d'une saveur d'abord douceâtre, puis amère. — On récolte la plante *entière* à l'époque de sa floraison, et on la traite comme toutes les autres plantes fraîches.

ARCHANGELICA, *Archangelica officinalis, Angelica Archangelica*, L.; Angélique, Angélique Archangélique; *Engelwurz*. — Ombellifères, Juss., Pentandrie monogynie, L.

332. Cette plante habite le nord de l'Europe et de l'Asie, ainsi que les montagnes de la France et de l'Allemagne méridionale; dans les pays bas de l'Allemagne septentrionale, elle se trouve au bord des fleuves. Racine bisannuelle, grosse, cylindrique, ridée, chevelue et rameuse, d'un brun-gris ou rougeâtre extérieurement, blanche intérieurement, d'une forte odeur aro-

matique, assez agréable et d'une saveur d'abord douceâtre, mordicante, puis amère. Tige herbacée, arrondie, striée, fistuleuse, rameuse, haute de 12 à 18 décimètres; feuilles alternes, amplexicaules, bipinnées, à folioles lobées, dentées en scie avec impaire; fleurs terminales, en ombelles, jaunes, verdâtres, presque éphémères. Nous nous servons de la *racine fraîchement déterrée* de la plante *sauvage*, non de celle des jardins. La préparation se fait comme celle de toutes les autres plantes fraîches.

ARISTOLOCHIA CLEMATITIS; Aristoloche vulgaire; *Gemeine Osterluzei*. — Aristoloches, Juss., Gynandrie hexandrie, L.

333. Cette plante vivace se trouve en France, en Allemagne et dans la Tartarie; elle y croît dans les champs incultes, glaiseux, dans les vignes, sur les berges des rivières, etc. Racine rampante, grêle, articulée, courbée et recourbée en divers sens, d'un brun-jaunâtre; tige le plus souvent simple, redressée, faiblement courbée et recourbée, légèrement sillonnée, moëlleuse intérieument, garnie, dans le bas, d'écailles ovales-oblongues, brunâtres, haute de 3 à 9 décimètres; feuilles à pédoncules longs, obtuses-triangulaires, cordiformes, d'un vert foncé en dessus, d'un vert-bleu en dessous; fleurs axillaires, d'un jaune sale. Toute la plante a une odeur forte et désagréable, et une saveur âcre, amère et balsamique. Pour l'usage homœopathique, on se sert de l'herbe de la plante, qu'on récolte en juin et qu'ensuite on prépare comme toutes les autres plantes fraîches.

ARMORACIA, *Armoracia rusticana*, *Cochlearia armoracia*; Raifort, Raifort officinal ou des boutiques, Grand raifort, Cranson, Cran de Bretagne; *Meerrettig*, *Gemeiner Meerrettig*, *Kren*. — Crucifères, Juss. Tétradynamie siliculeuse, L.

334. Cette plante herbacée croît dans les lieux humides, sur le bord des fossés et des fleuves, surtout dans l'ouest de la France, en Bretagne, etc., ainsi qu'en Allemagne, en Hongrie, en Angleterre et en Suisse. Racine cylindrique, grosse comme le bras, longue, rameuse, verticale, jaunâtre extérieurement, blanchâtre intérieurement, d'une saveur âcre et cuisante. Tige redressée, rameuse du haut, élevée de 6 à 9 décimètres, angulaire, striée, glabre, ainsi que toute la plante. Feuilles radicales, pétiolées, grandes, dressées, vertes, ovales-oblongues, crénelées; feuilles caulinaires, petites, presque sessiles, pinnatifides, lan-

céolées-linéaires. Fleurs petites, blanches, en longues grappes terminales; silicules globuleuses, à deux valves, à deux loges polyspermes. C'est la *racine* fraîchement déterrée qui doit être préparée. La préparation s'en fait comme celle de toutes les plantes fraîches..

ASPARAGUS OFFICINALIS ; Asperge vulgaire ; *Gewöhnlicher Spargel.*—Asperges, Juss., Hexandrie monogynie, L.

335. Cette plante croît à l'état sauvage dans une grande partie de l'Europe, où elle habite surtout les lieux sablonneux, les bords de la mer, les prairies, le bord des forêts, etc.; on la cultive aussi beaucoup dans les jardins. Racine formée de fibres arrondies, jaunes en dehors, blanches en dedans, inodores, et d'une saveur douceâtre. Tiges rameuses, herbacées, arrondies; glabres, hautes de près de 9 décimètres. Feuilles en faisceaux, longues de 3 centimètres environ, glabres comme toute la plante, et accompagnées de stipules extérieures et intérieures, parmi lesquels sont trois, quatre ou cinq feuilles linéaires. Fleurs petites, d'un jaune-verdâtre, dioïques-polygamiques, solitaires et axillaires; pédoncules articulés, géminés, lâches, uniflores ; fruits bacciformes, d'un rouge écarlate, à trois loges, à deux ou trois semences noires. Pour l'usage homœopathique, on recueille les jeunes pousses (*turiones asparagi*), on en exprime le suc et on le traite comme celui de toutes les plantes fraîches.

ATRIPLEX OLIDA, *Chenopodium olidum* s. *Vulvaria* ; Arroche fétide, Ansérine (Patte-d'oie) fétide, Vulvaire; *Stinkende Melde, Stinkender Gänsefuss.*—Arroches, Juss., Pentandrie Digynie, L.

336. Cette plante, qu'il ne faut pas confondre avec l'Arroche des jardins (*Atriplex sativa*), croît dans tout le nord de l'Europe, sur les lieux incultes, au pied des murs, etc. Racine annuelle; tige couchée, rameuse ; feuilles pédonculées, rhomboïdales, entières, d'un vert-gris, chargées d'une poussière écailleuse ; fleurs glomérées, paniculées ; semences en forme de lentilles, noires, luisantes. Toute la plante a un odeur désagréable, fétide, comme celle de la marée, et une saveur salée, nauséeuse. — On récolte la plante *entière* au temps de sa floraison, et on la traite comme toutes les autres plantes fraîches.

BOLETUS SATANAS; Bolet Satan; *Satans-Pilz.*—Champignons, Juss., Cryptogames, **L.**

337. Ce champignon croît dans les forêts, où il n'est pas rare en été et en automne. Chapeau gros, ferme, d'un jaune pâle; pores d'un rouge foncé; pied gros, d'un rouge foncé, grillé du haut. Suivant Phœbus, ce champignon n'est qu'une variété du *Boletus luridus*, Schæff. — On le prépare comme le Boviste. (Voir 216.)

CAHINCA s. **CAÏNCA**, *Cahinca caïnana*, *Chiococca racemosa*; Caïnca, Racine de Caïnca; *Kaïnka-Wurzel.* — Rubiacées, Juss., Pentandrie monogynie, **L.**

338. Cet arbrisseau croît au Brésil et aux Antilles. Tige haute de 2 à 3 mètres; feuilles opposées, ovales-aiguës, entières; fleurs pédonculées, blanchâtres, axillaires, en grappes pendantes; fruit bacciforme, blanchâtre, monosperme. Racine rameuse, d'un brun rougeâtre, consistant en morceaux cylindriques, longs de 6 à 9 décimètres, de la grosseur d'un tuyau de plume jusqu'à celle du doigt; elle est fibreuse, marquée dans toute sa longueur de sillons de couleur foncée, couverte d'une écorce brune, annulée, mince, charnue, à épiderme d'un blanc sale. Au-dessous de cette partie charnue, se trouve un bois blanc qui est l'axe de la racine. L'épiderme de l'écorce est d'un aspect résineux, d'une saveur désagréable, amère, un peu âcre et légèrement astringente, produisant un grattement dans la gorge; la partie ligneuse n'a ni saveur, ni odeur. L'odeur de la racine est âcre, volatile, désagréable, ressemblant un peu à celle de la Valériane. — Les *trois* premières atténuations devront se faire de préférence par la *trituration.* — La teinture-mère, si toutefois on en voulait, s'obtiendrait comme celle de toutes les substances végétales sèches, c'est-à-dire au moyen de 20 parties d'alcool.

CALENDULA OFFICINALIS; Souci, Souci des jardins, Soleil; *Ringel-Blume, Gemeine Ringel-Blume.* Radiées, Juss.

339. Cette plante annuelle, originaire du midi de l'Europe, est cultivée dans les jardins de presque toute l'Europe. Racine d'un jaune pâle, cylindrique, chevelue; tige redressée, angulaire, pubescente, rameuse, haute de 2 à 4 décimètres; feuilles ovales

ou lancéolées, imitant la forme d'une spatule, entières ou légèrement sinuées, alternes, sessiles, un peu charnues et faiblement velues. Fleurs grandes, d'un jaune rouge, larges, solitaires, terminales, d'une odeur désagréable, bitumineuse, et d'une saveur d'abord acide-douceâtre, mucilagineuse, puis amère. Dans les grandes chaleurs de l'été on voit parfois sortir de ces fleurs des étincelles semblables aux étincelles électriques. Semences en forme de nacelle, muriquées, recourbées. On récolte la plante *entière* pendant qu'elle est en fleurs et on la traite comme toutes les autres plantes fraîches.

CHENOPODIUM GLAUCUM ; Anserine glauque, Patte d'oie verdâtre; *Graue Melde*, *Graugrüner Gänsefuss.* — Arroches, Juss., Pentandrie digynie, L.

340. Cette plante croît le plus fréquemment dans les villages, les faubourgs et les fermes, autour des fumiers et aux endroits où l'eau des fumiers se réunit. Tige rameuse, haute de près de 3 décimètres, le plus souvent couchée, et fréquemment marquée de stries d'un beau rouge ou d'un vert blanchâtre ; feuilles oblongues, obtuses, légèrement dentées, d'un vert gris ou bleuâtre en dessus, blanchâtres en dessous; fleurs glomérées, en épis rameux, dans les aisselles des feuilles et au bout des tiges. — On récolte la plante *entière*, au commencement de sa floraison, en juillet, et on la traite de la manière connue.

GENISTA SCOPARIA, *Spartium scoparia*; Genêt à balai; *Geniste*, *Ginster*, *Pfriemenkraut.*—Légumineuses, Juss., Diadelphie décandrie, L.

341. Cet arbrisseau croît fréquemment dans les bois et les landes de presque toute la France et de l'Allemagne. Tige rameuse ; rameaux sans épines, souples, anguleux, servant de liens ; feuilles ternées et solitaires ; fleurs campanulées ; calice tubulé, monophylle et à cinq dents ; stigmate longitudinal et velu en dessus. — On se sert des branches tendres de ce végétal ; on en exprime le suc, et on le traite comme celui de toutes les autres plantes fraîches.

GINS-ENG, *Panax quinquefolium*; Gins-eng; Panax à cinq feuilles; *Gins-eng*, *Fünfblättrige Kraftwurzel.* — Aralies, Juss., Polygamie dioécie, L.

342. Le Gins-eng est une plante commune à la Chine, que les

botanistes s'accordent à rapporter au *Panax quinquefolium*. Cette plante croît naturellement dans les forêts épaisses de la Tartarie, sur les côtes des montagnes, entre le 29e et le 47e degré de latitude. On la trouve aussi dans la Virginie, la Pensylvanie, le Canada, d'où elle arrive chez nous et d'où aujourd'hui elle est même transportée à la Chine. Lorsque cette plante n'était encore connue qu'à la Chine même, où sa récolte ne se faisait pas sans difficultés, elle passait dans ce pays pour être la panacée universelle contre toutes les faiblesses du corps et de l'esprit, au point qu'un empereur de la Chine déclara qu'elle rendrait immortel s'il était possible aux humains de jamais le devenir. Aussi des cérémonies particulières accompagnaient-elles sa récolte; une armée de dix mille hommes était envoyée tous les ans pour conquérir cette racine qui croissait dans des lieux presque inabordables, et six mois, passés au milieu des privations les plus grandes, suffisaient à peine à recueillir la quantité nécessaire pour l'usage des riches et des grands de l'empire, qui seuls avaient le moyen d'en profiter, puisque une livre de cette racine se vendait au poids de trois livres d'argent. Malheureusement elle n'a joui d'une aussi belle réputation que pendant le temps où elle était très-rare; devenue commune depuis qu'on l'a découverte en Amérique et que de là on a conduit des vaisseaux chargés de cette racine à la Chine même, elle y a perdu tout son crédit et est même méprisée. C'est là un phénomène qui n'est que trop commun; combien de végétaux de nos contrées, très-vantés la veille, sont vilipendés le lendemain! L'homœopathe, en étudiant les effets de cette racine sur l'homme en santé (*voir* Bibl. de Genève, tom. VIII, pag. 156), saura à quoi s'en tenir, et sans faire de ses propriétés l'étalage qu'en ont fait les Chinois, il ne la traitera pas non plus avec le mépris avec lequel la traitent les savans modernes de l'ancienne école, qui, grâce aux lumières que leur fournit la chimie en matière de thérapeutique, ne la regarde que comme une espèce de fécule chargée abondamment de matière sucrée, et comme étant tout au plus propre à remplacer la racine de réglisse, pour rouler les pilules. — Le *vrai* gins-eng provenant du *Panax quinquefolium*, nous arrive aujourd'hui du Canada, et est encore d'un prix assez élevé, parce que l'énorme consommation qu'on en a faite il y a 60 ans pour la transporter en Chine, l'a rendu très-rare aux États-Unis. C'est une racine charnue, fusiforme, de la grosseur du doigt, longue de 4 à 6 centimètres, un peu raboteuse, brillante et comme demi-transparente, le plus souvent partagée en deux branches pivotantes, garnies de quelques fibres à leur extrémité ; sa couleur est roussâtre en dehors, jaunâtre en dedans, sa saveur légèrement âcre et un peu amère, son odeur aromatique et assez agréable ; le collet de cette racine est un tissu tortueux de nœuds où sont imprimés obliquement et alternativement, tantôt d'un côté et tantôt de l'autre, les vestiges des différentes tiges qu'elle a poussées chaque année. Outre l'espèce que nous venons de décrire et qui est la *seule qu'on doive employer en homœopathie,* il y en a encore bien d'autres, qui toutes sont vendues pour le *vrai* Gins-eng des Chinois, de manière qu'il importe d'y faire bien attention en se procurant cette racine du commerce. — La meilleure préparation est celle qui consiste à faire les *trois* premières atténuations par la *trituration.* La teinture-mère s'obtiendrait comme celle de toutes les substances sèches.

HERACLEUM SPHONDYLIUM, *Branca ursina germanica ;* Berce, Fausse branc-ursine, Branc-ursine d'Allemagne ; *Heilkraut, Falsche Bärenklau, Deutsche Bärenklau.* — Ombellifères, Juss., Pentandrie digynie, L.

343. La berce se trouve par toute l'Europe, dans les prés et sur la lisière des bois. Racine grosse, fusiforme, rameuse, jaunâtre en dehors, blanchâtre en dedans ; tige haute de 9 à 18 décimètres, redressée, sillonnée, couverte de poils raides, fistuleuse, rameuse du haut. Feuilles pinnées et couvertes d'aspérités ; folioles divisées. Étant jeune, cette plante contient un suc douceâtre au goût, mais plus tard elle devient âcre, d'une saveur amère, cuisante ; appliquée sur la peau, elle la tuméfie et produit des inflammations et même des ulcérations. Nous récoltons *l'herbe* de la plante au commencement de sa floraison (en juin et en juillet), et nous la traitons comme toutes les autres plantes fraîches.

HYPERICUM PERFORATUM, *Fuga dæmonum, Herba Sancti-Joanni ;* Millepertuis, Chasse-Diable, Herbe St-Jean ; *Hartheu Johanniskraut.* — Hypéricées, Juss., Polyadelphie polyandrie, L.

344. Cette plante est très-commune dans les pâturages, les lieux herbeux et découverts de bois, le long des haies, des ché-

mins, et aux bords des champs. Tige très-rameuse, glabre, un peu quadrangulaire, ou plutôt à deux faces, ponctuée de noir, élevée de 3 à 6 décimètres; feuilles sessiles, ovales, lancéolées, marquées de nervures et d'un grand nombre de points transparens, roulées en arrière sur les bords ; fleurs en panicules, d'un beau jaune; calice à cinq divisions, à cinq pétales longs, étroits ; étamines nombreuses, réunies en trois faisceaux; fruit formant une capsule à trois valves et trois loges polyspermes. L'odeur de la plante est assez forte, balsamique ; sa saveur est amère, styptique, un peu salée. Les semences contiennent un peu plus de résine que le bois de la plante. On récolte la plante *entière*, au temps de sa floraison (en juillet et en août), et on la traite comme toutes les autres plantes fraîches.

JALAPPÆ MAGISTERIUM; Résine de jalap, Magistère de jalap ; *Jalappenharz*. — Convolvulacées, Juss., Dicotylédones monopétales, **L.**

345. La racine de jalap (voir pag. 162) contient dans sa substance le dixième de son poids de résine que l'on peut extraire à l'aide de l'alcool, en laissant digérer la racine dans ce liquide, mêlant ensuite la teinture obtenue avec de l'eau et soumettant le tout à la distillation. La résine de jalap est terne et d'un jaune vert à l'extérieur, à cassure d'un brun jaune, peu brillante, opaque, cassante, d'une saveur âcre, amère. Étant échauffée ou frottée, elle exhale l'odeur de la racine; dans l'alcool, elle se dissout facilement. Souvent cette résine est altérée avec du charbon ou du jalap en poudre, des résines de pin, de gayac , d'agaric blanc, etc. L'adultération avec ces résines se décèle facilement en ce que l'huile de térébenthine les dissout, tandis qu'elle laisse la résine de jalap sans la dissoudre. — Plusieurs médecins homœopathes paraissent avoir voulu substituer la résine de jalap à notre préparation ordinaire de la racine de cette plante, car autrement on ne pourrait guère deviner dans quel but ils l'ont introduite dans la *pharmocopée* homœopathique, puisque notre jalap usité contient aussi bien les vertus de la résine que le magistère de jalap, et la création d'un nouveau médicament à côté de l'ancien n'aurait par conséquent d'autre avantage que celui d'en multiplier inutilement le nombre. En tout cas, tant que nous n'aurons pas même étudié les effets du jalap naturel,

l'étude de sa résine sera bien moins importante que celle d'un grand nombre d'autres médicamens.

JUGLANS REGIA; Noyer commun ou royal, Noix commune; *Nuss-Baum*, *Welsche Nuss*. — Térébinthacées, Juss., Monoécie polyandrie. L.

346. Le noyer royal est originaire de la Perse, et se cultive aujourd'hui dans toute l'Europe tempérée. L'extrême chaleur lui est aussi nuisible que le froid; mais les seules gelées qui surviennent lorsque les chatons sont épanouis, lui sont nuisibles. C'est un bel arbre, à port majestueux, dont la tête large et joufflue se garnit d'un magnifique feuillage. L'ombre de ce feuillage est, dit-on, dangereuse; elle donne la fièvre, des affections soporeuses, etc. Les feuilles du noyer ont une odeur aromatique très-forte, surtout lorsqu'on les frotte entre les doigts; les chatons ont une odeur douce. L'emploi qu'on fait du bois de cet arbre est connu presque de tout le monde; c'est le plus facile à travailler, le plus gras, le plus flexible, et l'un des plus beaux, étant agréablement veiné, surtout vers les racines. Enfin, quant au fruit de cet arbre, connu sous le nom de *noix*, c'est un véritable fruit à noyau, dont l'enveloppe extérieure, appelée *brou*, peut être regardée comme la chair qui entoure le noyau du pêcher, de l'amandier, du prunier, etc. Cette enveloppe extérieure est verte, charnue, lisse, et d'une saveur excessivement amère et astringente, d'une odeur particulière, forte, désagréable, elle contient beaucoup de tannin et d'acide gallique. Au-dessous du brou se trouve la *coquille*, partie purement ligneuse et dans laquelle est renfermée l'*amande de la noix*, dont les lobes sont séparées par une cloison membraneuse et coriace, appelée *zeste*. Le zeste est d'autant plus abondant que le fruit est plus jeune, comme on peut le voir en ouvrant les noix avant leur maturité, où il forme une enveloppe épaisse, blanchâtre autour de l'amande; il est d'une saveur amère et douée, comme toutes les parties de la noix, de puissantes vertus médicinales. Outre le zeste, l'amande de la noix est encore entourée d'une enveloppe immédiate, qui est une pellicule mince, jaunâtre, d'une saveur amère à l'état frais, mais sans saveur lorsque l'amande est sèche; elle contient une quantité considérable de tannin parfaitement libre et une matière résineuse qui a l'odeur et la saveur de la pellicule. L'amande même, étant fraîche, est douce et agréable

au goût; mais étant sèche, elle devient huileuse et souvent rance. On en retire une huile très-douce qui ne se concrète pas au froid, et qui fait à peu près la moitié du poids de l'amande. Cette huile lorsqu'elle est préparée *à froid*, est blanche, inodore, d'une odeur et d'une saveur assez agréables, et sert dans différens pays aux assaisonnemens; obtenue *à chaud*, elle sert pour la peinture, l'éclairage, etc., et est d'une saveur âcre, d'une couleur verdâtre ou jaunâtre, de consistance plus épaisse, et rancit vite.—Pour l'usage homœopathique, on se sert de la *noix entière*, avant qu'elle soit parvenue à son entière maturité; on la coupe en morceaux, et on la traite du reste comme toutes les autres substances végétales fraîches.

JUNCUS PILOSUS, *Lucula pilosa*; Jonc poilu; *Haarige Binse*.— Joncs, Juss., Hexandrie monogynie, L.

347. Cette plante croît dans presque toute l'Europe, dans les forêts sèches et montueuses. Racine oblique, chevelue, poussant plusieurs tiges graminées, redressées, simples, grosses et lisses, élevées de 3 à 4 décimètres; feuilles radicales lancéolées, aiguës, feuilles de la tige plus petites, planes, poilues; fleurs en corymbe rameux. Nous nous servons de la *racine* de la plante, que nous recueillons pendant sa floraison, en mai; nous la pilons en y ajoutant un peu d'alcool, après quoi nous en exprimons le suc, le traitant ensuite comme celui de toutes les plantes fraîches.

LOLIUM TEMULENTUM; Ivraie des blés; *Taumellolch*. — Graminées, Juss., Triandrie digynie. L.

348. L'ivraie des blés croît au milieu des blés, surtout parmi l'avoine et l'orge. C'est une mauvaise herbe qui dans les années pluvieuses se trouve dans les moissons maigres de presque toute l'Europe, et dont les semences se mêlent souvent à celles du grain. La racine de cette plante annuelle est filandreuse, sans feuilles; sa tige est droite, forte, raide, glabre; feuilles linéaires, à bords tranchans; épi grand, barbu; épillettes comprimées, multiflores. Les semences sont vénéneuses et ont une odeur enivrante et une saveur âcre. Nous nous servons de la plante *entière*, que nous récoltons au temps de sa floraison, en mai et en juin, et que nous traitons ensuite comme toutes les autres plantes fraîches.

LUPULUS, *Humulus lupulus*; Houblon; *Hopfen*. — Urticées Juss., Dioécie pentandrie. L.

349. Cette plante assez connue, croît dans les haies, où elle forme des herbes ligneuses, grimpantes, rudes, à feuilles opposées, les supérieures quelquefois alternes; stipules conées des deux côtés pour n'en former qu'une seule, qui est en deux parties. Les fleurs mâles sont en panicules lâches, alternes, axillaires et terminales; fleurs femelles verticillées, sessiles; verticilles de huit fleurs, entourés d'un involucre de quatre pièces, formant des cônes ou épis courts, ovales; pédoncules axillaires et terminaux. Mâle, calice de quatre feuilles; corolle nulle. Femelle, calice monophylle, obliquement ouvert, entier, corolle nulle, deux styles, une semence entre le calice feuillé. L'usage du houblon pour les fabriques de bière est connu; on le cultive à cet effet en grand en Flandre, en Alsace, dans plusieurs contrées de l'Allemagne et de l'Angleterre, où il est l'objet d'un commerce considérable. — Pour l'usage homœopathique, nous nous servons des fleurs femelles du houblon. Elles forment une espèce de cône consistant en écailles obtuses, imbriquées, verdâtres, et qui enveloppent à leur base les fleurs femelles ou graines, étant garnies, à l'extérieur, d'une poussière granulée, d'un jaune d'or, résineuse, visqueuse, d'une saveur amère et aromatique. Ces cônes sont récoltés au commencement de septembre; on les coupe en menus morceaux, on les arrose ensuite de partie égale d'alcool, et on décante au bout de 15 jours le liquide clair. La teinture-mère ainsi obtenue, sert ensuite à préparer les atténuations.

NIGELLA SATIVA; Nigelle cultivée; *Schwarzkümmel*. — Renonculacées, Helleboracées, Juss., Polygynie pentagynie, L.

350. Cette plante est naturelle à l'Orient, mais on la cultive aussi dans le Saïd en Égypte, en Perse et dans l'Inde. Herbe à feuilles comme poilues, une à deux fois pinnées, linéaires; fleurs terminales entourées d'un involucre de cinq pièces, en forme de calice multifide, calice nul; cinq pétales; cinq nectaires triphylles entre la corolle; pistils quinnés; capsules muriquées comme rondes. Nous nous servons, en homœopathie, des semences de cette plante, dont nous faisons les *trois* pre-

mières atténuations par la trituration. La teinture-mère s'obtiendrait comme celle de toutes les substances végétales sèches.

OENANTHE CROCATA ; OEnanthe safrané ; *Safrandolde*. — Ombellifères , Juss., Pentandrie digynie. L.

351. Cette plante est naturelle à la France, à la Suède et à l'Espagne, où elle croît dans les marais , les prairies aquatiques et le long des ruisseaux. Tige redressée , haute de six à neuf mètres, cylindrique, fistuleuse, contenant un suc jaune ; feuilles deux ou trois fois pinnées , larges , d'un vert foncé , à folioles ovales-cunéiformes ; ombelles de douze à trente rayons assez longs ; fleurs blanches ; semences ovales , oblongues , terminées par des styles persistans. La racine de cette plante , seule partie que nous employions en homœopathie, consiste en plusieurs branches pivotantes , du volume d'une rave , contenant un suc laiteux blanc, se jaunissant à l'air. Les pivots ressemblent assez à la racine du panais. La saveur de cette racine est douceâtre , ce qui fait que les exemples d'empoisonnemens par cette plante ne sont pas rares. Elle est un des végétaux les plus dangereux que nous connaissions ; un morceau de sa racine , gros comme une cerise, peut causer la mort en peu d'heures. — Nous nous servons , en homœopathie , de *la racine*, que nous préparons soit par la *trituration*, soit par l'*expression*, suivant que nous pouvons nous la procurer sèche ou fraîche.

ONONIS SPINOSA ; Bugrane, Arrête-Bœuf ; *Dornige Hauhechel*. — Légumineuses , Juss., Diadelphie décandrie , L.

352. Ce végétal vivace se trouve dans presque toute l'Europe, où elle croît dans les champs incultes , arides, les pâturages, sur la lisière des champs, le long des chemins , etc. Racine de la grosseur du doigt, rameuse, s'enfonçant dans la terre jusqu'à six décimètres et au-dessus, d'un brun rougeâtre en-dehors , blanchâtre en-dedans, d'une saveur douceâtre , mucilagineuse, un peu âcre et amère ; tige couchée du bas , redressée du haut, arrondie , ligneuse, rameuse, épineuse, d'un rouge brun ; feuilles pétiolées , solitaires , ovoïdes , dentées en scie , poilues des deux côtés , les supérieures ternées. Fleurs solitaires, à pédoncules courts , axillaires, d'une couleur purpurine pâle ou d'un rose veiné. — Nous nous servons de la plante *entière*, ré-

coltée au commencement de sa floraison (depuis juin jusqu'en août), et nous la traitons comme toutes les autres plantes fraîches.

PADUS AVIUM, *Prunus padus*; Putier, Merisier en grappe; *Ahlkirsche, Elsenbeere*. — Rosacées, Juss., Icosandrie monogynie, L.

553. Le putier est naturel au Nord de l'Europe et à l'Asie, où il croît dans les bois humides, au bord des forêts, dans les vallées, etc.; en France on le cultive en pleine terre et dans les jardins. C'est un arbre de 3 à 10 mètres de hauteur; feuilles ovales, elliptiques, dentées en scie, un peu ridées, marquées de nervures; fleurs blanches, odorantes, latérales, en longues grappes pendantes. Baies globuliformes, noires, de la grosseur d'un petit pois et d'une odeur désagréable. En Suède et en Sibérie, ces fruits se mangent et on en fait une espèce de vin ; en Suisse, on s'en sert pour fabriquer une sorte de *Kirschwasser*; de leurs noyaux on retire une huile. — Pour l'usage homœopathique, nous nous servons des feuilles de l'arbre, que nous cueillons au commencement de la floraison, et que nous traitons comme toutes les autres substances végétales fraîches. Suivant quelques homœopathes, ce serait l'écorce interne des jeunes branches qui serait plus propre à l'usage médical.

PHYSALIS ALKEKENGI, *Solanum vesicatorium*; Alkékenge commun, Coqueret; *Schlotte, Gemeine Judenkirsche*.— Solanées, Juss., Pentandrie monogynie, L.

354. Ce végétal annuel croît presque en tous pays, dans les vignes, les lieux cultivés, le long des chemins et des haies. Tiges hautes de 3 décimètres, diffuses, rameuses, un peu velues; feuilles ovales, pétiolées, alternes, entières, glabres; fleurs blanches, petites, extra-axillaires, portées sur des pédoncules filiformes; baies de la grosseur d'une cerise, rondes, molles, rouges, ayant pour enveloppe une membrane à cinq angles. En Arménie, on les mange pour se désaltérer; en Allemagne, en Espagne et dans plusieurs autres pays, on les confit pour la table ; dans d'autres endroits encore, on les emploie pour colorer le beurre en rouge avec leur suc. — En homœopathie, on emploie le suc fraîchement exprimé des baies, que l'on traite comme celui de toutes les autres substances végétales fraîches.

PICHURIM, *Laurus Pichurim*; Fève Pichurim, Laurier-Pichu-
rim, Noix de Para ; *Pichurimbohne*. — Laurier, Juss., Ennéandrie monogynie, L.

355. Ce végétal croît dans le sud de l'Amérique, surtout au
Brésil, à la Guyane, au Paraguay, dans le Vénézuela, etc. Dans
le commerce on trouve deux sortes de *fèves Pichurim*, dont
l'une est plus grande (*Fabæ Pichurim majores*), l'autre plus
petite (*F. P. minores*), et dont les premières méritent la préférence. Ces fèves sont composées de deux lobes, convexes d'un
côté, aplaties de l'autre, oblongues-ovales, longues de 2 à 5 centimètres sur 1 à 2 de large, obtuses aux deux bouts, d'une odeur
aromatique très-marquée, d'une saveur âcre et un peu poivrée.
Le côté concave de la fève est un peu gercé, d'un brun noirâtre ;
l'autre côté est lisse, d'une couleur plus claire, marqué d'un sillon longitudinal ; à l'intérieur, la fève est d'un jaune rougeâtre,
chargé de points plus colorés. Nous préparons ce fruit en faisant
les *trois* premières atténuations par la *trituration*. La teinture-
mère s'obtiendrait comme celle de toutes les autres substances
végétales sèches.

ROSMARINUS OFFICINALIS; Romarin officinal ; *Gemeiner Rosmarin*. — Labiées, Juss., Diandrie monogynie, L.

356. Ce petit arbuste croît en Italie, en France, en Espagne,
au bord de la mer, parmi les rochers, etc.; on le cultive aussi
dans les jardins, surtout en Autriche et aux bords du Rhin.
Tige redressée, blanche; feuilles sessiles, opposées, linéaires,
obtuses, dures, roulées en dessous, d'un vert foncé en dessus,
marquées d'un sillon au milieu, blanchâtres, cotonneuses, d'une
forte odeur aromatique, balsamique, et d'une saveur chaude,
amère, camphrée. Fleurs en grappes axillaires, tubulées, d'un
bleu pâle; calice à deux lèvres. Les feuilles fraîches, traitées à
l'alcool, donnent une teinture d'un vert jaunâtre, d'une odeur
particulière de romarin et d'une saveur balsamique, âcre,
amère.

SASSAFRAS, *Laurus Sassafras* ; Sassafras, Laurier-Sassafras ;
Sassafras-Baum. — Lauriers, Juss., Ennéandrie monogynie, L.

357. Cet arbre croît dans l'Amérique orientale et boréale, à la

Virginie, en Pensylvanie, à la Caroline, à la Floride et au Canada. Tige redressée, haute de 6 à 9 mètres dans un sol fertile, et de 3 mètres tout au plus dans un mauvais terrain; feuilles, les unes entières, les autres trifoliées. Le bois de cet arbre nous arrive en gros morceaux noueux, tantôt nus, tantôt couverts de leur écorce. Cette écorce est d'une cassure brillante, presque résineuse, tachetée et striée à sa face interne, d'une odeur de fenouil et d'une saveur douceâtre, aromatique. La racine de cet arbre est ridée, couverte d'une écorce de couleur roussâtre en dehors, fibreuse en dedans; son bois est spongieux et composé d'anneaux de couleur brune en dehors, plus claire en dedans. Traité par l'acide nitrique, le bois du Sassafras se colore en rouge, ce qui peut servir à le distinguer d'avec ses falsifications. L'infusion et la décoction de ce bois sont également rouges. Pour l'usage homœopathique, on prend un morceau de ce bois encore garni de son écorce, on le réduit en poudre fine, et on le laisse digérer pendant six jours dans 20 parties d'alcool.

SEDUM ACRE; Sedon âcre, Poivre de muraille, Vermiculaire brûlante, Petite joubarbe; *Mauerpfeffer, Schwarzer Mauerpfeffer*. — Joubarbes, Juss., Décandrie Pentagynie, L.

358. Cette petite plante croît partout en France et en Allemagne sur les vieux murs, dans les lieux arides, pierreux, sur les rochers, les collines sèches, les lisières des champs, etc. Racines faibles, chevelues, vivaces; tiges épaisses, ramassées en gazon, redressées, glabres; feuilles charnues, épaisses, ovales, courtes, rapprochées, imbriquées sur six rangs, inodores, mais d'une saveur poivrée, presque caustique; cime trifide. Nous nous servons de la plante *entière*, que nous préparons à la manière de tous les végétaux frais.

SERPENTARIA VIRGINIANA, *Aristolochia Serpentaria;* Serpentaire de Virginie, Aristoloche serpentaire; *Virginische Schlangenwurzel, Virginische Osterluzei.* — Aristoloches, Juss., Dicotylédones apétales, L.

359. Cette plante se trouve dans les montagnes et les bois touffus de la Virginie, de la Caroline et de l'Amérique du sud. Sa racine vivace est courte, grosse, rameuse, tordue, gibbeuse, presque horizontale, d'un brun jaunâtre en dehors, d'un blanc jaunâtre en dedans. L'odeur en est aromatique, tenant de celle de

la valériane et du camphre. Sa saveur est d'abord aromatique, piquante, puis amère. Plus la couleur de la racine est claire, son odeur et sa saveur prononcées, plus elle a de la valeur pour l'usage médical. La tige de la plante est dressée, plusieurs fois mais légèrement courbée, pubescente, simple, verte à la partie supérieure, brunâtre à la partie inférieure. Feuilles alternes, à pétioles courts, entières, cordiformes, atténuées vers le bout; fleurs violettes, solitaires, portées par des pédoncules longs; fruits presque sphériques; semences nombreuses, ovales, aplaties. Nous employons la *racine* de cette plante; elle nous arrive en Europe par balles de cent à deux cents kilogrammes de l'Amérique du Nord, et est souvent mêlée à celles de l'*Asarum virginicum* et à celles de la *Collinsonia præcox*. La préparation de cette racine devra se faire de préférence par la *trituration*; la teinture-mère, si on en désirait, s'obtiendrait au moyen de 20 parties d'alcool comme celle de toutes les autres substances végétales sèches.

SERPYLLUM; *Thymus serpyllum*; Serpolet; *Quendel*, *Feldthymian*. — Labiées, Juss., Didynamie gymnospermie, L.

360. Ce sous-arbrisseau vivace est on ne peut plus commun en France et en Allemagne, où il croît sur les pelouses des bois secs, le long des chemins et des fossés, sur les collines exposées au soleil, sur les lisières des champs, sur les pâturages, etc. Sa racine est ligneuse et rameuse; tiges, les unes dressées, les autres rampantes, velues, rougeâtres, minces, ligneuses, carrées; feuilles oblongues, glabres ou pubescentes, très-entières, ovales, obtuses, d'un vert foncé en dessus, d'un vert plus pâle, veinées et ponctuées en dessous. Pour l'usage homœopathique on se sert de la plante *entière*, que l'on réduit d'abord en pâte, en y ajoutant une quantité suffisante d'alcool, après quoi on exprime le suc, etc.

ULMUS CAMPESTRIS; Orme des champs, Ormeau; *Gemeine Ulme*, *Rüster*. — Amintacées, Juss., Pentandrie digynie, L.

361. Cet arbre élevé se trouve assez fréquemment en France et en Allemagne, dans les forêts, les villages et les villes, le long des routes, dans les parcs, devant les châteaux, etc. C'est un arbre qui croît assez vite et vit longtemps. Les feuilles en sont ovales, épaisses, rudes, à base inégale, dentées en scie; fleurs

latérales, presque sessiles, glomérées, paraissant au printemps avant les feuilles; fruits minces, très-membraneux. Le bois de cet arbre, qui est dur et fort, fait d'assez bonnes charpentes, mais il est surtout employé par les charrons. La seconde écorce de l'orme est d'un blanc jaunâtre, pliante, fragile, tendre, mince, un peu amère, inodore et mucilagineuse. L'ancienne école n'en fait plus aucun usage aujourd'hui; l'homœopathe, en étudiant les effets de cette écorce sur l'homme en santé, saura ce qui en est de ses propriétés médicinales, autrefois tant vantées. Pour l'usage homœopathique, on prend l'écorce interne *des jeunes branches de deux années*, et on la traite de la manière connue.

VERBENA OFFICINALIS; Verveine commune; *Eisenkraut*. — Verbenacées ou Gattiliers, Juss., Décandrie monogynie, L.

362. Ce végétal vivace croît partout en Allemagne et dans le midi de l'Europe, dans les champs, les lieux sablonneux, arides, sur les décombres, le long des chemins, des haies, des fossés, etc. Racine profondément enfoncée, fusiforme, chevelue, ligneuse; tige dressée, quadrangulaire, sillonnée, haute de 3 à 6 décimètres, rameuse; feuilles opposées, sessiles, ridées, tranchantes, pinnatifides, incisées et crénelées. Fleurs sessiles, alternes, d'un rouge blanchâtre, tubuleuses, en longs épis terminaux, filiformes, paniculées. Toute la plante est inodore et d'une saveur faible, légèrement astringente.

VINCETOXICUM, *Asclepias Vincetoxicum*; Dompte-venin; *Giftwurzel, Gemeine Schwalbenwurzel, Gemeiner Hundswürger*. — Apocinées, Juss., Pentandrie digynie, L.

363. Cette plante se trouve par toute l'Europe dans les terrains sablonneux, stériles. Sa racine consiste en une souche de la grosseur du doigt; elle est rameuse, blanchâtre en dehors, blanche ou jaunâtre en dedans, d'une odeur forte et d'une saveur désagréable, amère, âcre. On prépare la racine fraîchement déterrée, comme tous les autres végétaux frais.

CHAPITRE IV.

De la préparation des matières animales.

1. *Matières animales généralement usitées.*

AMBRA GRISEA S. AMBROSIACA, *Ambra vera s. maritima*; Ambre gris; *Graue Ambra*. — Doses usitées : 6, 30.

364. Cette substance que Cartheuser et Neumann regardaient comme un bitume, et Bergmann comme une gomme-résine, fut longtemps considérée par d'autres tour-à-tour comme une sorte de camphre, un champignon sous-marin, un mélange de cire et de miel altérés, un produit excrémentiel des crocodiles ou de certains oiseaux, etc. Aujourd'hui, presque tous les savans s'accordent à voir dans l'ambre gris le produit des intestins de certains cachalots, et à le considérer comme une concrétion biliaire. On recueille ce produit flottant sur la mer ou jeté sur les côtes de l'Inde, de l'Afrique, et même de la France. Le plus estimé est celui qui vient de Sumatra et de Madagascar. L'ambre, tel qu'il nous arrive, est ordinairement en boules plus ou moins volumineuses, opaques, rudes au toucher, formées de couches concentriques, friables, plus légères que l'eau, spongieuses, d'un brun grisâtre en dehors, traversées, en dedans, de veines noires ou d'un rouge jaunâtre, et chargées de points blanchâtres, fortement odorantes; souvent aussi il est en masses informes, énormes, auxquels se trouvent collées les mâchoires de la *Sepia octopod.* et de la *Sep. moscata*, L., et qui fréquemment sont revêtues d'une croûte noire d'odeur bitumineuse. La saveur de l'ambre est fade; étant frotté ou échauffé, il développe une odeur forte, agréable, persistante. Sa consistance est celle de la cire; il se ramollit entre les doigts, est fusible et presque complètement volatil au feu; étant approché d'une bougie, il s'enflamme promptement et brûle avec une lumière vive. Plus l'alcool est étendu d'eau, moins est grande la quantité d'ambre qu'il dissout; dans l'éther il se dissout complètement, et si l'on traite cette dissolution avec de l'alcool, on obtient un précipité blanc, ressemblant à de la cire, et qui est de l'*ambrine*. L'ambre dit *noir* est une production artificielle qui ne mérite aucune confiance, quoiqu'on prétende qu'il se trouve dans les îles de Niko-

bar ; souvent aussi on donne le nom d'*ambre noir* au *Jayet* ou au *Ladanum*. L'*ambre jaune*, ainsi que l'*Ambra citrina* et l'*Ambra gialla* des Italiens sont des noms du *succin*. L'*ambre blanc* n'est qu'une variété de l'*ambre gris*, si toutefois on ne donne pas encore ce nom au *blanc de baleine* ou même au *succin*. D'après cela il n'y a donc qu'une seule sorte d'*ambre vrai*, qui est l'*ambre gris*. La chèreté de ce produit fait qu'il est souvent sophistiqué, soit avec de la farine, soit avec des excrémens de certains oiseaux ; ou bien on le fabrique artificiellement avec le benzoé, le storax et le *ladanum*. Cependant, dans aucun de ces cas, l'ambre n'a ni la fusibilité ni la volatilité qui le caractérisent lorsqu'il est pur. Ceux qui voudraient faire de nouvelles études sur la pathogénésie de ce médicament, pourront le préparer en dissolvant cette substance dans l'*éther* ; mais ceux qui veulent se baser sur les expérimentations faites par Hahnemann, feront en tous cas mieux de faire les *trois* premières atténuations par la *trituration*, la quatrième à l'alcool étendue de parties égales d'eau, et le reste à l'alcool ordinaire.

CANTHARIS, *Cantharis vesicatoria*, *Meloë vesicatorius*, *Lytra vesicatoria;* Cantharide, Cantharide des boutiques ; *Kantharide, Spanische Fliege.* — *Dose usitée : 30.*

365. Ce scarabé du milieu et du midi de l'Europe se montre dans nos climats, aux mois de mai et de juin, surtout sur le frêne, le saule, le lilas, le troène, moins sur le sureau et le chèvrefeuille, et plus rarement encore sur le prunellier, le rosier, l'orme, etc. C'est un coléoptère long de 12 à 16 millimètres, d'un vert jaune doré ; tête inclinée, presque cordiforme ; antennes filiformes, de onze articles, noires ; antennules également filiformes, les postérieures renflées à l'extrémité; yeux grands, d'un brun foncé ; bouche pourvue d'une lèvre supérieure et de deux mâchoires bifides ; corps allongé, presque rond et cylindrique ; deux ailes; élytres molles, demi-cylindriques, marquées de stries longitudinales ; tête et pieds garnis de poils blanchâtres. L'odeur de la cantharide est douceâtre, nauséuse ; sa saveur est très-acre, presque caustique. Les larves de ces insectes ont le corps d'un blanc jaunâtre, composé de trois anneaux ; six pattes courtes ; la tête arrondie; deux antennes filiformes courtes; deux mâchoires et quatre antennules. Elles vivent dans la terre,

se nourrissent de racines, y subissent leur métamorphose, et n'en sortent que devenues insectes parfaits. La cantharidine, découverte par Robiquet, se trouve plutôt dans les parties molles de l'insecte ; les élytres et les pieds en contiennent peu ; elle se dissout plus facilement dans l'éther et dans les huiles fixes que dans l'alcool. La meilleure préparation pour l'usage homœopathique, est celle qui consiste à pulvériser les *grandes cantharides femelles*, et à en faire les trois premières atténuations par la *trituration*. La teinture-mère, si par hasard on en désirait, s'obtiendrait au moyen de 20 parties d'alcool, dans lequel on ferait digérer, pendant 8 jours, la poudre de cantharides. Avant de pulvériser ces insectes, il importe de s'assurer qu'ils ne sont point vermoulus, ni pulvérulens, mais nouveaux, bien secs, entiers et lisses. Les petites cantharides sont beaucoup moins propres à l'usage homœopathique que les grandes.

CASTOREUM ; Castoréum ; *Bibergeil*. — Dose usitée : 30.

366. Le castor (*castor fiber*), vit dans le nord de l'Asie et de l'Amérique ; ainsi que dans plusieurs pays de l'Europe, tels que la Pologne, la Russie, etc. Il est aujourd'hui très-rare en Allemagne et en France. Le *castoréum* est le produit sécrétoire des glandes préputiales de cet animal, placées longitudinalement sous la peau de l'abdomen tant du mâle que de la femelle, entre l'origine de la queue et la partie postérieure des cuisses, derrière le bassin. C'est une substance molle, de consistance sirupeuse, d'un jaune sale, d'une odeur forte qui paraît quelquefois assez agréable à certaines femmes hystériques, d'une saveur âcre, mordicante ; elle se mêle aisément à la salive et adhère facilement aux dents. A son état naturel, le castoréum se trouve constamment traversé par des cloisons membraneuses ; à l'état sec, il est brun et assez friable. Les poches qui le contiennent sont au nombre de deux, l'une au-dessus de l'autre ; celle du dessus est plus petite que la poche inférieure ; elles sont unies entre elles par leur conduit excréteur commun, et adhèrent toutes deux à l'espèce de poche ou cloaque dans lequel elles sont placées et qui est commun aux parties génitales et à l'anus du castor. Ce sont ces deux poches encore unies par leur conduit excréteur, que l'on trouve dans le commerce sous le nom de *castoréum*, quoique, rigoureusement parlent, ce nom ne soit dû qu'à

la substance résineuse qu'elles renferment. On distingue, dans le commerce, deux sortes de castoréum, savoir 1º le *castoréum de Sibérie*, le plus usité de tous ; 2º le *castoréum anglais* ou *du Canada*, moins estimé que le précédent. Le *castoréum de Sibérie*, qu'on sèche ordinairement dans la fumée après l'avoir renfermé dans des vessies de porc, nous arrive en petites bourses pesantes, arrondies du bas, aiguës du haut, presque coniques, gibbeuses, d'un brun foncé ; entourées, à l'extérieur, d'une espèce d'enveloppe membraneuse ; traversées, à l'intérieur, par des membranes plus denses, entre les lamelles desquelles le castoréum proprement dit se trouve adhérent. L'odeur de celui-ci est assez forte, un peu amère, mordicante, aromatique. Le *castoréum anglais* ou *du Canada* nous arrive en petites bourses pyriformes ou elliptiques, membraneuses, très-noires ; il est plus sec, plus aride, plus friable et plus clair de couleur que le castoréum de Sibérie ; son odeur et sa saveur sont moins prononcées et plus désagréables, parfois même elles ont l'odeur de l'ammoniaque. Le castoréum est une des substances que l'industrie de nos jours sophistique le plus fréquemment ; souvent on y introduit du sable, du plomb, ou autres matières métalliques, afin d'en augmenter le poids ; dans d'autres cas on le falsifie avec le galbanum, la gomme ammoniaque, ou même la cire. En Angleterre on en fait même d'entièrement factice, qui souvent ne consiste qu'en un mélange de sang desséché, de gomme et de miel, introduit dans les vésicules biliaires du mouton ou du veau, mais qui ne manque pas d'être d'une plus belle apparence que le vrai castoréum même. Ces sophistications et imitations criminelles se décèlent cependant facilement en ce que ce castoréum est d'une odeur plus faible, sans cloisons à l'intérieur, d'un brillant résineux, assez fort, et en ce qu'il est entièrement soluble dans l'alcool. Le bon et vrai castoréum doit être sec, d'une odeur bien prononcée, et renfermé dans des bourses intactes. La chaleur, l'humidité et l'air altèrent facilement cette matière, de sorte qu'il convient de l'en préserver autant que possible. — Pour l'usage homœopathique, on prépare le castoréum en arrosant une partie de cette substance avec dix parties d'alcool, avec lequel on le laisse en contact pendant 8 jours, ayant soin d'agiter le mélange tous les jours. Au bout du temps indiqué, on décante le liquide clair et le conserve sous le nom de *teinture-mère de castoréum.*

COCCIONELLA s. COCCINELLA SEPTEMPUNCTATA , *Chrysomela septempunctata,* L. ; Coccinelle, Bête à Dieu, Bête du bon Dieu ; *Sonnenkäfer, Johanniskäfer, Frauenkäfer, Himmelskuh, Sommerkälbchen.* — Doses usitées : 0, 3, 30.

367. Ce scarabé hémisphérique vit dans les baies, sur le blé, dans les prairies et sur les ombellifères. C'est un petit coléoptère de la grosseur d'un petit pois, au corps noir, à élytres rouges et marquées de sept points noirs. La tête de cet insecte est petite et placée dans une cavitée ; antennes courtes, en massue solide, composées de onze articles. Bouche composée de deux lèvres, dont la supérieure est arrondie et coriace, l'inférieure avancée, de deux mandibules courtes, cornées et de quatre antennules ; corps hémisphérique, plat en dessous ; corselet et élytres bordés ; trois articles aux tarses, dont les deux premières en cœur et garnis de bosses. Les larves de ces insectes ont six pattes, le corps allongé et divisé en douze anneaux, quelquefois épineux. Elles vivent sur les arbres et les plantes de toutes espèces, où, comme l'insecte parfait, elles se nourrissent de très-petits insectes. Pendant sa vie, ce coléoptère contient un suc âcre, volatil, de l'odeur de l'opium, et qui se perd lorsqu'on le sèche, de sorte qu'il importe d'écraser ces insectes encore vivans, après quoi on les arrose avec vingt parties d'alcool, et on décante la teinture au bout de huit jours.

CONCHÆ, TESTÆ OSTREÆ; Coquilles, Coquilles d'huîtres; *Austerschaalen.* — Dose usitée : 30.

368. L'huître commune (*Ostrea edulis*) est une coquille bivalve, presque ronde, ondulée, imbriquée par des lames, ayant une de ses valves aplatie et entière. Charnière sans dents, avec une faussette oblongue, sillonnée en travers, donnant attache au ligament ; une seule impression musculaire dans chaque valve ; acéphale, n'ayant ni tube, ni pied musculeux ; bords du manteau frangés. Les huîtres existent dans toutes les mers de l'Europe ainsi que dans celles de l'Afrique et de l'Asie, et abondent surtout dans les golfes formés à l'embouchure des grands fleuves, où elles se trouvent fixées aux rochers sousmarins, ou attachées les unes aux autres par la valve inférieure de leur écaille, soit sur les rivages, adhérentes aux pieux, aux racines de certains arbres, ou bien entièrement libres. Les

écailles d'huîtres sont formées d'une substance calcaire; elles sont presque circulaires, striées et d'un gris sale en dehors, luisantes, lisses et blanches en dedans. Suivant Roger, elles contiennent sur cent parties 95, 18 de carbonate de chaux; 1, 88 de phosphate de chaux; 0, 40 de silice; 0, 45 de matière animale. Étant calcinées, elles se changent presque entièrement en carbonate de chaux ou en chaux vive, suivant le degré de chaleur auquel on les expose. En homœopathie, nous ne nous servons point de ces écailles entières, mais seulement de la masse blanche renfermée entre les lamelles. Le médicament qui en résulte est celui que nous employons sous le nom de *Calcarea carbonica.* (Voyez n° 109.)

CORALLIUM RUBRUM, *Isis nobilis*; Corail rouge; *Rothe Koralle.* — Dose usitée : 30.

369. Les coraux rouges (*corallia rubra*) sont les écorces calcaires de certains polypiers qui habitent la Méditerranée, surtout la côte septentrionale de l'Afrique, et l'Archipel grec, où ils s'accrochent, par un pied large, aux rochers sous-marins. La forme et la structure de ce polypier sont telles qu'il ressemble à un arbrisseau dépouillé de feuilles; ou bien il forme, par l'agglomération d'un grand nombre d'individus, des espèces de roches d'une grande étendue. Le tronc de ce polypier est arrondi ou un peu comprimé, de la grosseur de 3 centimètres à sa base, garni irrégulièrement de branches latérales écartées, dont chacune se termine par un nœud arrondi. Ce nœud est la vraie partie vivante du polypier; il est recouvert d'une pellicule molle et moelleuse, et sert d'habitation à une foule de vers qui tous appartiennent à l'ordre des zoophytes, et qui entre eux sont unis par une substance commune. En enlevant la pellicule qui recouvre le nœud, on voit l'axe pierreux, cellulaire, consistant en couches concentriques déposées les unes après les autres par ces animaux. Cet axe forme la partie officinale du corail. — Outre le corail *rouge*, on distingue encore le corail *blanc* et le corail *noir*. Le premier provient du *Madrepora oculata*, L.; l'autre du *Gorgona antipathes*, Genel. Le corail noir ressemble aux branches d'un bois mort, noir, et a la grosseur d'un tuyau de plume; on les employait autrefois, ainsi que le corail blanc et le corail rouge, comme alexitères. Le corail rouge qui, à cause de sa belle couleur, sert

fréquemment à faire des bijoux, consiste, d'après *Vogel*, en carbonate de chaux coloré par une petite quantité d'oxyde de fer ; et, mêlé à une matière gélatineuse. — Pour l'usage homœopathique, on prend les petits morceaux qui sont striés en dehors, branchus, et souvent recouverts d'une matière blanche, calcaire. Les *trois* premières atténuations se font par la *trituration*.

DIADEMA, *Aranea Diadema*, *Epeira Diadema*; Araignée porte-croix, Araignée diadème, Araignée à croix papale. *Kreuzspinne*. — Doses usitées, 30.

370. Cette araignée se trouve par toute l'Europe dans les écuries, dans les chantiers sur les piles de bois, aux murailles, dans les vieux édifices, où elle dispose son nid verticalement, afin de prendre les insectes qui lui servent de nourriture. Elle se distingue par son corps ovoïde qui atteint souvent la grosseur d'une noisette, et une ligne longitudinale, dorsale, composée de points jaunes et b'ancs, et traversée par trois autres lignes semblables. Afin de préparer cette araignée à l'usage médicinal, le docteur Gross conseille de faire une piqûre dans l'abdomen de l'insecte vivant, de recueillir sur cent grains de sucre de lait la sérosité qui en découle, et de faire les *trois* premières atténuations par la *trituration*. Selon le docteur Hering, cependant, il serait préférable de faire macérer l'araignée entière dans de l'alcool, et d'atténuer ensuite à l'eprit-de-vin la teinture qu'au bout de quelques mois on en retirerait.

LACHESIS, *Trigonocéphalus Lachesis* ; Trigonocéphale à losanges (venin dentaire du); *Lachesis-Schlangengift*. — Dose usitée : 30.

371. Le venin de serpent s'obtient des vésicules à poison qui se trouvent à la mâchoire supérieure de ces reptiles. Dans les archives homœopathiques publiées par le docteur Stapf, ainsi que dans la bibliothèque de Genève, on trouve le récit fait par le docteur Hering des moyens qu'il a employés en Amérique pour se procurer, sur un trigonocéphale vivant, une goutte de son venin. Ce procédé dangereux consiste à presser, avec le doigt, la vésicule à poison, dont ensuite une goutelette recueillie à l'extrémité de la dent, est reçue sur du sucre de lait et préparée comme toutes les autres substances dont les trois premières atténuations

se font par la trituration. Jusqu'ici nous n'employons que les
venins du *Lachesis* et du *Crotalus horridus*, dont le dernier
s'obtient et se prépare de la même manière que le premier. Le
Lachesis ou trigonocéphale à losanges, habite les contrées chaudes de l'Amérique méridionale ; il atteint une longeur de près de
deux mètres et ses crochets à venin ont plus de deux centimètres de long. La peau de ce reptile est d'un brun rougeâtre, marquée le long du dos de grandes taches rhomboïdales d'un brun
noirâtre, dont chacune renferme deux taches de la couleur du
corps. Le venin a l'aspect de la salive, seulement il est moins visqueux, mais limpide, inodore et sans saveur prononcée, la couleur en tire un peu sur le verdâtre. A l'extrémité de la dent, il
s'arrondit facilement en gouttes, et tombe sans filer ; mis sur la
langue, il y produit une légère sensation d'astriction ; exposé à
l'air, il ne tarde pas à se concréter en une masse sèche et jaune, qui
conserve encore pendant long-temps ses qualités vénéneuses.—
Quant au *Crotalus horridus*, ou serpent à sonnettes, c'est un reptile qui habite principalement l'Amérique méridionale, mais qui
se trouve aussi aux États-Unis, et qui parvient également à une
taille de près de deux mètres. Il se fait remarquer, comme tout le
genre *Crotalus*, par son odeur fétide, à laquelle on attribue une
vertu stupéfiante, et par le bruit léger que produisent, lorsqu'il
rampe, les grelots écailleux dont le bout de sa queue est garnie.
Les crotales en général sont les plus redoutables de tous les reptiles, et le *Crotalus horridus* en particulier est le plus dangereux de tous les crotales. Son dos est chargé de taches noirâtres,
abondantes et bigarrées de jaune ; l'extrémité de sa queue est
noire ; les dents qui arment ses mâchoires sont crochues en arrière ; le venin qu'expriment les deux dents plus fortes de la mâchoire supérieure est d'une couleur verdâtre. Le venin de tous
les serpens a cela de particulier qu'il peut être avalé sans inconvénient, tandis que, introduit dans une plaie ou injecté dans une
veine, il produit les accidens les plus fâcheux et dans la plupart
des cas aussi la mort.— Le docteur Hering a fait passer en Europe une partie des préparations faites par lui du venin du *Lachesis* et de celui du *Crotalus*, et c'est à lui que tous les médecins et pharmaciens homœopathes sont redevables de ce qu'ils
possèdent de cette substance. Dernièrement, nous avons reçu
directement d'Amérique une nouvelle dose de ces préparations ;
et c'est par cette voie que nous avons mis MM. de Catelan à

Paris et Pelletier et fils à Lyon à même d'en pourvoir tous les homœopathes qui en désireraient, et de leur en fournir à partir de la 9e atténuation.

MEPHITIS PUTORIUS, *Viverra putorius*; Putois mofette, Putois ou Mofette d'Amérique, Conepate; *Nordamerikanisches Stinkthier.* — Dose usitée : 30.

372. Le Putois mofette (Conepate) est un quadrupède de la famille des martes, habitant les Etat-Unis depuis la Louisiane jusqu'au 57e degré de latitude boréale. Il a la grosseur d'une marte, la tête arrondie, le museau allongé, des moustaches sur triple rang à la mâchoire supérieure, nez sec, cou peu marqué. Son pelage est noir, mais il a une raie dorsale blanche depuis la tête jusqu'à la queue, et deux autres de chaque côté qui vont parallèlement à la première; la partie postérieure de son corps est plus grosse que celle de la marte; sa queue est comme écourtée et garnie de poils longs et presque entièremeut blancs. Le dessous de son corps est blanchâtre; pattes allongées en devant, et munies de cinq ongles vigoureux. Tout près de l'anus, il a, comme tous les animaux du genre Viverra, une poche où des glandes folliculeuses particulières déposent une matière onctueuse d'une odeur tellement infecte que lorsqu'on s'approche de l'animal, au moment où il lance sa liqueur, la respiration est comme coupée et il semble que l'on va être asphyxié. C'est une liqueur presque puriforme, d'un jaune foncé et d'une odeur alliacée. On prépare la liqueur dont nous venons de parler, en faisant les *trois* premières atténuations par la *trituration*.

MOSCHUS, *Moschus moschiferus*; Musc; *Moschus*, Bisam. — Dose usitée : 30.

373. La substance odorante connue sous le nom de Musc, provient d'un mammifère ruminant du genre des chevrotains, et qui habite les hautes montagnes de l'Orient et du milieu de l'Asie, la Tartarie, la Silésie, la Chine, le Thibet, etc. La partie de cet animal qui contient le musc, consiste en une bourse poilue, longue de 6 à 12 centimètres, située sous le ventre de l'individu mâle, près des parties sexuelles, derrière le nombril. Cette bourse membraneuse, mince et sèche, renferme une humeur grasse et noire, d'une saveur un peu amère, d'une odeur particulière, forte, pénétrante, et qui est le véritable musc. Les

poches de musc nous arrivent en Europe dans des boîtes de plomb,
ou dans des caisses en bois doublées de plomb. On en distingue
ordinairement *trois* sortes, dont la première et la meilleure de
toutes est le *musc de Tonquin* ou d'*Orient* (musc *du Thibet* des
Allemands), provenant du royaume de *Tonquin* et du *Thibet*, et
apporté chez nous par les Anglais. Il est en poches de la grosseur
d'un œuf de pigeon, plus ou moins arrondies, couvertes de poils
tirant sur le roux, jamais piquées de vers, assez remplies et contenant, chacune, 15 à 20 grammes de musc; il a l'aspect du sang
coagulé, et consiste en petits grumeaux d'un brun foncé, doux
et onctueux au toucher, légèrement humides, et souvent entre-
mêlés de poils et de débris membraneux. La deuxième sorte est
le *Musc de Sibérie*, ou *Musc Kabardin*, provenant non du Thibet, comme le disent quelques auteurs français, mais seulement
de la Sibérie; il est en bourses allongées, pointues à l'une de
leurs extrémités, quelquefois piquées de vers, couvertes d'une
peau plus épaisse, à poils plus longs, blanchâtres, argentés ; le
musc que ces bourses contiennent, est traversé de beaucoup de
membranes, d'une odeur plus faible, désagréable même, ayant
quelque analogie avec celle de la sueur de cheval. Enfin, la troisième sorte et qui n'est peut-être qu'une variété du musc Kabardin, c'est le *Musc du Bengale*, ainsi appelé de la voie par laquelle se le procurent les Anglais et les Hollandais qui nous le
rapportent ; il est en bourses arrondies, jamais piquées de vers,
à poils roussâtres ; son odeur est faible et a beaucoup de rapport
avec celle du musc Kabardin. Au reste, il en est du musc comme
du castoréum ; son prix élevé a fait que l'industrie de nos jours
n'a point manqué d'exercer sur ce produit ses coupables falsifications. Souvent on trouve dans le commerce non-seulement des
poches dont le poids a été augmenté par l'introduction de sable,
de plomb, de fer ou autres matières pesantes ; mais il existe aussi
des poches qui ont été ouvertes et recousues et qui contiennent
toutes sortes de choses, excepté du musc ; tandis que d'autres
encore sont entièrement factices, ne contenant absolument rien,
ou tout au plus quelques débris de la peau de l'animal qui fournit le musc. Ces dernières falsifications se décèlent cependant
assez facilement en ce que ces bourses factices sont recousues et
présentent une couture visible, ou qu'elles sont même composées
de plusieurs pièces, et ne sont point traversées de membranes internes ; en outre elles présentent ordinairement des endroits dé-

pourvus de poils. Le bon et véritable musc, lorsqu'on le frotte sur du papier, avec de l'eau, ne doit point présenter au toucher de points sablonneux, et doit acquérir une couleur tirant sur le jaune. Le musc qui se vend hors de sa poche (*Moschus ex vesicis*) est presque toujours sophistiqué et n'est point propre à l'usage médical. Pour l'husage homœopathique, nous nous servons du *Musc de Tonquin*, dont nous faisons les *trois* premières atténuations par la *trituration*. Si par hasard on désirait avoir la teinture-mère de cette substance, on l'obtiendrait au moyen de 20 parties d'alcool, comme celles de toutes les substances sèches.

OLEUM ANIMALE ÆTHEREUM; *Oleum Dippelii, Oleum animale Dippelii; Oleum pyro-animale depuratum; Oleum cornu rectificatum, Oleum cornu cervi rectificatum;* Huile animale éthérée; Huile de Dippel, Huile animale de Dippel; Huile pyro-zoonique rectifiée; Huile de corne de cerf, Huile de corne de cerf rectifiée; *Ætherisches Thieröl, Thieröl-Æther, Hirschhorn-Geist.*—Dose usitée : 30.

374. On obtient cette huile en soumettant à la distillation à sec de la corne de cerf, des os, de l'ivoire ou toute autre matière animale, voir même des cheveux, de la soie, de la laine, etc., et en séparant ensuite l'huile fétide qui a passé dans le récipient, des parties alcalines auxquelles elle se trouve mêlée. L'huile qui passe la première dans le récipient, est liquide, jaunâtre et moins fétide que celle qui lui succède, et qui devient de plus en plus épaisse, brune et enfin complétement noire. L'huile ainsi obtenue est plus pesante que l'eau, d'un brun noir, épaisse, de la consistance du goudron, d'une odeur excessivement fétide, et d'une saveur désagréable, âcre, presque alcaline. C'est ce qu'on appelle l'huile animale *empyreumatique*, afin de la distinguer de l'huile animale *éthérée* ou *rectifiée*, qui s'obtient par la rectification de cette première, et qui porte alors le nom d'*huile animale de Dippel*, etc. La rectification de l'huile empyrameutique s'obtient par une seconde distillation. A cet effet, on introduit l'huile, avec quatre fois son volume d'eau, dans une cornue neuve et on répète la distillation jusqu'à ce qu'on obtienne une huile parfaitement incolore. Dans cet état, l'huile animale de Dippel est limpide, très-liquide, d'une pesanteur spécifique de 0, 75, inflammable, d'une odeur désagréable, pénétrante, un peu aromatique, d'une saveur d'abord âcre, puis amère et frai-

che. Elle est très-volatile, et ordinairement blanche ; mais exposée au contact de la lumière, elle devient jaune, puis brunâtre, enfin d'un brun noirâtre et en même temps plus épaisse ; cependant en la traitant alors avec le double de son volume d'eau, on peut lui rendre sa limpidité et sa fluidité originaires. Elle est miscible à l'alcool et à l'éther en toute proportion ; dans l'eau, elle se dissout en petite quantité. Pour s'assurer que cette huile, telle qu'on la trouve dans le commerce, n'a pas été falsifiée par le mélange avec des huiles végétales fixes, il suffit d'en faire tomber une goutte sur du papier blanc qu'on expose ensuite à l'air ; si l'huile est pure, elle n'y laisse aucune tache. Pour être ensuite certain qu'elle ne contient pas non plus d'huile essentielle végétale, comme celle de térébenthine, etc., on la mêle avec le double de son volume d'alcool, en secouant bien le mélange, que l'on verse sur un filtre imbibé d'esprit-de-vin ; l'huile animale reste sur le filtre, tandis que l'alcool passe, entraînant avec lui l'huile végétale. Enfin, pour préserver cette huile de l'influence de la lumière et de l'air, qui en changent la couleur et la consistance, comme nous venons de le dire, il est nécessaire de la conserver dans des flacons noirs, bouchés à l'émeri et garnis d'une vessie préparée qu'on lie par dessus le bouchon. Depuis quelque temps, on trouve dans le commerce une huile de Dippel parfaitement limpide et incolore, et qui ne s'altère ni par l'air ni par la lumière. — Les *trois* premières atténuations de cette huile se font par la *trituration.*

OLEUM JECORIS MORRHUÆ S. ASELLI ; Huile de foie de poisson, Huile de morue ; *Leberthran , Stockfisch-Leberthran.* — Doses usitées ?

375. L'huile de foie de poisson est une substance grasse, liquide, que l'on extrait du foie de plusieurs espèces de *Gadus*, tels que les *Gadus morrhua, carbonarius* et *molua,* L., et que l'on obtient principalement sur les côtes maritimes de la France, de l'Angleterre et de la Norwège, en exposant le foie de ces poissons au soleil, ou bien en le soumettant à la putréfaction. C'est ce qui fait qu'il y a dans le commerce deux sortes de cette huile, dont la *première,* obtenue par l'exposition des pièces au soleil, et connue sous le nom d'huile de morue *blanche,* est épaisse, d'un beau jaune doré, d'une odeur douce, d'une saveur douce, huileuse, et d'une pesanteur spécifique de 0,921. Cette

sorte nous arrive de Berg en Norwège. L'autre sorte, qui s'obtient par la putréfaction et la décoction des pièces, et qui porte
le nom d'huile de morue *brune*, est plus trouble, d'un brun
foncé, d'une odeur désagréable, nauséeuse et d'une saveur âcre,
un peu amère. L'huile de morue se dissout dans l'éther, ainsi
que dans l'alcool absolu ; sécouée avec de l'eau distillée, elle
colore cette dernière en jaune ; exposée à l'air, elle se dessèche.
Pour l'usage homœopathique, c'est l'*huile de morue blanche*
qu'il faut se procurer. On la prépare, soit en faisant les *trois*
premières atténuations par la *trituration*, ce qui vaut le mieux,
soit en les faisant dès l'abord à l'alcool.

ONISCUS ASELLUS, *Millepeda* ; Cloporte ordinaire, Porcellion,
 Millepied ; *Kellerassel, Kelleresel, Kellerwurm, Tausendbein.*
 — Doses usitées ?

376. Le cloporte est un petit animal du genre des crustacés
isopodes ptérigibranches, assez commun dans nos caves. Il est
long de 13 à 22 millimètres ; ses antennes sont au nombre de
quatre, dont deux sont très-courtes et presque entièrement ca-
chées, les autres cétacées, coudées, ayant cinq ou six articles ;
il a plusieurs paires de mâchoires, point d'antennules saillantes,
son corps est ovale, recouvert de plusieurs pièces crustacées,
transverses, subimbriquées, et pourvu à son extrémité de deux
appendices courts et très-simples. Ses pattes sont au nombre de
quatorze. La couleur de cet animal est d'un gris plus ou moins
foncé, tirant sur le bleu ou sur le brun, avec des taches et des stries
jaunâtres. Il habite surtout les caves, le dessous des pierres, ou autres endroits humides, et semble fuir la lumière. Lorsqu'on le
saisit , il se roule en boule sur lui-même. La saveur de ces animaux est douceâtre, nauséeuse ; l'odeur en est désagréable, ammoniacale ; ils contiennent du nitrate de potasse. Pour l'usage
homœopathique, on les prépare en faisant les *trois* premières
atténuations par la *trituration.* La teinture-mère s'en obtiendrait
de la manière connue, au moyen de 20 parties d'alcool.

SEPIA OFFICINALIS, *Sepiæ succus* ; Seiche ordinaire, Encre de
 seiche ; *Tintenfisch, Sepiensaft.* — Dose usitée : 30.

377. La partie de ce mollusque dont l'homœopathie se sert,
n'est point, comme le prétendent quelques matières médicales
de l'ancienne école, *la coquille interne* connue sous le nom

d'*Ossa sepiæ*, mais la liqueur excrétoire contenue dans l'abdomen de cet animal, et connue sous le nom d'*Encre de seiche* ou *Sepia des dessinateurs*. Cette liqueur, renfermée dans une espèce de bourse ou vessie propre à ces animaux, est un suc brun noirâtre qui leur sert à obscurcir l'eau lorsqu'ils veulent s'assurer de leur proie ou se dérober à la vue de leurs ennemis. L'animal même qui fournit cette encre est un mollusque céphalopode, privé de coquille extérieure, long de trois à six décimètres, de couleur brune, tirant sur le rouge et tachetée de noir. Son corps est uni, elliptique, arrondi, charnu et contenu dans un sac ailé dans toute sa longueur, renfermant vers le dos un os libre, ovale-oblong, un peu convexe, crétacé et spongieux. Tête séparée du corps par un cou, saillante, ronde, pourvue d'yeux saillans, d'un rouge vif; bouche terminale, à mâchoires allongées, entourée de dix bras pédonculés, très-larges et garnis de ventouses. La vessie à encre se trouve séparée du foie et située plus profondément que celui-ci dans la cavité du ventre; son conduit extérieur se termine en une espèce d'entonnoir, et s'ouvre vers la partie du cou où se trouve placé en même temps l'anus de cet animal. Les œufs de la seiche sont pédonculés, de la grosseur d'un petit pois, et forment une espèce de grappe rameuse, ce qui leur a fait donner le nom de *raisins de mer* (*Uvæ marinæ*). Ces œufs, ainsi que la coquille interne de la seiche, étaient autrefois usitées en médecine; aujourd'hui on ne fait emploi de cette dernière que pour polir les corps durs, ou bien on en met dans les cages de serins et autres petits oiseaux, afin qu'ils puissent aiguiser leur bec. L'*encre de seiche* est principalement employée par les peintres; elle nous arrive par la voie de Rome, de la Méditerranée, et se trouve, à son état primitif, enfermée encore dans la vessie qui la contient et avec laquelle on l'a fait sécher. On vend aussi, pour les dessinateurs, une *sépia préparée*, qui est en morceaux carrés, mais qui n'est nullement propre à l'usage homœopathique, puisqu'elle est mêlée avec de la gomme et autres substances. Il faut donc prendre cette encre de la vessie même. On en fait les *trois* premières atténuations par la *trituration*.

SPONGIA MARINA TOSTA ; Éponge maritime torrifiée; *Gebrannter Meerschwamm.* — Doses usitées : 2, 3, 30.

378. La substance animale assez connue sous le nom d'éponge

Spongia officinalis) est , suivant plusieurs naturalistes, le squelette d'un polypier polimorphe tandis que d'autres la regardent
comme un produit entièrement végétal et qui ne fait que servir
d'habitation à certains polypes. Quoi qu'il en soit, jamais on n'a
connu l'animal qui habite l'éponge ou dont elle est le prétendu
squelette, de manière que ceux qui placent l'éponge dans le règne
animal , sont obligés de ne faire consister le corps de cet animal
qu'en une sorte de gelée tenue qui se dessèche sans laisser aucune
trace. L'éponge se trouve assez fréquemment dans la mer Rouge,
ainsi que dans la Méditerranée, adhérant aux rochers ; on la pêche surtout dans les îles de l'Archipel., d'où elle nous arrive par
Marseille. Ce sont des masses informes , plus ou ou moins grandes, légères, poreuses , tenaces, élastiques, parfois rameuses ,
composées de fibres déliées , anastomosées entre elles ; elles sont
ordinairement brunâtres ou jaunâtres, arrondies, planes, en dessous, convexes en dessus , molles et recouvertes d'un mucus gé-
latineux. Une autre sorte de ces éponges, qui nous arrive d'Amérique, est d'une texture plus fine, d'un jaune blond , molle, to-
menteuse, plus poreuse que la précédente, en masse concave, éva-
sée. Les éponges les plus estimées sont celles qu'on appelle *éponges
mâles* , et qu'autrefois on tirait par la voie de Venise ; elles sont
plus fines et regardées comme plus jeunes. Les *éponges fines de
toilette* sont des éponges soumises à des lavages répétés à froid et
à chaud, avec de l'eau simple, puis acidulée avec l'acide muriatique faible, traitées ensuite par l'acide sulfurique étendue d'eau,
et enfin parfumées de diverses manières. Ces dernières ne conviennent nullement à l'usage homœopathique. Les éponges dont
l'homœopathe se sert , sont les éponges ordinaires , celles de
moyenne dimension, telles qu'elles se vendent chez les droguistes.
Pour les préparer à l'usage médical, on les coupe en morceaux
d'un médiocre volume , on les met dans un brûloir à café , et on
les grille sur des charbons ardens, en tournant toujours jusqu'à
ce que les morceaux aient acquis une couleur brune et qu'ils se
laissent réduire en poudre sans beaucoup de peine. La poudre
ainsi obtenue est d'un brun foncé, d'une odeur empyreumatique,
d'une saveur désagréable, salée ; elle attire facilement l'humidité
de l'air et donne , bouillie avec de l'eau , une décoction jaunâtre
dont l'odeur tire un peu sur celle de l'acide sulfurique. Le *charbon d'éponge*, tel qu'on le trouve assez souvent dans les pharmacies , paraît être dénué de toute énergie, tandis que l'éponge qui

n'a été grillée que jusqu'au brun, conserve beaucoup plus d'odeur et communique à l'esprit-de-vin toute sa vertu médicinale. Pour obtenir la teinture-mère, on mêle une partie de l'éponge grillée et réduite en poudre, avec 20 parties d'alcool, et on la traite du reste de la manière connue. Mieux vaudrait encore faire les *trois* premières atténuations par la *trituration*.

THERIDION CURASSAVICUM ; Araignée noire de Curaçao; *Feuerspinnchen*. — Dose usitée : 30.

379 . Cette petite araignée noire, connue par son venin redoutable, se trouve assez fréquemment à Curaçao, ou les nègres lui donnent le nom d'*Aranya*. Elle a le corps de la grosseur d'un noyau de cerise, la poitrine noire, les pattes noires et couvertes de poils courts et raides, et se distingue par trois points d'un rouge vif, placés à la partie postérieure de son corps, et dont le plus grand, qui se trouve au dessus de l'anus, a à peu près la dimension d'une tête d'épingle. Les plus jeunes de ces animaux sont d'un beau noir foncé, marqués de plusieurs petites lignes blanches composées de taches en forme de gouttelettes, se dirigeant du devant en arrière ; leurs pattes sont demi-transparentes, brunâtres. Les femelles sont marquées de stries pareilles mais plus larges, disposées en forme de croissant et de couleur jaunâtre. Tous, mâles, femelles et petits, ont sur le ventre une tache carrée, jaune, échancrée sur les bords, et qui occupe presque toute la largeur du ventre. — On introduit toute l'araignée dans 20 parties d'alcool, et on l'y fait macérer pendant plusieurs semaines ou même pendant plusieurs mois, après quoi on décante la liqueur claire, que l'on conserve sous le nom de teinture-mère, et qui sert ensuite pour faire les atténuations de la manière connue.

2. *Matières animales encore peu usitées et pour la plupart encore entièrement inconnues.*

ALBUMEN, *Album ovi ;* Albumine, Blanc d'œuf ; *Eiweiss.*

380. Le blanc d'œuf est une matière visqueuse, d'apparence gélatineuse, blanche, demi-transparente, renfermée dans la coque des œufs d'oiseaux, où elle entoure le jaune, étant entourée, à son tour, et traversée par une membrane mince, fibreuse et pourvue de vaisseaux nombreux. C'est une substance inodore,

d'une saveur fade, miscible à l'eau, coagulable par l'action de la chaleur, de l'alcool, de l'éther, des acides forts et du tannin. Sur cent parties, le blanc d'œuf en contient 80 d'eau; 4, 5 de matière non coagulable; 15, 5 d'albumine, et quelques traces légères de soude, de soufre, de sulfate et de muriate de soude, de phosphate de chaux et d'acide benzoïque. Lorsqu'on le dessèche, il prend une apparence gommeuse et perd les quatre cinquièmes de son poids ; placé dans l'alcool, il perd presque toute son eau et se coagule, cédant aussi à l'alcool le mucus et la soude qu'il contient. A son état ordinaire, et lorsqu'il a été desséché, il est parfaitement soluble dans l'eau ; mais coagulé par l'action de la chaleur, c'est-à-dire, lorsqu'il s'est solidifié en devenant opaque, il n'est plus soluble dans ce fluide, sans que cependant sa partie essentielle, l'albumine, ait subi aucune altération de sa composition. Cette partie essentielle du blanc d'œuf, c'est-à-dire l'albumine, se trouve, du reste, non-seulement dans les œufs, mais encore dans un grand nombre de liqueurs et de matières animales naturelles, telles que le sang, les muscles, le cartilage, la synovie, etc. ; ainsi que dans divers fluides morbides, dans les urines de certains malades, dans la sérosité des hydropisies, des vésicatoires, etc. Un principe analogue existe même dans le règne végétal, où il contribue à composer le suc de plusieurs plantes. L'albumine pure se compose d'hydrogène, d'oxygène, de carbone et d'azote. — Pour l'usage homœopathique, on se sert du blanc d'œuf, tel qu'il se trouve dans les œufs de poule (*ova gallinacea*). — On en fait les *trois* premières atténuations par la *trituration*.

BARBUS, *Cyprinus barbus* ; Barbeau ; *Barbe*.

381. Ce poisson, dont la forme approche de celle du brochet, vit dans les eaux claires et courantes de l'Asie et du midi de l'Europe, et se trouve assez fréquemment en France. Ses caractères sont: Quatre barbillons à la mâchoire supérieure, qui avance beaucoup sur l'inférieure ; deux rangées de cinq dents à chaque mâchoire ; corps arrondi, allongé, olivâtre ou bleuâtre en dessus, blanchâtre en dessous ; nageoires rougeâtres, celle de la queue en fourchette. On trouve des barbeaux de toutes grandeurs même jusqu'à 9 décimètres de long. Ils vivent d'insectes, de petits poissons, et de toutes les substances animales qu'ils peuvent atteindre. Le corps de ce poisson est ordinairement recouvert d'un mucus visqueux ; sa chair est blanche, tendre et d'une saveur d'au-

tant plus agréable que le poisson est plus âgé ; mais d'une digestion assez difficile pour les estomacs délicats. Les barbeaux des rivières sont plus estimés pour la table que ceux des étangs et des lacs ; on vante surtout ceux du Rhône. Dans le Veser, il acquiert une graisse d'une saveur fort agréable , et qui , suivant quelques auteurs, est due au lin que l'on introduit dans ce fleuve. Les œufs du barbeau sont regardés comme vénéneux, et contiennent une substance âcre et amère. Pour l'usage homœopathique, on prend *les œufs frais* d'un grand barbeau adulte, et on les prépare en faisant les *trois* premières atténuations par la *trituration.*

CANCER FLUVIATILIS, F., *Cancer astacus*, L., *Astacus fluviatilis*, E. ; Écrevisse commune ; *Flusskrebs.*

382. L'écrevisse commune est un crustacé décapode à longue queue, et qui habite en Europe le bord des ruisseaux, des petites rivières et même des étangs et des lacs, où il se tient dans les trous et sous les pierres. Ses caractères sont : Quatre antennes inégales , les antérieures plus courtes , peu articulées , divisées en deux , mais non jusqu'à la base ; corps oblong comme cylindrique; la partie du devant terminée par une pointe courte, saillante entre les yeux ; queue large, grande, couverte d'écailles transversales et munie d'écailles natatoires, latérales et terminales, se recourbant en-dessous sur elles-mêmes ; dix pattes, dont les deux antérieures sont terminées en pinces vigoureuses et dentées. Ces animaux ont encore cela de particulier que leurs membres, mutilés ou détruits, se régénèrent facilement; tous les ans ils muent, c.-à-d. ils changent leur enveloppe calcaire écailleuse. Dans le temps de la mue, leur estomac offre, dans son épaisseur, deux corps calcaires, durs, connus sous le nom d'*Yeux d'écrevisses* (*Oculi cancrorum*), et qui sont destinés à fournir la matière propre à la reproduction d'un nouveau test. La femelle de ces animaux porte, sous sa queue roulée, d'abord ses œufs, ensuite ses petits, jusqu'à ce qu'ils aient atteint une certaine grosseur. Les écrevisses sont fort estimées sur toutes les tables ; après la cuisson , leur test ordinairement d'un gris brun , offre une couleur rouge ; leur chair est blanche, gélatineuse, délicate et d'assez facile digestion , mais susceptible de faire naître des éruptions ortiées, ce qui arrive presque infailliblement, lorsque, pour conserver ces animaux hors de l'eau on les a placés dans

un milieu humide rempli d'orties ; cette plante qui est plus propre qu'aucune autre à faciliter leur conservation, paraît leur communiquer alors de ses vertus. Les écrevisses des eaux vives sont plus estimées que celles des eaux stagnantes ; les écrevisses des Molluques, qui ne vivent que sur terre, donnent, dit-on, la mort à ceux qui en mangent.—Pour l'usage homœopathique, on se sert des écrevisses des eaux vives ; on les pile, encore vivantes, dans un mortier, et après les avoir réduites en pâte fine, on délaie celle-ci avec le double de son volume d'alcool, on exprime le tout, et on conserve la liqueur, qui sert ensuite à faire les atténuations.

CANCRORUM OCULI, *Oculis. Lapides cancrorum;* Yeux d'écrevisses ; *Krebsaugen.*

383. Les soi-disant *Yeux d'écrevisses* sont, comme nous venons de le dire, des concrétions calcaires naturelles qui, au temps de la mue de cet animal, s'engendrent des deux côtés de l'estomac, et qui, consistant d'abord en une matière laiteuse, s'endurcissent peu à peu. Ce sont des corps circulaires, convexes d'un côté, aplatis de l'autre, concaves vers le centre, lissés, fermes, rosés ou blancs, formés de couches, inodores et d'une saveur terreuse. Sur cent parties, ils contiennent, d'après Dulk, 63,16 de carbonate de chaux ; 17,30 de phosphate de chaux ; 11,43 de matière animale soluble dans l'eau, avec quelques traces de sodium et de chlorure de sodium ; 4,33 de matière animale insoluble dans l'eau ; 1,33 de phosphate de magnésie ; 1,41 de soude. Ce produit nous arrive en grand d'Astrakhan, de la Modalvie et de la Pologne, où on l'obtient en soumettant les écrevisses à la putréfaction, et séparant ensuite la chair au moyen de lavages. Les yeux d'écrevisses *factices*, qu'on trouve assez fréquemment dans le commerce, sont un composé de craie, de colle-forte, d'ichtyocolle, et se distinguent des naturels, en ce qu'ils ne sont point formés de couches ; que, dissous dans l'acide nitrique, ils ne laissent point de résidu membraneux-gélatineux, qu'ils adhèrent fortement à la langue, et que, placés dans l'eau chaude, ils tombent en poussière. Pour l'usage homœopathique, on prépare les *yeux d'écrevisse naturels*, faisant les *trois* premières atténuations par la *trituration*.

Formica, *Formica rufa* ; Fourmi, Fourmi rouge ; *Ameise, Rothe* ou *Waldameise.*

384. Les fourmis sont des insectes hyménoptères, de la famille des Myrmèges, ayant pour caractères : Antennes de douze articles environ, filiformes, brisés, le premier article très-long ; antennules de grandeurs inégales, les antérieures fort longues ; mandibules fortes ; langue tronquée, concave, courte ; abdomen gros, ovale, et attaché au corselet par un pédicule qui porte une petite écaille ou nœud vertical ; tête noire ; poitrine aplatie ; trois sortes d'individus, des mâles, des femelles et des neutres, dont les deux premières sont ailées et en petit nombre, tandis que les ouvrières ou neutres, qui ne sont pas ailées, composent presque exclusivement les fourmilières. Les femelles et les neutres ont, en outre, à l'extrémité de leur abdomen deux glandes par lesquelles elles secrètent une liqueur particulière, acide, et qui, sur une peau délicate peut faire naître du prurit et des éruptions. Cette liqueur est ce qu'en chimie on appelle l'*Acide formique.* La fourmi rouge vit en société très-nombreuse ; c'est elle qui, dans nos forêts de sapins, construit ces fourmilières en dôme, formées de petits brins de paille, de feuilles mortes et de graines. Les fourmis mâles et les femelles, lorsqu'elles sont entièrement développées, quittent les fourmilières, volent dans l'air et s'y accouplent ; les mâles meurent bientôt après, les femelles retournent à leurs fourmilières, où cependant on n'en reçoit qu'un petit nombre. Celles qui sont admises pondent des œufs, dont les fourmis neutres prennent le soin.—Pour l'usage homœopathique, on recueille les fourmis en plaçant un bâton enduit de miel au-dessus d'une fourmilière, ou bien en y enfonçant un bouteille à goulot mince, et contenant au fond un peu de miel. Lorsque cette bouteille est suffisamment remplie de fourmis, on la retire, on verse ces animaux dans une bouteille neuve et propre, on les arrose de 3 parties d'alcool, ensuite, au bout de 6, 8 jours, on décante le liquide, et on le conserve sous le nom d'*Esprit de fourmis (Formicarum spiritus).* C'est cet esprit dont on fait ensuite les atténuations convenables.

Lacerta agilis ; Lezard gris ; *Graue Eidechse.*

385. Le lézard gris est un reptile saurien, de la famille des Lacertins, ayant pour caractères : Cinq doigts inégaux et libres ;

langue rétractée et bifurquée; écailles transversales sous le ventre; queue longue, formée d'articulations qui se séparent presque sans effort. Le *Lacerta agilis* de Linné comprend trois variétés qui ne diffèrent que par leur couleur. La première est le *Lézart vert* (*Lacerta ocellata*, Daud.), le plus grand de tous, et qui habite l'Europe méridionale, l'Afrique, la Suède et le Kamtchadka, mais qui chez nous se montre aussi dans les haies et dans les bois, quoiqu'on ne les rencontre guère que dans les grandes chaleurs. Il a tout le dessus de son corps vert et bleuâtre, marqué de petits points noirs et de blancs; jaunâtre en dessous; sa longueur va parfois jusqu'à 5 décimètres; il se défend contre les chiens, les couleuvres et autres reptiles, et mord avec opiniâtreté, en sorte qu'il faut le tuer pour le faire lâcher prise; il paraît ami de l'homme et semble le considérer avec plaisir; on rapporte qu'on mange sa chair en Afrique. La seconde espèce est le *Lezard des souches* (*Lacerta stirpium*, Daud.), animal qui est assez commun dans les bois de la France et de l'Allemagne, et qui se distingue par son corps bleuâtre ou blanchâtre en dessous; il est moins grand que le précédent. La troisième espèce, enfin, est le *lézard gris des murailles* (*Lacerta agilis*, Daud.); il a le corps cendré, tacheté de noir, marqué de lignes et long de 12 à 18 centimètres; on le trouve partout, sur les murs des jardins et des maisons, dans les décombres, etc.; c'est un animal presque domestique, et qui nous délivre d'une infinité d'insectes incommodes. Pour l'usage homœopathique, on se sert de cette dernière espèce, le *lézard des murailles*, que l'on prépare tout-à-fait comme il est dit pour les écrevisses (N° 382).

MELOË MAJALIS ET PROSCARABÆUS; Ver de mai et Proscarabée; *Rother und Schwarzblauer Maiwurm*.

386. Ces deux insectes appartiennent au genre des meloës, et ont pour caractères communs : Antennes moniliformes, irrégulières dans les mâles; quatre antennules inégales; mâchoires bifides; corselet arrondi; élytres molles, courtes, à bord interne arqué; point d'ailes; cinq articles aux tarses des deux premières paires de pattes, et quatre à la dernière; tête large, aplatie antérieurement, presque perpendiculaire. Le *Meloë majalis* ou *ver de mai*, est plus petit que la Proscarabée; il a le corps noir-bronzé et rouge-cuivreux. Le *Meloë proscarabæus* ou proscarabée, est long de 2 centimètres environ, d'un noir luisant ponctué, avec

les côtés de la tête, le corselet, les antennes et les pieds tirant sur le vert. Les deux espèces ont une odeur désagréable et suintent, lorsqu'on les saisit, une humeur âcre, jaunâtre, colorant les doigts et sentant un peu la violette; cette humeur a une saveur d'abord douceâtre; puis très-âcre et caustique; appliquée sur la peau, elle y fait naître du prurit et des éruptions. On trouve ces insectes dans toute l'Europe, au printemps, sur les gazons, dans les champs sur les plantes peu élevées, où ils se nourrissent de feuilles, notamment de celles des genres *Ranunculus* et *Veratrum*. Ils déposent leurs œufs dans la terre même, où ils éclosent au bout d'un mois. Les larves sont d'un jaune d'ocre, pourvues de six pattes et de deux antennes terminées par un poil. — Pour l'usage homœopathique, on se sert de l'un et de l'autre de ces méloës; et on en prépare l'un comme l'autre de la même manière qu'il a été dit pour les écrevisses (nº 382).

MELOLONTHA VULGARIS, *Scarabæus melolontha;* Hanneton vulgaire; *Gemeiner Maikäfer.*

387. Cet insecte coléoptère, assez connu dans nos bois et nos jardins, a pour caractères : Antennes en massue, composées de quelques articles de grandeurs inégales, terminées par trois ou sept feuillets; une lèvre supérieure qui ne dépasse pas le chaperon ; yeux arrondis, un peu saillans; mandibules cornées; mâchoires fortes, cornées, armées de trois dents ; corps oblong, gibbeux ; chaperon arrondi ou échancré; élytres un peu plus courtes que l'abdomen ; pattes peu longues; tarses de cinq articles, terminés par deux ongles assez forts; *élytres, pattes, corselet testacés; abdomen noir, tacheté de blanc ; anus prolongé et recourbé.* Les larves de ces insectes vivent sous terre, et restent, dit-on, dans cet état plus de deux ans. Elles dévorent les racines de toutes les plantes et leur nuisent infiniment. L'insecte parfait n'est pas moins dévastateur, mais sa vie est très-courte; il ne sort de terre presque que pour s'accoupler et périt bientôt après. La femelle survit de quelques jours au mâle, mais ce n'est que pour rentrer dans la terre, y déposer ses œufs et périr peu après. Le vol de ces insectes est lourd et bruyant.—Pour l'usage homœopathique, on les prépare comme il a été dit au sujet de l'écrevisse (nº 382).

OVI MEMBRANA; Membrane d'œuf; *Eihäutchen.*

388. La membrane blanche (chorion) qui se trouve entre la coquille et le blanc d'œuf est séchée et préparée par la trituration jusqu'à la troisième atténuation. D'autres homœopathes conseillent de la faire macérer avec les coquilles, dans l'esprit-de-vin. — On peut aussi se servir de cette membrane pour préserver les excoriations et les ulcères superficiels, du contact de l'air. A cet effet, on en applique sur la peau la surface humide, c'est-à-dire celle qui est en contact avec le blanc d'œuf, et on la presse doucement et avec soin contre la partie lesée; dès qu'elle est sèche, elle adhère sans bandage.

RANA BUFO; Crapaud commun; *Gemeine Kröte.*

389. Ce vilain animal, d'un gris brun, livide, difforme et repoussant, est très-commun partout, surtout dans les lieux obscurs, humides, retirés. Il a une figure hideuse, la tête grosse, les yeux saillans et pleins de feu; mâchoires sans dents, mais tenaces; quatre pattes, celles de devant terminées par quatre doigts séparés, celles de derrière par six, tenant ensemble par une membrane peu épaisse; peau revêtue d'un enduit glissant, difficile à percer, couverte de pustules dégoûtantes et qui suintent un suc laiteux; point de queue. Ce sont des animaux repoussans et malpropres; lorsqu'on les irrite, ils lancent par l'anus une humeur fétide, particulière, que plusieurs naturalistes s'accordent à regarder comme vénéneuse. Ce qu'il y a de sûr, c'est que l'humeur jaunâtre et huileuse que suintent ses tubercules, est âcre, très-amère et même caustique. Les crapauds sont ovipares, et pondent, comme les grenouilles, une multitude d'œufs enfilés les uns après les autres; si la ponte est trop laborieuse, le mâle vient au secours de la femelle et lui sert de matrône. Les œufs parviennent bientôt à l'état de têtards, et l'animal ne reste dans ce second état que très-peu de jours. Le crapaud vit long-temps et peut demeurer sans manger des années entières, enfoui dans la terre, des arbres creux, des pierres mêmes. Les nègres d'Afrique mangent le crapaud, et à Paris, on substitue souvent une espèce très-voisine de celui-ci, le *Rana bufo Roselii*, à la grenouillle verte, dont, sur nos marchés, on vend les cuisses. Dans d'autres pays encore, on mange le têtard du crapaud brun (*Bufo fuscus*, Laurenti), en guise de poisson. — Pour l'usage

homœopathique, on prépare le *crapaud commun*, de la même manière que les écrevisses (n° 379).

CHAPITRE V.

Notices nécessaires sur quelques matières impondérables et sur certaines substances accessoires.

1. *Sur quelques matières impondérables.*

ELECTRICITAS ; Électricité ; *Electricitas.*

390. Ce fluide dont le nom vient de ἔλεκτρον, succin, se trouve répandu dans tous les corps de la nature, et peut être développé par tout ce qui produit de la lumière et de la chaleur : par la friction, la commotion, le changement de densité, l'échauffement, ainsi que par le contact et l'influence qu'exercent réciproquement l'un sur l'autre deux corps chimiquement hétérogènes. Les phénomènes les plus simples et les plus frappans de l'électricité sont l'attraction et la répulsion. La propriété de conduire ce fluide n'est pas la même dans tous les corps ; on distingue à cet égard des *conducteurs* et des *isolateurs*. Les corps appelés *conducteurs* sont ceux dans lesquels on ne peut, sur un point isolé, exciter l'électricité, sans que celle-ci se communique à tout le corps et à tous les conducteurs mis en rapport avec lui, à moins que ce rapport ne soit interrompu par des isolateurs. Ce qu'on appelle *isolateur*, ce sont les corps qui, contrairement aux *conducteurs*, n'acquièrent l'électricité qu'à l'endroit même où on les frotte, sans la communiquer à d'autres isolateurs, et auxquels même les conducteurs n'enlèvent l'électricité qu'à l'endroit même où ils sont mis en contact avec eux. A la première de ces classes, les *conducteurs*, appartiennent les acides, les sels, les métaux, notamment l'argent, l'or et le cuivre, qui forment les conducteurs les plus forts ; le zinc tient le milieu ; l'argent s'échauffe le plus, le fer le moins. A la classe des *isolateurs* appartiennent le verre, la résine, la houille, la soie, la laine, les cheveux, le cuir, la cire, etc. On distingue ordinairement deux espèces d'électricité ; l'une, appelée *positive* ou *vitrée*, est celle que le frottement fait naître dans le verre et les matières vitreuses ; l'autre, appelée *négative* ou *résineuse*, est celle que par ce même procédé acquiert la ré-

sine, le soufre, la soie, etc. Ces deux électricités exercent des actions contraires, de sorte que deux corps chargés l'un et l'autre de la même électricité, soit *vitrée* soit *résineuse*, se repoussent; tandis que deux autres qui possèdent chacun une électricité différente, l'un l'électricité résineuse et l'autre la vitrée, s'attirent mutuellement. En général, on prétend que l'électricité *positive* excite le plus les systèmes musculaire et vasculaire, et qu'en réunissant l'influence des deux pôles, on parvient à exciter plus d'opposition entre l'irritabilité et la sensibilité, c'est-à-dire à rendre plus forte la polarisation de ces deux sphères de la vie organique. L'application de l'électricité peut se faire de trois manières, dont la *première la plus douce*, est le *Bain* électrique (*Balneum electricum.*) A cet effet, on place le malade sur un *isoloir*, c'est à dire sur un tabouret en résine ou en verre, ou garni seulement de pieds de cette nature, et on le fait communiquer, par le moyen d'une chaîne, avec la machine mise en mouvement pendant un temps plus ou moins long, mais qui, pour l'usage homœopathique, ne devrait jamais excéder dix minutes. La seconde manière d'appliquer l'électricité est l'*Étincelle* (*scintilla*), c'est-à-dire la manière qui consiste à tirer, moyennant un conducteur, des étincelles du corps du malade isolé, ou bien à lui en communiquer de la même manière, s'il n'est pas isolé. Cette manière d'application excite parfois vivement les organes électrisés; ce qui n'a pas lieu lorsqu'on se sert de la pointe (*aura electrica.*) Ce mode d'application consiste à donner ou à soutirer l'électricité moyennant des pointes métalliques très-fines; plus ces pointes sont fines, plus l'action en est douce. Les *frictions* électriques sont encore un autre mode d'application; elles consistent à promener la boule d'un excitateur très-près de la partie qu'on veut électriser et que préalablement on a recouverte de flanelle, et à donner ainsi ou à soutirer l'électricité au malade. Le moyen le plus violent, et qui ne devrait jamais être employé en homœopathie, c'est le *choc* qui consiste à faire éprouver au malade de petites décharges répétées de la bouteille de Leyde. En général, les cas où l'homœopathe devra avoir recours à l'électricité seront très-rares. Hahnemann, dans la première édition de ses *Maladies chroniques*, a conseillé de n'en faire usage que comme palliatif et de ne l'employer qu'aux plus petites doses possibles; mais dans la seconde édition il revient de cette idée et re-

tire le conseil qu'il avait donné. Voici ce qu'il dit à ce sujet :
« Dans la première édition de cet ouvrage, j'avais conseillé, dans
» le traitement des paralysies anciennes ou des pertes de sensa-
» tion, de faire usage, à côté des remèdes antipsoriques, des *étin-
» celles* électriques *les plus petites possibles*, comme d'un moyen
» accessoire. Je me repens de ce conseil et je le retire parce que
» l'expérience m'a appris qu'on n'a suivi nulle part mon conseil
» tel que je l'avais donné, mais qu'on a administré des étincelles
» de plus en plus grandes, prétendant toujours que c'étaient là les
» plus petites possible. Je conseille donc aujourd'hui de s'abstenir
» de ce moyen dont on peut si facilement abuser, vu que nous
» pouvons aisément renoncer jusqu'à cette apparence même de
» traitement *enantiopathique*, puisqu'il y a, pour le traitement
» des parties privées de mouvement et de sensation, un moyen
» local plus efficace, et qui est homœopathique. Ce moyen, c'est
» l'application locale de l'*eau froide*, qui, à dix degrés, et à une
» température plus froide encore, possède, dans ses effets primi-
» tifs, la vertu de rendre les organes momentanément immobiles
» et insensibles, et qui, par conséquent, est d'un vrai secours
» homœopathique dans les cas cités plus haut. » C'est ainsi que
Hahnemann conseille aujourd'hui de remplacer l'application
de l'électricité par celle de l'eau froide, « puisée aux sources des
» montagnes ou tirée des puits d'une profondeur convenable,
» et appliquée, soit sur les parties malades, sous forme de
» *douches*, de deux, trois minutes de durée, soit sous forme de
» *bains d'aspersions, entières*, de la durée de deux à cinq minu-
» tes, répétés une ou deux ou plusieurs fois par jour, suivant
» les circonstances, et pendant que le malade sera soumis à un
» traitement antipsorique, interne, convenablement dirigé, qu'il
» observera le régime nécessaire et qu'il prendra suffisamment
» d'exercice au grand air. » *Hahnemann, Die chronischen
Krankheiten, ihre eigenthümliche Natur und homœopathische
Heilung. Vol. I. Zweite Auflage. 1835. Düsseldorf bei Schaub.*
— Page 176.

GALVANISMUS ; Galvanisme ; *Galvanismus.*

391. Le galvanisme (*Electricitas metallica*) est une modification de l'électricité produite par la superposition de corps métalliques déiffrens, et dont les phénomènes sont identiques à
ceux de l'électricité ordinaire, et dûs aux mêmes fluides que ceux

ci. Le galvanisme doit son nom à Galvani, physicien italien, qui le découvrit en 1789, à Bologne. Pour que le courant électrique puisse s'établir dans les corps métalliques superposés, il faut que chaque paire de plaques soit mise en contact avec un conducteur humide qui, en conduisant l'électricité, devienne lui-même électrique, en éprouvant une décomposition chimique dans ses parties. La polarisation originaire des métaux se reproduit de cette manière à chaque instant. Une telle combinaison de conducteurs hétérogènes, s'appèle la *pile de Volta ou galvanique* et l'électricité produite par elle constitue le *galvanisme*. Pour se procurer une pile galvanique propre à l'usage homœopathique, on se fait confectionner 20 à 30 disques consistant chacun en une plaque de cuivre et un autre de zinc soudées ensemble, ayant 4 à 6 millimètres de large, sur 0,4 d'épais. Ces disques faits, on commence à bâtir la pile sur une petite plaque en bois portée par des pieds en verre et portant à son tour trois barres de verre, posées verticalement, assez éloignées entre elles pour renfermer la pile des disques, et d'une hauteur suffisante pour les contenir tous. Le premier disque que l'on pose doit être un *disque simple* en *zinc*, au-dessus de celui-ci on place d'abord une rondelle d'étoffe imbibée, au moment de s'en servir, d'un liquide *excitateur*, qui est ordinairement une solution de sel ammoniac ou de sel de soude ; au-dessous de cette rondelle, on place ensuite le premier des disques doubles, de manière à ce que le cuivre soit tourné en bas, le zinc en haut. Au-dessus de ce disque double, on pose de nouveau une rondelle d'étoffe imbibée comme la première, au-dessus de celle-ci un autre des disques doubles tourné de la même manière que le premier, et ainsi de suite jusqu'au dernier de ces disques. Celui-ci posé, ainsi que la rondelle qui doit le suivre, on pose sur celle-ci un *simple disque* en *cuivre*, et on serre la pile moyennant une vis. Les deux disques simples, aux extrémités de la pile, c'est-à-dire le disque *zinc* qui se trouve en bas, et le disque *cuivre* qui se trouve en haut, doivent avoir chacun un petit crochet du même métal, ou bien un petit trou, afin qu'on puisse y fixer le fil conducteur. Le sentiment douloureux que cause le galvanisme est plus marqué que celui de l'électricité ; appliqué sur l'œil il produit la vision de lumière ; sur l'oreille, il excite des bourdonnemens ; sur la langue, il produit une saveur particulière ; sur l'organe de l'odorat, il fait naître une sorte d'odeur ammoniacale. C'est égalément au galvanisme qu'est dû le phénomène assez connu qui fait que lorsqu'on place une pièce de zinc entre la lèvre supérieure et les dents, une autre d'argent sur la langue, on éprouve une saveur âcre, presque caustique, au moment même où l'on approche ces deux métaux l'un de l'autre; lorsqu'on fait cette expérimentation dans l'obscurité, on ne manque pas de voir même des éclairs devant les yeux. — Quant à l'administration du galvanisme, on en distingue deux formes principales, savoir : 1° le *Courant galvanique*, qui a lieu, lorsque la chaîne galvanique est fermée et que les parties malades mises en rapport avec la pile, restent ainsi exposées à l'influence continue (non interrompue) de ce fluide ; 2° l'influence interrompue, ou les *Secousses galvaniques*, produites lorsqu'on ouvre de temps en temps la chaîne, et qu'on fait ainsi cesser momentanément le rapport qui existe entre la pile et les parties malades, le rétablissant bientôt après. Ce qu'on appelle la chaîne galvanique *fermée*, c'est lorsque les deux bouts des fils conducteurs qui partent l'un du disque zinc et l'autre du disque cuivre, sont mis en rapport soit immédiatement soit par un conducteur intermédiaire commun. Lorsqu'on administre le *courant* galvanique, c'est la partie malade ou l'organisme entier qui fait le conducteur commun entre les deux bouts des fils conducteurs, et qui sert ainsi à fermer la chaîne. Le disque *zinc* est celui qu'on appelle le pôle *positif* de la pile, tandis que le disque *cuivre* porte le nom de pôle *négatif*. Du reste, on peut faire usage du galvanisme de diverses manières, dont la *première* est le *Bain galvanique*, qui consiste à introduire la partie malade dans un vase rempli d'eau salée, dans lequel on plonge le fil conducteur de l'un des pôles, tandis qu'on applique, au moyen d'une armure fixe, le fil du pôle opposé à la partie du membre malade qui est hors de l'eau ; ou bien, l'on fait introduire séparément chaque bras ou chaque pied dans un vase rempli d'eau salée, et l'on plonge dans chacun de ces vases un des deux fils conducteurs. Un autre mode d'application pour le galvanisme, ce sont les *Armures fixes*, consistant en plaques ou en baguettes métalliques correspondant exactement à la forme des parties sur lesquelles on veut les appliquer ; on les y attache par des ligatures, et les met en rapport chacune avec un des pôles de la pile. A cet effet, il faut que chacune de ces plaques soit pouvue d'un petit crochet pour y fixer les fils conducteurs. Nous ferons encore mention de la *Brosse métallique* et de l'*Éponge mouillée ;* le premier de ces procédés consiste à faire agir le galvanisme au moyen d'une plaque métallique garnie de pointes et ressemblant à une brosse, qui est approchée de la partie malade. La seconde, l'*éponge mouillée*, consiste à fixer une éponge humectée d'eau, sur le fil d'un conducteur métallique et de toucher de temps en temps la partie malade avec cette éponge. Voilà les diverses manières de se servir du galvanisme, *dont aucune cependant n'est usitée en homœopathie, et ne le sera peut-être jamais*, à moins qu'on ne trouve moyen d'en étudier les effets comme on a étudié ceux de l'aimant artificiel, et de connaître ainsi les cas dans lesquels l'application MODÉRÉE de cet agent serait réellement indiquée. Le docteur Caspari a fait quelques essais d'étude, mais ce qu'il en a obtenu est encore trop peu satisfaisant pour donner des indications pratiques. Peut être cependant, qu'en s'exposant plusieurs jours de suite, chaque fois pendant 10, 15 minutes, à un *courant* galvanique, et en observant ensuite les effets qu'on en éprouverait, on pourrait parvenir à constater une série de symptômes propres à donner des indications. En tout cas, la seule manière d'étudier les effets de cet agent, serait celle du *courant* galvanique, qu'on établira de la manière la plus *simple* possible, c'est-à-dire en prenant les bouts des fils conducteurs, chacun par une main. C'est là aussi la seule manière dont l'application de ce fluide sur les malades doive être exercée en homœopathie, si toutefois nous parvenons à pouvoir en faire un usage parfaitement rationel.

MAGNES ARTIFICIALIS, *Magnetismus mineralis ;* Aimant artificiel, Magnétisme minéral ; *Künstlicher Magnet, Mineralischer Magnetismus.*

392. Le magnétisme minéral est l'ensemble des phénomènes que produit l'aimantation soit naturelle soit artificielle de certains métaux. On appelle *Aimantation,* la faculté que possèdent naturellement ou qu'acquièrent ces métaux d'attirer le fer, l'acier, le nickel et le colbalt ; et l'on donne le nom d'*Aimant naturel* au minéral de fer qui jouit particulièrement de cette propriété. Ce qui ensuite s'entend par *Aimant artificiel,* c'est tout morceau de métal qui a acquis la faculté d'attirer le fer et d'avoir des pôles qui se dirigent vers ceux de la terre. Tous les corps sans distinction de leur propriété conductrice pour l'électricité et la chaleur, sont capables de propager au loin la polarisation ma-

gnétique ; mais le fer a cette particularité à un plus haut degré qu'aucun autre corps. Tout morceau de fer peut être rendu aussi magnétique que l'aimant naturel, et c'est de ce métal ou plutôt de l'acier, qu'on se sert ordinairement pour fabriquer les *aimans artificiels*, c'est-à-dire les barreaux ou les aiguilles d'acier qu'on emploie pour la construction des boussoles ou pour la formation d'autres aimans artificiels. Le meilleur acier à cet effet, est celui d'*Angleterre ;* vient ensuite celui de *Solingue* en Allemagne. Pour fabriquer des aimans artificiels, on emploie ordinairement la friction, qui consiste à frotter avec un aimant assez volumineux un morceau d'acier placé dans la direction de l'axe de la terre, jusqu'à ce que celui-ci ait acquis les propriétés de l'aimant. Mais si l'on n'a pas d'aimant pour aimanter le morceau d'acier qu'on veut rendre magnétique, on peut encore lui faire obtenir cette propriété, en fixant transversalement des barreaux d'acier courbés convenablement pour former des aimans en fer à cheval, autour des conducteurs électriques qui servent de paratonnères à des édifices élevés. La forme qu'on donne aux grands aimans artificiels qui doivent servir à l'alimentation d'autres barreaux d'aciers, est ordinairement celle d'un fer à cheval, et souvent encore on réunit plusieurs aimans courbés de cette manière, en sorte qu'ils n'en forment qu'un seul. Dans chaque aimant, la vertu magnétique se montre de préférence aux deux extrémités, appelées *les pôles* de l'aimant. Lorsqu'on suspend un barreau d'acier aimanté à un fil, on voit un de ces pôles se tourner vers le nord, l'autre vers le sud ; ce qui fait distinguer ces deux pôles en *pôle nord* et en *pôle sud.* En approchant deux aimans l'un de l'autre, on voit encore que les pôles du même nom se repoussent mutuellement, tandis que ceux de noms différens s'attirent, et c'est là ce qui fait que lorsqu'on aimante un barreau d'acier par le frottement, le bout qui a été frotté avec le pôle nord représentera le pôle sud, et *vice versâ.* Lorsque l'aimant reste pendant long-temps inactif, il perd facilement de sa force ; c'est pourquoi on lui donne ordinairement une armure, qui consiste en une barre de fer qu'on attache à ses deux pôles, et à laquelle on suspend un poids proportionné à la force de l'aimant, le forçant ainsi à exercer continuellement toute sa propriété attractive. — Pour préparer les petits aimans artificiels, tels qu'ils sont usités en homœopathie, on prend une petite baguette d'acier anglais, longue d'environ 2 décimètres, sur 4 ou 5 centimètres de

large et 2 d'epaisseur. Cette baguette doit avoir été trempée jusqu'à ce qu'elle devienne élastique et non cassante comme du
verre. Afin de communiquer ensuite, le plus promptement et le
plus facilement possible, à cette baguette la plus grande force
magnétique qu'elle soit susceptible d'acquérir, il faut avant tout
avoir soin de ne pas arracher violemment le pôle de l'aimant
avec lequel on vient de frotter, parce que, de cette manière, on
en enlèverait chaque fois une grande partie de la force que la
baguette a acquise. C'est pourquoi il est convenable de faire en
sorte que le pôle de l'aimant avec lequel on frotte puisse glisser
sur une feuille très-mince de tôle, lorsqu'il est arrivé au bout de
la baguette, et qu'ainsi son passage de l'acier à la tôle soit doux et
presque imperceptible ; ce qui fera qu'on pourra sans inconvénient l'enlever de la baguette qu'il sert à aimanter. Mais il faut
encore que la tôle qui recouvre les deux bouts de la baguette
continue au dessous de celle-ci, afin d'entretenir constamment le
courant magnétique entre les deux pôles. On prendra donc une
petite bande de tôle mince, de la même longueur que la baguette
d'acier que l'on veut aimanter, mais seulement de quelques millimètres plus longue ; on posera la baguette d'acier sur la lame
de tôle dont on relèvera ensuite les deux bouts, en forme de crochet, par-dessus les deux extrémités de la baguette, de façon qu'ils
ne couvrent celle-ci que sur la largeur d'un millimètre environ,
et d'une couche très-peu épaisse, ayant été préalablement assez
amincis. Chacun de ces deux bouts ainsi recourbés et marqués,
l'un de la lettre N (nord), l'autre de la lettre S (sud), l'on place
horizontalement la lame de tôle, l'extrémité N tournée vers le
nord, jusqu'à ce que l'aimantation de la baguette soit obtenue.
Quant à la baguette d'acier, on la marque exactement dans son
milieu d'un trait à la craie ou à l'encre ; chacune des deux moi-
tiés est alors encore marquée de deux traits dont le premier, à
partir du milieu vers le bout, est placé aux deux tiers de chaque
moitié, et le second aux deux tiers à partir du premier vers le
bout, ainsi qu'on peut le voir ci-dessous :

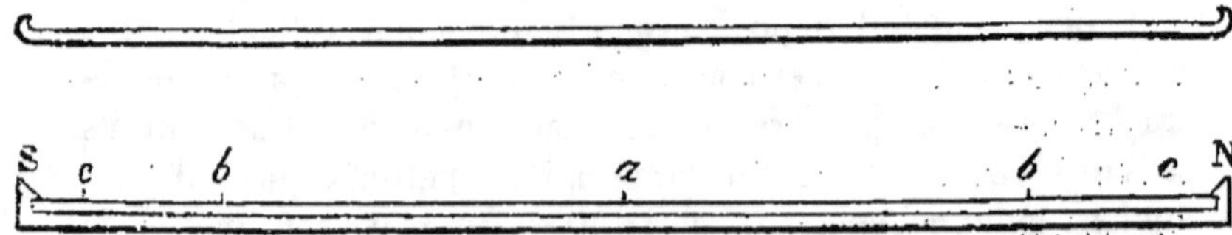

La baguette ainsi divisée et placée dans la lame de tôle comme il a été dit, on lui communique la vertu magnétique à l'aide d'un aimant artificiel en fer à cheval ; assez fort pour attirer 5 à 6 kilogrammes. A cet effet, on pose perpendiculairement le pôle *sud* de l'aimant sur le milieu de la baguette, au point *a*, et on le fait glisser sur toute la moitié *septentrionale* jusqu'au-delà de l'extrémité N, d'où on le ramène, en décrivant un grand arc en l'air, au point *b* du même côté. Là on le pose de nouveau perpendiculairement, et on le fait glisser, comme la première fois, jusqu'au-delà de l'extrémité N : on l'enlève encore une fois, et, en décrivant encore un arc en l'air, on apporte toujours le même pôle (sud) au point *c*, toujours du même côté (nord), d'où on le fait glisser une dernière fois jusqu'au-delà de l'extrémité N. Cela fait, on retire la baguette de son espèce d'étui en tôle, qui demeure immobile à la même place, et on marque de la lettre N l'extrémité de la moitié qu'on vient d'aimanter par le pôle *sud* de l'aimant ; elle est devenue pôle *nord*. Retournant alors la baguette, on la place de nouveau dans la lame de tôle, de manière que maintenant son extrémité N se trouve sous le crochet S, et que son autre extrémité qui n'a point encore été aimantée, soit au dessous du crochet N de la lame en tôle. L'aimantation de cette extrémité se fait ensuite également dans la direction septentrionale du ciel ; seulement cette fois-ci c'est avec le pôle *nord* de l'aimant qu'on opère, et que l'on pose successivement, et toujours verticalement, aux points a, b, c, en le faisant glisser chaque fois jusqu'au-delà du crochet N, et le ramenant chaque fois en décrivant un grand arc en l'air. Par là on a produit le pôle *sud* de la baguette, qu'on marque ensuite de la lettre S. Avec ce procédé, indiqué par Hanemann, la baguette a acquis autant de force que peuvent lui en communiquer ces six passes, avec un aimant tel que celui dont nous avons parlé. Pour lui conserver cette force, on l'entoure de ficelle en forme d'une vis, ou bien on introduit dans un étui, deux baguettes aimantées de même forme, placées de manière à ce qu'elles se touchent mutuellement par leurs pôles opposés, et renfermées de façon à ne pouvoir pas bouger. — Pour une dose, il suffit que le malade touche, du bout du doigt, le pôle convenable pendant une à deux minutes, suivant les circonstances, et il n'est nullement nécessaire que pour cela l'aimant soit retiré de son étui.

ZOOMAGNETISMUS, *Magnetismus animalis*, *Mesmerismus* ; Zoomagnetisme, Magnétisme animal ; Mesmerisme ; *Thierischer Magnetismus, Mesmerismus*.

395. Le magnétisme animal est l'ensemble des phénomènes produits par l'influence d'une action invisible d'un individu sur un autre, et qui fait que le système nerveux est mis dans un état qui, en lui-même, n'est point morbide, mais au contraire remonte les forces vitales et peut ainsi contribuer à la guérison des maladies. L'action de cet agent a jusqu'ici été observée principalement sur l'espèce humaine, quoiqu'il soit prouvé que les animaux aussi et même les individus du règne végétal peuvent subir son influence. L'action zoo-magnétique d'un individu sur l'autre est connue sous le nom de *Manipulation magnétique*, nom qui vient de ce qu'ordinairement on produit cette action par l'imposition des mains ou par des passes douces et lentes, faites avec la main, depuis la tête jusqu'au tronc et aux membres, d'après la direction des nerfs. C'est Mesmer, qui le premier, appela l'attention sur cet agent qui paraît ne pas avoir été inconnu aux anciens ; mais sa voix se perdit et on l'oublia. Cependant on y revint il y a environ trente ans, et on commença à cultiver le magnétisme avec beaucoup de zèle ; mais lorsque la superstition s'en mêla et que les charlatans, qui envahissent toutes choses, commencèrent à exploiter la crédulité et à faire mille choses plus absurdes les unes que les autres, on l'abandonna de nouveau, rejetant aussi le bon avec le mauvais. — On commence ordinairement les manipulations magnétiques par se mettre en rapport avec le malade, ce qui se fait, soit par le contact des mains, soit par l'imposition des mains sur le vertex, soit simplement par le regard, ou bien par des passes lentes, dirigées depuis le vertex du malade jusqu'à ses genoux et de manière a ce que la paume de la main soit tournée vers le malade dans la passe descendante, et le dos de la main dans le mouvement ascendant qui lui succède, et pour lequel le magnétiseur devra éloigner ses mains du sujet qu'il magnétise. Ces manipulations peuvent subir ensuite plusieurs modifications, suivant qu'on fait les passes avec le pouce seul, qu'on a les doigts écartés ou rapprochés, etc., etc.—Le magnétisme animal appliqué modérément sert également en homœopathie, mais jamais il n'est employé dans le but de jeter les malades dans

l'état appelé *Somnambulisme*, ni pour les rendre clair-voyans au point d'indiquer eux mêmes les médicamens dont ils croient avoir besoin. Ce sont là des erreurs que l'homœopathie repousse comme elles le méritent, et s'il se trouve par-ci par-là des homœopathes qui emploient le magnétisme animal dans le sens que nous venons d'indiquer, c'est qu'ils le font d'après leurs vues et leurs opinions individuelles et non suivant les principes de notre doctrine, qui est tout aussi éloignée du *somnambulisme* et des enseignemens par les *clair-voyans* qu'elle l'est des principes thérapeutiques de l'ancienne école. Le seul avantage que l'homœopathie conseille de tirer de l'agent thérapeutique que constitue le magnétisme, c'est la faculté qu'il a de relever les forces vitales, ou bien de calmer le malade, d'apaiser la surexcitation du système nerveux et de faire souvent cesser ainsi les douleurs les plus atroces, lorsqu'il est sagement et convenablement appliqué. Voici, du reste, les passages les plus importans de l'article de l'organon, ou Hahnemann parle de cet agent. « Je crois nécessaire », dit-il, « de parler encore du magnétisme » animal, dont la nature diffère tant de celle des autres remèdes. »Cette force curative qu'on devrait appeler *Mesmerisme,* du nom » de son inventeur, et que la volonté ferme d'un homme bien » pensant fait affluer dans le corps d'un malade, au moyen d'at-»touchemens, agit d'un côté comme moyen homœopathique, »en produisant une surexcitation semblable à celle que la ma-»ladie fait naître, et dans ce cas, la dose la plus faible qu'on » puisse employer, est une seule passe (1) faite depuis le sommet »de la tête jusqu'au de là du bout des pieds.... Ensuite, le mag-»nétisme agit aussi, en répartissant avec uniformité la force » vitale, quand elle se trouve en excès sur un point de l'organisme » et en défaut sur un autre, comme lorsque le sang se porte à la » tête, quand un sujet affaibli éprouve une insomnie accompa-

---

(1) En indiquant cette dose, Hahnemann avait en vue un magnétiseur doué d'une force peu commune, et il va sans dire que dans la plupart des cas on aura besoin de plusieurs passes semblables, répétées pendant 2, 3, 5 minutes, et même plus long-temps suivant les forces magnétiques de la personne qui applique cet agent. Ce qu'il importe c'est que la dose ne soit que suffisante pour produire sur le malade une sensation de bien-être *naturel.* Tout ce qui est au-delà, est mauvais.

» gnée d'agitation et de malaise, etc. Dans ce cas on pratique,
» comme dose la plus faible, une seule passe semblable à la pré-
» cédente, mais un peu plus forte (1). Enfin, le magnétisme
» agit encore, en communiquant immédiatement de la force
» vitale à une partie affaiblie ou à l'organisme entier, effet que
» nul autre moyen ne produit d'une manière si certaine et
» moins propre à troubler le reste du traitement médical. On
» remplit cette troisième indication en appliquant, avec une vo-
» lonté fixe et bien prononcée, les mains ou le bout des doigts
» sur la partie affaiblie. Ici se rangent certaines cures qu'ont opé-
» rées dans tous les temps les magnétiseurs doués d'une grande
» force vitale. Mais le résultat le plus brillant de la communica-
» tion du magnétisme à l'organisme entier, c'est le rappel à la
» vie de personnes plongées depuis longtemps dans un état de
» mort apparente, sorte de résurrection dont l'histoire rapporte
» plusieurs exemples incontestables. Toutes ces méthodes de
» pratiquer le mesmérisme reposent sur l'afflux d'une plus ou
» moins grande quantité de force vitale dans le corps du malade,
» et on leur donne, d'après cela, le nom de *mesmérisme positif.*
» Mais en traitant ainsi (ajoute Hahnemann dans une note) de
» la vertu curative certaine et décidée du mesmérisme positif,
» *je ne parle pas de l'abus qu'on en fait si souvent lorsque,*
» *répétant ces passes pendant des demi-heures, des heures entiè-*
» *res, ou même des journées, on amène, chez des personnes ner-*
» *veuses, cet énorme renversement de toute l'économie vitale qui*
» *porte le nom de* SOMNAMBULISME, *état dans lequel l'homme,*
» *soustrait au monde des sens, semble appartenir davantage à*
» *celui des esprits, état extrêmement contraire à la nature et*
» *dangereux, mais au moyen duquel on s'est plus d'une fois avisé*
» *de vouloir guérir des maladies chroniques...* Outre le mesmé-
» risme positif, il en existe ensuite un autre qui mérite le nom de
» mesmérisme *négatif,* parce qu'il produit l'effet contraire. Ici
» se rapportent les passes usitées pour faire sortir un sujet de
» l'état de somnambulisme, et toutes les opérations manuelles
» dont se composent les actes de *calmer* et de *ventiler.* » — Voilà
comment s'exprime Hahnemann. Quoi qu'il en soit de ses idées,
toujours est-il que le magnétisme n'est admis en homœopathie

---

(1) Voir la note page 251.

que pour calmer la sur-excitation du système nerveux, ou pour rélever les forces vitales chez un sujet affaibli, et qu'il ne doit être appliqué que dans ce but-ci, et avec beaucoup de ménagement. C'est l'intention de faire du bien à son malade, qui doit prédominer dans la pensée du magnétiseur, qui doit jouir d'ailleurs d'une santé aussi parfaite que possible, afin qu'au lieu d'apaiser les souffrances du malade, il ne lui communique pas les siennes. Les mains du magnétiseur, lorsqu'il veut exercer son influence, doivent avoir la chaleur naturelle du corps; les mains froides n'agissent que peu ou même point du tout. Pour la manipulation même, il faut que celle-ci se fasse dans un milieu retiré, calme, tranquille, et non exposé aux abords de tout venant. En outre, le magnétiseur doit être doué d'une force vitale supérieure à celle du malade; car autrement, au lieu de lui en donner, il lui en soutirerait. C'est pourquoi des personnes jeunes y sont plus propres que des personnes âgées; et jamais les sujets épuisés, amaigris, etc., ne devraient entreprendre de magnétiser qui que ce soit. Quant au sexe, une femme peut aussi bien magnétiser un homme que celui-ci une femme, pourvu qu'elle ait une plus grande force vitale que l'homme auquel elle veut appliquer le mesmérisme. Les momens qui semblent être les plus favorables à l'application du magnétisme, ce sont les premières heures du matin ou de l'après-midi; le moment le moins favorable est le soir, parce qu'à cette époque les malades sont ordinairement plus excités et plus irritables que dans le reste de la journée. L'imposition des mains et la ventillation sont les degrés les plus faibles dans lesquels on puisse appliquer le mesmérisme; vient ensuite l'application d'une flanelle magnétisé que le malade place sur le creux de l'estomac, si c'est pour combattre l'insomnie, ou sur la partie souffrante, si c'est pour calmer les douleurs, etc. On peut aussi magnétiser de l'eau qu'on fait ensuite boire au malade; on peut même envoyer cette eau à des malades éloignés, pourvu qu'on ait soin de bien boucher le flacon et de l'envelopper dans du coton magnétisé. Tout cela ne saurait cependant être exécuté que par des médecins parfaitement bien portans, puisque autrement, comme nous venons de le dire, on courrait risque d'augmenter les souffrances du malade de celles du médecin, au lieu de les diminuer.

2. *Sur diverses Substances accessoires.*

Nota. Les substances que nous avons réunies dans cet article, ne sont point des médicamens ; ce sont au contraire des substances dont on ne fait qu'un usage diététique en homœopathie, ou qui n'y trouvent qu'une application extérieure, accessoire, mais dont il importe de connaître les propriétés, afin de pouvoir se les procurer d'aussi bonne qualité que possible.

ACETUM VINI, *Acidum acetosum* ; Vinaigre, Vinaigre de vin, Acide acéteux ; *Essig, Weinessig.*

394. Le vinaigre sert en homœopathie tant comme antidote de plusieurs substances, que pour la préparation chimique des acétates. C'est une liqueur acide qui résulte de la fermentation secondaire du vin et de celle d'une foule d'autres substances végétales. Lorsqu'on expose, dans un vase, du vin ou toute autre liqueur alcoolique à l'influence de l'air et à l'action de la chaleur, ce liquide ne tarde pas à se troubler et à atteindre une température plus élevée que celle de l'air qui l'entoure, en même temps que sa surface se couvre d'une sorte d'efflorescence, et que dans le liquide même il se forme une matière filiforme, mucilagineuse qui gagne peu à peu le fond du vase. Le liquide prend alors une odeur aigre qui devient de plus en plus forte; sa température se rabaisse peu à peu, et le liquide finit par redevenir clair et parfaitement limpide. Ce liquide n'a ni l'odeur ni la saveur du vin ni de l'alcool ; mais il est acide, assez agréable au goût, et produit par la distillation non de l'alcool, mais de l'acide acétique étendu d'eau. C'est cet acide qui forme la base de tous les vinaigres ; il naît de l'alcool qui est contenu dans les liquides spiritueux, et qui par l'action continue de l'air atmosphérique et de la lumière se trouve composé et transformé en acide. On fait le vinaigre principalement avec le vin, la bière, le cidre ou le poiré, ou même les betteraves; mais toute liqueur qui contient les élémens de la fermentation alcoolique, peut également en fournir. On en retire aussi beaucoup par la distillation des substances végétales, en particulier du bois. Mais ce dernier, le vinaigre de bois, s'il n'est pas rectifié, ne peut jamais servir à aucun usage homœopathique, et peut même être dangereux, à cause de l'espèce d'huile empyreumatique à laquelle il est combiné à son état brut, et dont les rectifications

qu'a subies celui du commerce, parviennent rarement à le débarrasser. La meilleure sorte est le vinaigre de vin (*Acetum vini*). Lorsque ce vinaigre est bon, il est d'une odeur suave, acide et spiritueuse, d'une saveur aigre plus ou moins forte, d'une couleur plus ou moins foncée, suivant l'espèce de vin dont on s'est servi; il s'évapore entièrement à l'air libre, se mêle à l'eau sans produire ni froid, ni chaleur, ni effervescence ; exposé à l'air, sous l'influence d'une douce chaleur, il s'altère avec le temps, laissant déposer une grande quantité de flocons visqueux, et prenant une odeur et une saveur putrides. Un sédiment semblable se forme à la longue dans les vases qui le renferment. Le vinaigre est un composé d'eau, d'acides acétique et tartrique, d'alcool, de matière extractive et de tartre. Il diffère donc d'une manière frappante de tous les acides étendus d'eau, sans excepter même l'acide acétique. La substance avec laquelle il semble avoir le plus de rapport, quoique d'ailleurs l'analogie soit fort éloignée, c'est l'éther. Soumis à la distillation, le vinaigre fournit un mélange d'acide acétique et d'alcool, qu'on désigne sous le nom de *Vinaigre distillé*. Les vinaigres de bois ne ressemblent nullement à celui de vin, et ne devraient même jamais être employés en cuisine pour remplacer le vinaigre de vin, par les raisons que nous avons indiquées plus haut. Mais malheureusement, dès que les industriels savans et criminels de nos jours ont découvert une combinaison chimique dont les principaux caractères ont de l'analogie avec les produits ordinairement en usage, ils sont on ne peut plus empressés de la mettre en vogue, afin d'attirer, par la nouveauté de la chose, la curiosité de la foule, et de faire passer ses écus dans leur bourse, se souciant peu des effets produits sur la santé publique.— Pour l'usage homœopahique, soit qu'on veuille préparer des acétates, soit qu'on veuille administrer le vinaigre comme antidote, on ne doit jamais se servir que de vinaigre de vin, que l'on emploiera, suivant les circonstances, soit crû (*Acetum vini commune* s. *crudum*), soit distillé (*Acet. vini distillatum*). Pour obtenir le vinaigre distillé, on mêle du vinaigre ordinaire avec 1/16 de son poids de charbon pulvérisé, on introduit ce mélange dans une retorte, et on continue la distillation jusqu'à ce que le liquide qui passe dans le récipient soit parfaitement clair et inodore.

ADEPS, *Adeps suilla, Axungia porci ;* Graisse , Graisse de porc ,
Axonge ou Sain-doux ; *Fett, Schweinefett.*

395. L'emploi que l'homœopathie fait de la graisse molle des
animaux est excessivement restreint. La plupart des homœopathes n'en emploient absolument aucune dans aucun cas, et ceux
qui s'en servent ne font usage tout au plus que de la graisse de
porc (*Axungia porci , Adeps suilla*) , qu'ils emploient parfois
unie à la cire pour préserver les endroits écorchés du contact de
l'air , ou bien seule, pour enduire les doigts lorsqu'ils sont obligés de toucher les femmes enceintes, ou dans tout autre but de
cette nature. D'autres cependant préfèrent pour l'un et l'autre
de ces usages l'huile d'olive. Quoi qu'il en soit, la graisse de porc
devra toujours être préférée à l'huile d'amandes et à la graisse
d'oie que quelques médecins emploient dans les cas que nous venons de signaler; et quel que soit l'usage qu'on compte en faire,
il importe qu'elle soit bonne, fraîche, et surtout point rance.
Dans toutes les graisses animales , mais principalement dans
celle de porc, il se développe, lorsqu'elles se corrompent, un poison redoutable qui, absorbé par l'organisme de quelque manière
que ce soit, peut produire les accidens les plus fâcheux. Une
bonne graisse de porc, purifiée et préparée convenablement, doit
être blanche , solide , grenue, très-fusible , d'une odeur faible
mais caractéristique, et d'une saveur douceâtre, agréable, grasse,
mais ni amère , ni âcre , ni empyreumatique. On obtient cette
graisse, comme son nom l'indique , du porc (*Sus scrofa*, L.), qui
la contient amassée autour de ses reins ou dans l'épiploon, d'où
on l'extrait après avoir tué l'animal. En sortant des intestins de
celui-ci, elle est encore associée à des membranes, à des fibres et
à du sang, parties dont on la débarrasse par des lavages répétés,
la fusion et la filtration. A l'état pur, la graisse de porc contient,
sur cent parties , 62 d'élaïne et 38 de stéarine , proportions qui
cependant sont susceptibles de varier beaucoup suivant les conditions dans lesquelles a vécu l'animal , et la qualité de la nourriture qu'il a prise. Enfin , la graisse de porc , comme la plupart
des autres graisses , se dissout assez bien dans l'éther, mais peu
dans l'alcool, et point dans l'eau, qu'elle surnage ; elle divise ou
éteint le mercure, et dissout le soufre ainsi que le phosphore.
Lorsqu'on la chauffe fortement, avec le contact de l'air, elle se
décompose , répand des fumées blanches et piquantes, prend

une couleur plus ou moins foncée et finit par s'enflammer. Soumise à la distillation, elle donne un peu d'eau, de gaz acide carbonique, d'acide acétique et d'acide sébacique, beaucoup de gaz
hydrogène carboné, une grande quantité de matière grasse devenue plus molle et plus fluide, enfin un très-petit charbon spongieux et très-facile à incinérer. En la traitant par un alcali ou un
oxyde métallique, on obtient, outre l'acide sébacique que donne
la distillation, encore deux autres, dont l'un est l'acide margarique, l'autre l'acide oléique, et qui tous deux se trouvent également dans toutes les graisses. Enfin, les qualités que la graisse
de porc a encore de commun avec les autres graisses, c'est que
l'hydrogène, le bore, l'azote, le carbone, n'exercent point d'action sur elle ; qu'exposée au contact de l'air elle se rancit, en absorbant de l'oxygène et en développant parfois de l'acide sébacique.

ÆTHER SULFURICUS, *Naphtha vitrioli*, *Spiritus sulfurico-œ-*
thereus, *Spiritus œthereus vitriolatus s. œtheris vitriolici ;*
Ether sulfurique; *Schwefelœther.*

(Pour cette substance, qui sert pour la préparation première
de plusieurs médicamens homœopathiques, *voy.* pag. 15).

ALCOHOL, *Spiritus vini alcoholisatus ;* Alcool, Esprit-de-vin
alcoolisé; *Alcohol, Alcoholisirter Weingeist.*

(Pour cette substance qui sert à la préparation des teintures
et des atténuations homœopathiques, *voy.* pag. 6).

AQUA, *Aqua destillata;* Eau, Eau distillée; *Wasser, Destillirtes*
Wasser.

(*Voy.* pag. 13).

CACAO, *Theobroma Cacao ;* Cacao, Cacaotier ; *Kakao, Kakao-*
baum. — SUCCOLATA, *Choccolata ;* Chocolat ; *Chokolade.* —
BUTYRUM CACAO; Beurre de Cacao; *Kakaobutter.*

596. Le fruit du cacaotier trouve un emploi assez fréquent,
en homœopathie, qui se sert: 1° des *graines* connues sous le nom
de *Cacao,* pour remplacer le café qu'elle défend à ses malades ;
2° de la *pâte* préparée de ces graines, connue sous le nom de
Chocolat, pour un usage semblable au précédent ; 3° de l'huile
retirée de ces graines connue sous le nom de *Beurre de Cacao ,*

pour préserver des parties écorchées, etc., du contact de l'air. L'arbre qui fournit ce fruit est le Cacaotier ou Cacoyer (*Theobroma Cacao*, L.), de la famille des Malvacées, Juss., et de la Polyadelphie pentandrie, **L.** Il croît dans les vallées chaudes et humides de l'Amérique centrale, surtout dans le bassin des Amazones, sur la pente orientale des Andes, etc. C'est un arbre d'une nature délicate, haut de 10 à 12 mètres environ, garni de grandes feuilles ovales, oblongues, d'un assez beau rouge en naissant et vertes ensuite ; fleurs petites, éparses, en faisceau sur les rameaux ; pédoncules uniflores ; calice de cinq feuillets, cinq pétales voûtés à deux cornes ; nectaire de cinq feuillets réguliers ; étamines adhérentes au nectaire, chacune à cinq anthères ; capsule grande, coriace, ligneuse, ovale, à cinq angles, et souvent raboteuse, à cinq loges ; semences en forme d'amande, nombreuses, nichées dans une pulpe, et attachées à un réceptacle en colonne. Pour obtenir les semences du cacao, on arrache les fruits mûrs de l'arbre et on leur fait subir, pendant un mois et au-delà, une espèce de fermentation, afin de les détacher de leur enveloppe et de les dépouiller d'une saveur âcre qui les accompagne naturellement. Ensuite, on fait sécher les amandes, on les trie et on les livre au commerce. Ces amandes, généralement ovoïdes, sont, à l'état frais, un peu violettes et de la grosseur d'une aveline ; elles renferment, sous une enveloppe lisse très-amère, deux cotylédons égaux, lisses et violets, qui enveloppent et protègent l'embryon. C'est le fruit le plus oléagineux que la nature produise et le seul peut-être qui ait l'avantage de ne jamais rancir. Lorsque ces semences sont sèches, on les estime d'autant plus que leur enveloppe est plus brune, plus unie. Les amandes même ont le volume d'un gros haricot, sont de couleur terne, rougeâtre-obscure, de teinte violette en dedans, inodores, amères au goût, obtuses au deux bouts, comprimées. Le bon cacao doit être récent, net, lourd, point vermoulu en dehors, ni moisi en dedans. Dans le commerce on distingue plusieurs sortes de Cacao, dont la *première* et la *meilleure* est le cacao *Caraque*, ainsi appelé du pays d'où il vient, la province de Caracas dans la Nouvelle-Espagne. Ce cacao est lourd, long, un peu aplati et moins oléagineux que les autres sortes. Son amande est d'un brun rougeâtre, un peu brillante, friable, d'une amertume agréable, et entourée d'une enveloppe facile à briser et chargée de petites paillettes blanches et brillantes. La seconde sorte,

quant à la qualité, est le cacao *du Brésil*, connu aussi sous le
nom de cacao *Maragnan* ou *du Para*; il est long, étroit, aplati,
d'un brun foncé, et sec; c'est celui qui est le plus communément employé. Le cacao le moins estimé de tous est celui *des
Iles*, nommé aussi de la *Martinique*, de *Saint-Domingue*, ou de la
Guadeloupe. Il est âcre au goût, son amande est aplatie, d'un
brun clair, et couverte d'une écorce épaisse. Outre ces trois
sortes qui se trouvent le plus fréquemment dans le commerce,
on distingue encore le cacao de la *Trinité*, se rapprochant du
cacao *Caraque*; le cacao *Guyaquil*, se rapprochant du cacao
Maragnan, ainsi que les cacaos *Cayenne*, *Macaïbo*, *Berbiche*, etc.
nommés ainsi des lieux d'où on les tire. — Pour apprêter les
amandes de cacao en guise de *café*, on les fait *légèrement* torré-
fier, on les dépouille de leur arille, on les réduit en poudre au
moyen d'un moulin à café, et on les fait bouillir, en ajoutant
sur deux cuillerées à bouche de cette poudre, trois tasses d'eau,
prenant ensuite cette boisson avec du sucre et de la crême, comme
le café. Pour débarrasser cette boisson de la graisse dont elle est
ordinairement plus ou moins chargée, il suffit de la laisser refroidir, procédé par lequel la graisse se concrète et peut être facilement enlevée; le Cacao peut ensuite être réchauffé, ce qui ne
lui ôte rien de sa saveur agréable. Mais ce qui importe surtout,
c'est que les amandes ne soient point trop torréfiées, parce que
plus elles sont brûlées plus il se développe d'huile empyreumatique. Plusieurs personnes se servent aussi des enveloppes seules
que le grillage sépare des amandes, et qu'elles prennent en guise
de *thé*; mais ces enveloppes sont plutôt excitantes et ne méritent
point d'être recommandées à l'usage domestique. — Quant au
Chocolat ou cacao en tablettes (*Succolata*, *Cacao tabulata*), c'est
la pâte connue qu'on prépare avec les amandes de Cacao préalablement torréfiées. A cet effet on dépouille le cacao de son arille,
pendant qu'il est encore chaud, on le pile dans un mortier
échauffé, on ajoute à la pâte obtenue des parties égales de sucre,
mêlant ensemble le tout; après quoi on le porte sur une pierre
polie et échauffée, où on le broie avec un rouleau de fer jusqu'à
ce que la pâte soit devenue bien homogène et qu'elle ait atteint
le degré de finesse qu'on juge convenable. Pour les chocolats
du commerce, on y ajoute encore diverses épices, telles que la
cannelle, la vanille, le storax, etc.; puis, on la broie encore
pendant quelque temps, et enfin on la dispose dans des moules

de fer-blanc, où elle se solidifie en séchant. Pour l'usage hygiè-
nique des malades traités par l'homœopathie, il n'est presque
aucune sorte de chocolat du commerce que nous puissions recommander, à cause des substances aromatiques qui y sont constamment mêlées. Le chocolat dit *de santé* jouit, il est vrai, de la
réputation d'être exempt de toute épice hormis le sucre ; mais,
bien que cette assertion soit réellement fondée, ce qui doit rendre ce chocolat tout aussi suspect que les autres sortes, ce sont les
falsifications de toute nature que la cupidité des marchands n'a
pas manqué d'introduire dans cet article, comme dans tous ceux
dont elle s'empare. Ces falsifications sont, il est vrai, pour la
plupart assez innocentes, mais elles n'en sont, pour cela, pas
moins des falsifications qui diminuent la bonne qualité du chocolat. C'est ordinairement avec de l'amidon, de la farine de blé,
de riz, de lentilles, de fèves, etc. que ces falsifications se font ;
souvent aussi les fabricans tirent le beurre des semences, et le
remplacent par de l'huile, de la graisse de bœuf, de mouton, etc.;
d'autres encore y mettent de la cassonade au lieu de sucre, ou
ils prennent du cacao inférieur pour le chocolat dit de première
qualité, et ainsi de suite. Les médecins homœopathes qui ordon-
nent à leurs malades l'usage modéré du chocolat pour remplacer
le café, seront donc obligés d'en faire fabriquer exprès par des
personnes sûres, comme le font les homœopathes de Paris et de
Lyon, à qui, dans la première de ces villes, M. de *Catelan*, pharmacien homœopathe, et à Lyon MM. Pelletier et fils fournissent
des *Chocolats de santé* ou *homœopathiques* dignes de toute confiance. — Enfin, quant au *beurre* de cacao (*Butyrum cacao*), que
plusieurs homœopathes emploient pour garantir des parties écorchées, etc., du contact de l'air, on l'obtient par l'expression des
amandes préalablement torréfiées et réduites en pâte fine, et en
purifiant et filtrant ensuite le produit obtenu. C'est une substance de la consistance du suif, ayant l'odeur et la saveur du
cacao torréfié, d'un jaune clair, blanchissant en vieillissant,
rancissant lentement, et abondant en stéarine. On le falsifie, dans
le commerce, avec l'huile d'amande douce, la cire, la moelle de
bœuf, le suif, etc. Lorsqu'il est pur, le beurre de cacao se dissout en entier dans l'éther, mais lorsqu'il a été sophistiqué
avec du suif, il n'a plus cette qualité; il rancit alors aussi plus
vite, a une saveur moins agréable, et sa cassure n'est point uniforme. Le cacao qui fournit le plus de beurre, est celui *des Iles*;
il en donne environ les 4/10 de son poids.

CASTANEA VULGARIS s. *vesca*, Châtaignier cultivé; *Zahmer Kas-
tanienbaum.*—CASTANEA ; Châtaigne, Marron ; *Zahme Kas-
tanie, Marrone.*

397. Le fruit de cet arbre nous sert en homœopathie pour en
préparer, après l'avoir torréfié, une boisson destinée à remplacer
l'usage du café chez les malades ; but auquel il est d'autant plus
propre que la torréfaction lui donne une saveur assez analogue
à celle du café, pour tromper le goût de ceux qui ne peuvent renoncer que difficilement à l'usage de cette boisson si nuisible à la
santé. Le végétal qui porte ce fruit (*Fagus castanea*, L.), est un
grand et bel arbre, naturel à l'Europe, où il croît sur les montagnes et les côteaux élevés et sablonneux. Il atteint parfois une
hauteur de 20 mètres et au-dessus, et arrive à des grosseurs énormes ; le fameux châtaignier de l'Etna, *Castagno de cento cavalli*,
a plus de 50 mètres de circonférence, et celui de Torfwooth , en
Angleterre , a près 20 mètres de diamètre , ce qui fait 60 mètres
de circonférence. C'est un arbre de la famille des amantacées,
Juss., de la monoécie polyandrie, L., ayant des feuilles allongées,
d'une étoffe forte, dentées, relevées en dehors d'un grand nombre
de nervures parallèles, fleurs incomplètes, unisexuelles et monoïques ; les mâles disposées en un chaton cylindrique et axillaire,
avec un calice à 6 divisions, et 5 à 20 étamines; les femelles situées
le plus souvent au-dessous des précédentes, entourées d'un involucre sphérique et persistant, et composées d'un calice à 5 ou
6 dents. Coque ou capsule arrondie, hérissée de pointes à l'extérieur, uniloculaire , à 2 ou 4 valves , et renfermant autant de
semences que l'involucre embrassait de fleurs. Le bois du châtaignier a le plus de conformité avec celui du chêne ; il est très-estimé
pour faire des tonneaux , des cercles, etc., et on s'en sert aussi
pour la charpente, la construction des navires, etc.; ce bois dure
des siècles sans s'altérer, et l'on prétend que les araignées n'y attachent jamais leur toile. Les branches feuillées de cet arbre fournissent des couleurs indestructibles ; son écorce est riche en tannin, et donne, lorsqu'elle est carbonisée, une belle couleur noire.
Les fleurs mâles du châtaignier répandent une odeur de sperme
très-désagréable. Enfin, quant aux fruits, connus sous le nom
de *châtaignes*, on les récolte au mois de septembre, où ils se séparent de leur brou épineux et tombent par terre. C'est un fruit
ovale-arrondi, plat d'un côté, convexe de l'autre, légèrement

pointu à son sommet, élargi à sa base, et couvert d'une peau brune, lisse et coriace, qui renferme une substance blanche, ferme et composée d'une grande quantité d'amidon, d'un gluten analogue à celui des plantes céréales, et d'une substance sucrée. Dans les arbres qui ont été cultivés et greffés, la capsule du châtaignier ne renferme ordinairement qu'une seule châtaigne, qui est plus grosse et moins plate. Cette espèce, connue sous le nom de *marrons*, a une saveur douceâtre, très-agréable, et est beaucoup plus estimée que les petites châtaignes, dont la saveur est plus âcre, et qui contiennent moins de matière sucrée. Les châtaignes et leur usage sont connus depuis l'antiquité la plus reculée; les Romains les faisaient venir de Castane, sous le nom de noix de Castane (*Castaneæ nuces*). De quelque manière qu'on les prépare, elle forment un aliment sain et facile à digérer; dans les régions trop élevées pour y cultiver le blé, elles remplacent le pain par la boullie et les galettes qu'on en fait; des provinces entières, telles que le Limousin, l'Auvergne et le Vivarais, en font leur nourriture principale et presque exclusive pendant une grande partie de l'année. On les mange soit rôties, soit bouillies dans l'eau, soit glacées au sucre et enfin on en prépare une espèce de café factice qui, lorsqu'il est pris au lait, flatte le goût d'une manière assez agréable. Les châtaignes forment aussi une très-bonne nourriture pour les animaux; elles les engraissent et leur procurent une chair succulente. On en met encore dans le pain, et l'on prétend qu'on en peut même faire du chocolat, en extraire du sucre et de la fécule, et en obtenir de l'alcool.

CERA; Cire; *Wachs*. — **CERATUM**; Cerat; *Wachs-Salbe*. — **CEREOLI**; Bougies; *Kerzchen*. — **CHARTA CERATA**; Papier ciré; *Wachspapier*.

398. La cire est usitée en homœopathie tant pour boucher hermétiquement les flacons qui contiennent des substances très-volatiles, que pour préparer un onguent innocent, ainsi que pour la confection des bougies, et celle d'une espèce de papier ciré qui sert à envelopper les capsules ou les flacons remplis de médicamens et destinés à être expédiés au loin. La cire est une substance que les abeilles tirent de la matière sucrée des plantes, et dont, après l'avoir sécrétée sous les anneaux de leur ventre, elles forment les rayons destinés à recevoir leurs larves et le miel qui doit les nourrir durant l'hiver. C'est une substance qui tient le milieu

entre les produits végétaux et ceux du règne animal). On l'obtient en la séparant du miel par expression, et en la faisant fondre ensuite dans de l'eau chaude, afin de la débarrasser du reste de miel et de toutes les saletés qui pourraient y adhérer. La cire ainsi obtenue porte alors le nom de *cire brute;* elle est jaune, d'une saveur et d'une odeur aromatiques mielleuses, assez ductile, mais très-variable dans sa qualité, suivant le lieu de son origine, la manière dont elle a été récoltée, etc. Dans le commerce, il n'est pas même rare de la trouver sophistiquée soit avec du suif, soit avec de la farine de pomme de terre, ou bien artificiellement colorée. La première de ces falsifications se reconnaît à ce qu'elle a, dans ce cas, une saveur désagréable et qu'elle est grasse au toucher; sophistiquée avec la farine de pomme de terre, elle laisse un résidu lorsqu'on la dissout dans l'essence de térébenthine. La couleur jaune qui caractérise la cire à son état brut, n'est cependant pas sa couleur naturelle, mais une couleur que le miel lui a communiquée. Originairement, cette substance est blanche; elle le redevient lorsqu'elle est purifiée et débarrassée de toutes les matières étrangères, opération qui se fait par l'action prolongée de l'eau, de l'air et de la lumière, à laquelle on expose la cire brute. Mais il est rare qu'en une seule fois la cire soit blanchie dans toute son épaisseur; dans la plupart des cas elle doit être plusieurs fois refondue et rubanée avant de devenir entièrement blanche. Le degré convenable de blanchiment obtenu, on fait fondre la cire dans de l'eau chaude, on la coule dans des formes, et on l'envoie dans le commerce sous le nom de *Cire blanchie,* ou cire en tablettes (*Cera alba s. in tabulis*). Dans cet état, la cire est une substance insipide, d'une odeur assez agréable, mais faible; sèche, friable, insoluble dans l'eau, soluble à froid dans les huiles fixes, et à chaud dans les huiles essentielles, ainsi que, mais seulement en petite proportion, dans l'alcool et dans l'éther. Elle est d'une pesanteur de 0,960 à 0,966, fusible à une chaleur de 60 à 68°, inflammable, et volatilisable. Elle est, comme tous les corps gras, formée de deux substances différentes, la *cérine* et la *myricine*, et contient un peu d'acide margarique libre. Avec les huiles fixes elle forme des cérats; la potasse et la soude la convertissent en savon. Soumise à la distillation, elle donne de l'eau, de l'acide acétique, une grande quantité d'huile odorante, et une huile concrète à laquelle on donne le nom de *beurre de cire*, et qui lorsqu'elle est rectifiée par une nouvelle distillation, fournit ce qu'autrefois on appelait *huile de cire*. La cire, ou du moins une matière analogue, se trouve aussi dans d'autres produits végétaux naturels, comme par exemple, les fruits de plusieurs ciriers qui en sont revêtus. Au Pérou il se trouve également un arbre, espèce de palmier, dont les anneaux du tronc, les pétioles et le dessous des feuilles sont couverts d'une matière blanchâtre qui contient un tiers de cire. Le chaton mâle du bouleau, du peuplier, de l'aulne, du frêne, en contiennent également une certaine quantité. Enfin, on la rencontre encore, à l'état pulvérulent, sur la surface des prunes, des raisins, des oranges et de plusieurs autres fruits, ainsi que dans l'écorce de la racine de l'ipécacuanha ; à la surface des feuilles de plusieurs arbres, où elle forme l'espèce de vernis dont elles sont enduites ; dans la laque ; dans la fécule verte de plusieurs plantes, surtout dans celle du chou. Il semble même qu'on puisse la former artificiellement. Quoi qu'il en soit, la cire dont on se sert en homœopathie est celle qui provient des abeilles et qui a été blanchie et purifiée. On en prépare d'abord, comme nous l'avons dit plus haut, un onguent innocent, d'une consistance assez molle et facilement collante, afin d'en couvrir et de préserver de toute influence étrangère, les ulcères et autres lésions extérieures qui ne supportent aucun contact, ou des plaies qu'on veut faire cicatriser. A cet effet, on fait fondre la cire dans de l'eau chaude, puis on la mêle avec des parties égales d'huile d'olive pure, laissant ensuite ce mélange se refroidir ; après quoi on le conserve sous le nom de *Cérat* pur (*Ceratum Galeni*). Le cérat qu'on trouve ordinairement dans les pharmacies sous le nom de *Cérat de Galien* n'est nullement propre à l'usage homœopathique, puisque il est constamment aromatisé avec de l'eau de rose. Quant aux cérats *opiacé*, *saturné*, etc., il va sans dire que l'homœopathe ne devra s'en servir dans aucun cas. En un mot, le cérat dont on veut faire usage en homœopathie doit être préparé exprès et ne contenir que de la cire et de l'huile d'olive, et encore doit-il être récent et nullement rance, ce qui arrive facilement. — Quant aux *bougies* (*Cereoli*), l'homœopathe ne saurait se passer entièrement de ces instrumens, quoiqu'il n'en fasse pas un usage aussi fréquent que ceux qui ne savent traiter les rétrécissemens de l'urèthre que par la cautérisation. On les prépare ordinairement en roulant de la toile imbibée de cire (*Sparadrap*) en forme de petits cylindres ; mais il est plus avantageux de les fabriquer avec des boyaux d'animaux. A cet effet, on prend des cordes faites de ces boyaux, on les tend entre deux morceaux de bois, et on les frotte avec une pierre de ponce, afin de les débarrasser des petits filamens qui y adhèrent. Puis on chauffe, sur une lampe à l'esprit-de-vin, un mélange de 6 parties de cire jaune et d'une partie d'huile d'olive, dont on verse ensuite une partie sur un petit chiffon de laine au moyen duquel on enduit la corde peu à peu, en ayant soin de frotter assez fort pour empêcher la cire de se refroidir et la laine de s'endurcir. Par ce procédé, que l'on continue jusqu'à ce que la corde ait acquis la grosseur voulue, on obtient des bougies d'une surface aussi unie et aussi égale que possible.—Enfin, pour se procurer le *papier ciré (Charta cerata)*, qui sert à envelopper les médicamens qu'on veut envoyer au loin, on le prépare en étalant de la cire sur une feuille de papier qu'on a placée sur une pierre échauffée, et en la répandant d'une manière uniforme, moyennant une éponge sèche.

GUMMI ARABICUM; Gomme arabique; *Arabisches Gummi.*

399. Cette substance est tolérée en homœopathie, comme inerte et légèrement nourrissante, et sert, mêlée à l'eau et au sucre, à faire une boisson assez agréable. C'est un mucilage qui découle naturellement de plusieurs arbres, dont la plupart appartiennent au genre *Acacia*, et qui croissent surtout en Afrique, dans l'Inde, à la Nouvelle-Hollande et au Chili. Son nom de *gomme arabique* lui vient de ce que les anciens tiraient cette substance par les Arabes de l'Égypte; aujourd'hui on la retire surtout du Sénégal et de la Gambie, ou de tout autre pays de l'Afrique, d'où elle arrive en France par le Havre et par Bordeaux; la meilleure gomme cependant nous est apportée d'Égypte, par Marseille. On distingue dans le commerce deux grandes séries de gommes arabiques, celle d'*Arabie* proprement dite, et celle du *Sénégal.* La première de ces gommes, qui nous arrive par Marseille, est, comme nous venons de le dire, la meilleure. Elle est en petites masses arrondies d'un côté et creuses de l'autre, transparente, inodore, en général blanche ou légèrement teinte en jaune, cassante, sèche et facile à pulvériser. Elle se délite à la chaleur, blanchit à l'air, a un cassure chargée de stries ou lignes blanches, et se fond entièrement dans l'eau. La gomme du *Sénégal*, de beaucoup inférieure à la précédente, est au contraire en morceaux orbiculaires de la gros-

seur d'une noix, rugueux à la surface, brillans dans leur cassure, de couleur rousse ou rouge, d'une saveur un peu amère, ne se délitant point à l'air, se ramollissant un peu à la chaleur, et en partie insolubles dans l'eau. Du reste, les caractères que nous venons d'indiquer n'appartiennent exclusivement ni à l'une ni à l'autre des deux espèces citées, mais à la qualité des gommes mêmes, qui, en réalité, se distinguent moins d'après le pays d'où on les tire, que d'après l'arbre qui les fournit, et on trouve aussi bien des morceaux blancs dans la gomme du Sénégal, que l'on trouve des morceaux rouges dans celle d'Arabie. Aussi les marchands trient-ils ordinairement les gommes, dès qu'elles arrivent, sans distinction de pays, et les séparent en trois qualités : *les blanches, les rousses* et *les rouges*. Les meilleures sont les gommes *blanches*; elles sont en morceaux agglomérés, assez petits, souvent brisés, secs, bleuâtres et peu transparens. C'est cette gomme qui porte aussi le nom de *gomme turique*, et qui se fond entièrement dans l'eau. — Pour l'usage de cette substance, chez les malades traités homœopathiquement, on ne peut se servir ni de la *gomme en poudre* qu'on trouve dans le commerce, ni du *sirop de gomme* qui se vend dans les pharmacies ordinaires. La *poudre* de gomme du commerce, se fait ordinairement avec la plus mauvaise qualité de cette substance et souvent encore elle est mêlée avec des gommes indigènes, ou même avec toutes autres substances. Il en est de même pour le sirop de gomme, qui, lors même qu'il serait fait avec la meilleure qualité, n'en serait pas moins impropre à l'usage, pendant un traitement homœopathique, à cause des substances aromatiques, telles que la fleur d'orange, etc., que les pharmaciens modernes ont la manie d'ajouter à presque tout ce qui sort de leurs officines. Ce que nous venons de dire de la poudre et du sirop de gomme, s'applique également à la *pâte*, aux *boules* et enfin à toutes les préparations officinales et commerciales de cette substance. Si donc on veut permettre à un malade l'usage diététique de la gomme, il faut que celle-ci soit choisie en nature, c'est-à-dire en morceaux, et on prend pour cela la plus belle, et de préférence des morceaux en larmes globuleuses, connues sous le nom de *gomme turique*. Pour en préparer ensuite une boisson, on prend, suivant la consistance qu'on veut lui donner, 8 à 30 grammes de cette gomme, qu'on fait dissoudre dans un litre d'eau, et l'on y ajoute du sucre en quantité suffisante.

HORDEUM SATIVUM; Orge cultivée; *Gerste*.

400. L'orge est admise en homœopathie, comme la gomme arabique, pour la préparation d'une boisson rafraîchissante et légèrement nourrissante. La plante qui la fournit, est une céréale annuelle de la famille des graminées, Juss., de la triandrie digynie, L., et qui croît naturellement en Perse, en Sicile, etc. Elle est cultivée aujourd'hui sur bien des points de l'Europe, surtout dans les pays du Nord, dans les montagnes, les lieux stériles, pauvres, etc., où on la sème au printemps ou en automne. Elle a les fleurs disposées en épi; l'axe de l'épi alternativement denté, chaque dent portant trois fleurs rapprochées en un faisceau sessile, serré contre l'axe, garni de six paillettes étroites, pointues et disposées par paires à la base et au côté extérieur de chaque fleur, à laquelle elles servent de calice; corolle à deux valves, dont l'une plane et inerne, l'autre ovale, angulaire, gonflée, aiguë, plus longue que les paillettes calicinales, et terminée par une longue barbe; trois étamines; semences oblongues, renflées, angulaires, pointues, plus longues que les paillettes calicinales, et se terminant par une longue barbe. Les graines d'orge contiennent beaucoup de fécule amylacée, avec une certaine quantité de mucilage. Dans quelques pays, notamment en Suède, elles servent à fabriquer un pain grossier et très-substantiel, dont les pauvres se nourrissent; en Allemagne, on les emploie pour en faire des potages ou de la bouillie; dans d'autres pays encore on en nourrit les volailles et même les chevaux. Sous la forme de *malt*, qui est de l'orge préparée par la fermentation et privée de son épiderme, il fait la base de la bière, et sa *drèche* sert de nourriture aux animaux. D'après les diverses préparations que l'orge subit avant d'être employée, on en distingue trois sortes, l'orge *mondé*, *grué*, *perlé*. L'orge *mondé* est celui dont on a ôté la première pellicule, qui est très-épaisse; l'orge *grué* est de l'orge mondé, concassé grossièrement; enfin, l'orge *perlé* est celui qu'on a réduit en petits grains ronds et lisses, après les avoir privés de leurs deux enveloppes. — Pour la tisane ou *eau d'orge*, il vaut mieux se servir de l'orge mondé, dont on prend 15 à 30 grammes sur un litre d'eau, avec laquelle on le fait bouillir pendant plusieurs heures à un feu doux; mais avant de l'exposer à la décoction, il faut avoir soin de le priver de la substance pulvérulente, un peu âcre, qui se trouve à sa surface, et qui est de l'*hordéine*. On l'en débarrasse, en le lavant d'abord à l'eau froide, puis on verse dessus de l'eau bouillante que l'on jette quelques instans après, et ensuite on l'expose à la décoction. Pour rendre alors cette tisane moins insipide, on peut y ajouter soit du sucre, soit du sirop de gomme pur (v. *Gummi arabicum*), soit une décoction de bois de réglisse (voy. *Liquiritia*). — L'orge servait autrefois à faire l'*orgeat*, ainsi que le *sucre d'orge*, mais aujourd'hui elle n'entre plus pour rien ni dans l'une ni dans l'autre de ces préparations. En Allemagne on se sert aussi de ces graines pour en préparer une boisson analogue à celle du café, et que plusieurs médecins homœopathes recommandent à leurs malades, pour remplacer ce dernier.

ICHTHYOCOLLA, *Colla piscium;* Ichthyocolle, Colle de poisson; *Hausenblase.*

401. L'ichthyocolle sert en homœopathie, comme dans l'ancienne école, à la préparation d'un *taffetas agglutinatif*, comme par exemple, celui d'*Angleterre*, pour maintenir les petites plaies, etc. Cette substance provient ordinairement de la vessie natatoire de divers poissons des genres *Gadus* et *Acipenser*, dont les derniers vivent dans la plupart des mers d'Europe, ainsi que dans le Volga, le Nil, etc. On obtient l'ichthyocolle soit en soumettant la vessie natatoire à la décoction, soit en en ôtant la membrane interne, la roulant et la faisant sécher ensuite. Elle nous arrive ordinairement en tablettes, ou bien en cylindres contournés en forme de lyre, de cœur, etc., de la grosseur du doigt; elle est blanche ou d'un blanc jaunâtre, plus ou moins transparente, sèche, coriace, inodore, et d'une saveur fade, muqueuse. La meilleure sorte vient de *Moscou;* elle est blanchâtre, translucide à la manière de la corne sèche, parfaitement inodore, et ne consiste qu'en membranes minces. L'ichthyocolle de *Hongrie* est plus volumineuse, plus épaisse, mais de couleur jaunâtre et nullement transparente. Une troisième sorte, enfin, est obtenue par la décoction des arêtes, des nageoires, des intestins et d'autres parties de plusieurs poissons d'eau salée et d'eau douce. L'eau dissout l'ichthyocolle et forme avec elle une gelée solide, tenace, transparente et insoluble dans l'alcool absolu. L'ichthyocolle est la plus estimée et la plus chère de toutes les substances gélatineuses; il suffit de la tremper dans de l'eau chaude et de la séparer de ses membranes au moyen du filtre,

pour obtenir une gélatine presque entièrement pure. On s'en sert ordinairement pour donner du lustre à la soie, pour clarifier le vin, pour préparer la *colle à bouche* et le *taffetas d'Angleterre*, etc. Unie à de l'eau, à du vin ou autre chose, et réduite en gelée, elle se sert même sur les tables, et forme une substance alimentaire qui, dans l'ancienne école, est souvent recommandée aux malades, aux convalescens, etc.

LIQUIRITIA, *Glycyrrhiza glaber;* Réglisse, Bois doux; *Süssholz.*

402. La réglisse est admise en homœopathie, tant pour la préparation d'une boisson assez innocente à l'usage de certains malades, que pour la coloration des poudres. Dans ce cas, elle est mêlée au sucre de lait et employée comme simple véhicule. C'est la racine d'un arbrisseau de la famille des Légumineuses, Juss., de la Diadelphie décandrie, L., et qui est naturel au midi et à l'est de l'Europe, mais que l'on trouve aussi en Allemagne, et qui en France est cultivée dans les jardins. Il a les feuilles pinnées avec impaire ; stipules distinctes du pétiole ; fleurs en tête, ou épis axillaires et terminaux ; calice tubulé, à deux lèvres, la supérieure à quatre parties inégales, l'inférieur simple et linéaire ; carène de deux pétales ; légume ovale, comprimé, glabre ou échiné. La racine, seule partie dont on fasse usage, est traçante, très-longue, cylindrique, de la grosseur du doigt, grisâtre ou roussâtre à l'extérieur, jaune à l'intérieur, un peu succulente, inodore, d'une saveur sucrée très-prononcée, mucilagineuse et un peu âcre. Bouillie dans de l'eau, elle donne la boisson dont nous avons parlé plus haut, et qui acidulée avec du citron, forme le *coco,* qui à Paris se vend en été dans les rues. En Espagne, on prépare du suc de cette racine un extrait connu sous le nom de *jus de réglisse* ou suc de réglisse (*Succus liquiritiæ*) qui nous arrive dans le commerce en morceaux cylindriques de 12 centimètres de long sur 3 d'épaisseur, enveloppés de feuilles de laurier, noirs, luisans, lisses, d'une saveur douce un peu amère. Ce suc ne peut être toléré d'aucune manière pour l'usage des malades traités homœopathiquement, parce que dans la plupart des cas il contient beaucoup d'impuretés et de matières étrangères, et souvent même des parcelles de cuivre qui se sont détachées des chaudières dans lesquelles on le prépare. Il s'en vend cependant aussi une sorte que les pharmaciens ont *pu-*

rifice en la dissolvant dans de l'eau distillée, la filtrant ensuite et la concentrant enfin en l'exposant à l'action d'un feu doux ; mais comme ces messieurs ne peuvent jamais se passer d'aromatiser tout ce qui leur tombe sous la main , ce suc, tel-qu'il se trouve dans les officines ordinaires , n'est pas plus propre que l'autre à être permis aux personnes en traitement. Encore faut-il , pour obtenir une tisane de réglisse assez *innocente,* ne faire subir à la racine qu'une très-légère ébullition , puisque autrement la décoction se charge de principes médicamenteux ; employée trop fraîche, ou sans avoir été préalablement ratissée, elle est également en état de communiquer à la décoction des principes âcres. D'après les analyses chimiques faites de cette racine, elle contient, outre la *glycyrrhizine* et l'*agédoïte,* de l'amidon, de l'albumine, une huile résineuse, du phosphate de chaux, du malate de chaux et du malate de magnésie. La *glycyrrhizine* est une substance solide, incristallisable, d'un jaune sale, d'apparence résinoïde, peu soluble dans l'eau froide, soluble dans l'alcool et très-soluble dans l'eau bouillante, d'une saveur sucrée, mais ne donnant aucun des produits du sucre, lorsqu'elle est traitée par l'acide nitrique. Quant à l'autre principe particulier de la réglisse, l'agédoïte, il est regardé par quelques chimistes comme identique avec l'asparagine.

OLEUM AMYGDALARUM DULCIUM ; Huile d'amandes douces ; *Mandelöl, Süsses Mandelöl.*

403. En homœopathie comme dans l'ancienne école, l'huile d'amandes douces sert d'antidote dans les cas graves d'empoisonnement par de fortes doses de divers acides. Le végétal qui fournit les amandes est un arbre de la famille des Rosacées , Juss., de l'Iconsandrie monogynie, L.; croissant naturellement dans la Mauritanie, et cultivé dans le midi de l'Europe, où il fleurit dès le premier printemps, au mois de mars. Il est plus élevé que tout arbre fruitier ; ses feuilles sont longues , alternes , étroites, pointues par les deux extrémités , dentelées finement par les bords, portées par de courts pétioles ; fruit enveloppé d'une pulpe sèche, et consistant en un noyau aigu , velu , sillonné, creusé de points ou petites fosses irrégulières , et contenant une, quelquefois deux amandes. On distingue deux variétés d'amandier, dont l'un fournit les amandes *douces,* l'autre les amandes *amères.* Les amandes amères , connues par leur saveur et leur odeur particu-

lières, ne sont point comestibles, mais au contraire fort dange-
reuses, à cause de l'acide prussique ou hydrocyanique qu'elles
contiennent en assez grande quantité. Quant à l'amande *douce*,
tout le monde en connaît les usages et les vertus alimentaires,
ainsi que l'émulsion faite avec les amandes sèches et nommée
lait d'amandes. Le sirop connu sous le nom d'*orgeat* a également
pour base les amandes douces. Enfin, quant à l'*huile d'amandes douces*, c'est une huile d'une grande fluidité, d'une saveur
douce et agréable ; elle rancit facilement et ne se concrète que
par un froid de 13° R. On l'obtient par l'expression des amandes entières, garnies de leur pellicule.

OLEUM OLIVARUM ; Huile d'olive ; *Baumöl*.

404. Cette huile sert en homœopathie, aussi bien que la précédente, comme antidote dans quelques cas d'empoisonnement
par de fortes doses, ainsi que pour la préparation d'une espèce
de *Cerate* (Voy. *Cera*). On l'obtient par expression des fruits de
l'Olivier (*Olea europæa*, L.), arbre de la famille des Jasminées,
Juss., de la Décandrie monogynie, L., originaire de l'Afrique,
mais se multipliant aujourd'hui spontanément en Italie, en
Portugal, en Espagne, dans le midi de la France, surtout en
Provence et en général dans tout le midi de l'Europe. C'est un
arbre à feuilles toujours vertes, opposées, très-rarement alternes, vertes en dessus, brillantes et argentées en dessous, amères,
aromatiques et un peu acerbes au goût ; il croît lentement, est
susceptible de vivre des siècles et atteint parfois 1 à 2 mètres de
diamètre ; son bois est lourd, dur, grenu, veiné, jaunâtre, odorant, susceptible de prendre un beau poli et point exposé à être
détruit par les insectes ; à l'extérieur, il est revêtu d'une écorce
grisâtre, fendillée, ridée, inodore et amère. Les petites fleurs
blanches de l'Olivier sont axillaires et en grappes ; ses fruits, les
olives, sont ovales-oblongues, d'un vert foncé, ou noirâtres, et
contiennent, dans une chair acerbe, un noyau très-dur. C'est
de ces fruits qu'on retire l'huile connue sous le nom d'*huile d'o-
live*. La meilleure est celle que l'on obtient des olives à peine
parvenues à leur maturité, en les traitant à froid dans le moulin à huile. Lorsque les olives sont encore trop peu mûres, l'huile
qu'on en obtient est un peu amère ; si elles sont trop mûres, l'huile est grasse et épaisse, mais d'une saveur moins agréable que celle que donnent les olives récoltées au moment le

plus favorable. Dans le commerce, on trouve trois sortes d'huiles d'olive. La meilleure, appelée *huile vierge* ou *native* (*Oleum olivarum album*), est celle qui est obtenue à froid ; elle est inodore, douce, jaune ou verdâtre, d'une saveur douceâtre très-agréable, et beaucoup moins chargée de stéarine que les autres sortes. En exprimant de nouveau le marc, après l'avoir préalablement fait bouillir à l'eau, on obtient l'*huile d'olive ordinaire* (*Ol. oliv. commune*); cette huile est moins bonne, moins fine, moins estimée que la précédente. Enfin, une qualité encore inférieure est celle que l'on obtient en faisant fermenter les olives, avant d'en exprimer l'huile. Cependant, si la fermentation n'a agi que peu de temps sur les olives, l'huile obtenue de cette manière est jaune, mais douce et d'une saveur assez agréable ; tandis que la fermentation prolongée la rend tellement mauvaise qu'elle ne peut servir qu'à la fabrication des savons. En général, l'huile d'olive est blanche, d'un jaune-paille, ou verdâtre, suivant le degré de maturité des fruits dont elle a été extraite ; de bonne qualité, elle est blanchâtre, onctueuse, peu soluble dans l'alcool, très-soluble dans l'éther, d'une odeur faible, d'une saveur douceâtre et agréable, se concrétant par un froid de 8 à 10° au-dessous de zéro, inflammable et brûlant avec une flamme claire. Dans le commerce, cette huile est souvent sophistiquée avec les huiles de pavot, de lin, de navette, etc., fraude que l'on reconnaît à ce qu'une huile pareille est plus pesante, qu'elle se concrète moins facilement au froid ; que, secouée dans un flacon à moitié rempli, elle se charge d'écume ou de bulles, etc. L'huile d'olive est celle qui de toutes les huiles est la plus employée pour l'usage domestique ; dans le midi de la France, on s'en sert au lieu de beurre ; dans tous les pays civilisés, on en use pour apprêter les salades ; dans les arts et les métiers elle est d'une utilité incalculable. Exposée à une température trop élevée et au contact de l'air, elle rancit facilement ; mais tenue dans un endroit frais et dans des vases bien bouchés, elle se conserve pendant plusieurs années, sans rien perdre de ses bonnes qualités.

SACCHARUM, *Saccharum Sacchari ;* Sucre; Sucre de canné; *Zucker , Rohr-Zucker.*

405. Le sucre nous sert en homœopathie tant pour la préparation des globules sacharins (*Globuli sacharini*), que pour mille

usages diététiques. Cette substance se trouve dans un grand nombre de végétaux, où elle se décèle constamment par leur goût sucré. On l'obtient en plus grande quantité et de la meilleure qualité de la canne à sucre (*Saccharum offininarum*), plante de la famille des graminées, Juss., de la Triandrie digynie, L., originaire de l'Inde, se multipliant spontanément en Perse, en Abyssinie, en Égypte, etc., et cultivée aujourd'hui dans les pays tropiques des deux mondes, surtout aux Indes occidentales et aux Indes orientales. C'est une grande et belle plante vivace, à plusieurs tiges simples, dressées, hautes de 2 à 4 et parfois même de 7 à 10 mètres, sur 9 à 15 centimètres de circonférence, articulées, jaunes, violettes, luisantes, et remplies d'une moelle abondante, sucrée ; feuilles alternes, assez larges, aplaties, terminées en pointe allongée, dentées en scie, striées, longues de 10 à 13 centimètres ; fleurs petites, nombreuses, en panicules de 3 à 6 centimètres de long ; les petits épis sont tous fertiles, binés, l'un sessile, l'autre pédonculé, garnis, à leur base, de poils soyeux ; le coton qui entoure les deux valves calicinales uniflores se détache facilement à leur maturité et est très-abondant. La plante se plaît dans les terrains gras et humides, et sa culture est facile dans le lieu de sa naissance. Elle ne consiste qu'à coucher les cannes dans les sillons ; de chaque nœud il pousse des rejetons qui, neuf à dix mois après, sont à leur maturité. Alors on les coupe, on rejette les feuilles, et on broie les cannes sous les rouleaux d'un bois très-dur, où elles répandent une liqueur visqueuse, douce, appelée *Vezou*. Cette liqueur est ensuite portée dans des chaudières, évaporée, écumée et mêlée à de la chaux éteinte à l'air, de la cendre et autres substances propres à opérer sa dépuration. Ceci obtenu, on réduit la masse jusqu'à consistance d'un sirop épais, on fait cristalliser le sucre et écouler la partie incristallisable, qui est la *mélasse*. La partie cristallisée reçoit alors le nom de *Sucre brut*, *Moscouade* ou *Cassonade* ; elle est rouge ou brune, suivant la qualité du sucre qu'on a employé, et donne, après avoir été débarrassée des parties de mélasse qui s'y trouvent encore, le *Sucre terré* ou *Cassonade blanche*. Pour obtenir ensuite le *sucre raffiné*, on fait fondre la cassonade blanche dans une petite quantité d'eau, on clarifie le mélange au sang de bœuf, au blanc d'œuf, à la colle, etc., on l'évapore, et on le laisse cristaliser en lui donnant la forme connue sous le nom de *pain de sucre*. Dans cet état, il est plus ou moins blanc, suivant le nombre de fois qu'il a été refondu et raffiné de nouveau ; la qualité la plus blanche, porte le nom de *Sucre royal.* — Outre la canne à sucre, la betterave (*Beta vulgaris*) et l'érable à sucre (*Acer saccharinum*) sont susceptibles de donner du sucre cristallisé ; extrait de la plupart des autres végétaux, il reste mou et liquide. Du reste, de quelque végétal qu'il provienne, le sucre pur et cristallisé, présente les mêmes caractères physiques ; il est blanc, grenu, solide, cassant, ses cristaux isolés sont transparens, en prismes quadrilatérales, terminés par des sommets diètres. Il est insoluble dans l'alcool et dans l'éther ; l'eau froide le dissout à poids égal, mais l'eau bouillante le dissout en toutes proportions ; la saveur en est douce et agréable. Exposé au feu, il brûle avec une flamme violette, se boursouffle, se noircit et développe une odeur particulière ; exposé à l'air, il en attire l'humidité et se ramollit. Quant à l'usage du sucre, tout le monde en connaît les propriétés alimentaires qui le placent au nombre des substances dont on se sert le plus. Aussi en use-t-on en Europe plus de trois cent millions de killogrammes par an, consommation dans laquelle, suivant quelques auteurs, la France est pour un sixième au moins. En effet, dans aucun pays peut-être l'usage du sucre n'est plus répandu qu'en France ; les compotes, les confitures, les glaces, les crêmes, les pâtisseries, etc., dont il fait la partie essentielle, ne sont nulle part plus à l'ordre du jour qu'en France, et surtout à Paris, où l'on ne peut presque faire dix pas dans une rue, sans passer devant la boutique d'un confiseur, d'un distillateur, d'un limonadier, d'un glacier, d'un pâtissier, etc., sans compter les pharmaciens avec leurs sirops, pâtes, pastilles, et autres choses semblables, dont le sucre constitue la partie essentielle. Plusieurs médecins lui attribuent une action nuisible sur l'économie vitale, ce qui peut être vrai dans le cas où on en ferait sa nourriture exclusive ; mais pris avec modération et employé seulement à titre d'assaisonnement, il mérite à juste titre la part que l'homœopathie lui désigne dans le régime qu'elle prescrit à ses malades. Le sucre est, en homœopathie, l'épice de prédilection, et le seul, outre le sel de cuisine, qu'elle permet presque sans restriction.

SACCHARUM LACTIS ; Sucre de lait ; *Milchzucker.*

(Pour cette substance qui sert à la préparation des triturations, *voy.* pag. 9)

VINUM; Vin; *Wein*.

406. Cette liqueur alcoolique, quoique exclue du régime homœopathique, lorsqu'elle n'est pas étendue dans 4 à 5 fois son volume d'eau, est cependant usitée comme antidote de plusieurs médicamens, tels que le phosphore, l'aconit, la noix vomique, etc. Le vin est, comme tout le monde le sait, la liqueur qui résulte du premier degré de fermentation du suc des fruits sucrés et plus particulièrement de celui du raisin, fruit de la vigne (*Vitis vinifera.*) Ce végétal, également assez connu, et qui donne son nom à la famille des Vignes, Juss., est un arbrisseau sarmenteux qui s'élèverait, en grimpant, au dessus des plus grands arbres, s'il n'était pas contenu et arrêté. Ses bourgeons sont couverts de deux écorces, l'une extérieure, à fibres longitudinales, s'enlevant facilement, et tombant d'elle-même après avoir subsisté une année; l'autre verte et adhérente au bois; ces bourgeons sont garnis de nœuds saillans, dont chacun porte d'un côté une feuille, et de l'autre une grappe, ou une vrille, ou rien. Les feuilles de la vigne sont ordinairement à cinq lobes, et portées par des pétioles vigoureux, gros, longs et cylindriques; chaque pétiole couvrant sous son sein deux yeux; l'un petit, se développant lorsque la feuille est parvenue à sa grandeur, et produisant un *faux bourgeon* qui fait peu de progrès; l'autre beaucoup plus gros, enveloppé d'une bourse très-fine, très-serrée, recouverte d'écailles, s'ouvrant au printemps, et donnant les boutons sur lesquels le cultivateur fonde l'espoir de la récolte. Le pays natal de ce végétal est, à ce qu'il paraît, l'Arabie-Heureuse; mais depuis un temps immémorial, il a été cultivé en Syrie, en Judée, en Grèce, d'où il a passé en Sicile, en Italie et de là en France et sur les bords du Rhin, et aujourd'hui on le trouve cultivé dans toute l'Europe presque jusqu'au 52° degré de latitude boréale, et en Amérique jusqu'au 40° degré. C'est, comme nous venons de le dire, du fruit de ce végétal qu'on tire la liqueur connue sous le nom de *Vin*. A cet effet ont rompt les baies du raisin au moyen d'une presse; ce qui fait écouler un suc doux, sucré, visqueux et trouble, connu sous le nom de *Vin doux* ou moût (*Mustum*), et qui, lorsqu'il a subi une demi-fermentation au point de conserver encore sa douceur, donne ce qu'on appelle le *vin bourru*. Pour obtenir ensuite le vin tel qu'on le boit ordinairement, on le fait achever dans le tonneau la fermentation

commencée à la cuve, ce qui demande ordinairement 20 à 30 jours, suivant les circonstances ; après quoi on bondonne les tonneaux, ayant soin de les remplir au fur et à mesure que le vin se consomme ; et au bout de deux, trois ans les vins de qualité ordinaire, sont généralement très-bons à boire, tandis que pour les vins fins on attend quelquefois trois, quatre ans et même plus pour les mettre *en perce*. Les vins *sucrés*, tels que ceux de Frontignan, de Malaga, de Madère, etc., ne subissent presque pas de fermentation ; on met le jus en tonneau, immédiatement après l'avoir exprimé, et le laisse ainsi achever son travail et s'affiner. Les vins qui viennent des pays au-delà de la mer, tels que ceux de Madère, de Porto, du Cap, etc., sont parfois alcoolisés, afin de mieux supporter le transport. Quant aux vins indigènes, ils se divisent dans une infinité de sortes, suivant le pays ou même les terrains où ils sont récoltés, ainsi que suivant leur âge. Du reste, quelle que soit l'espèce du vin, il se compose ordinairement, lorsqu'il est pur, d'une grande quantité d'eau, d'alcool, dont la proportion varie depuis 0,06 jusqu'à 0,14, d'une matière extractive qui diminue avec le temps, d'une huile essentielle, probablement dissoute dans l'alcool, et qui lui donne son *bouquet* particulier, d'une matière colorante, fournie par l'enveloppe du raisin, enfin d'un ou de plusieurs acides libres, unis à diverses bases alcalines ou terreuses. L'acide tartrique est celui qui domine dans tous les vins, mais on y trouve aussi une petite quantité d'acide malique, et dans quelques-uns encore de l'acide carbonique, comme par exemple dans le vin de Champagne. Les vins faibles sont sujets à se détériorer et à s'aigrir ; les bons vins tournent parfois à la graisse, ou deviennent amers. Dans le commerce de détail, il est rare que le vin ne soit pas falsifié, et chez les marchands de Paris il ne se trouve peut-être pas une seule goutte de vin naturel. Dans la plupart des cas, ils le baptissent avec de l'eau, ou ils le mélangent avec du poiré, du cidre, etc. ; souvent aussi ils colorent en rouge des vins blancs légers afin de les faire passer pour être de meilleures sortes, ou bien ils fabriquent le vin en entier de toutes sortes de substances hormis le suc de raisin. Les substances dont l'industrie se sert ordinairement, soit pour colorer, soit pour fabriquer le vin, sont, en général : le sureau, le troëne, les mûres, le tournesol, le bois d'Inde, la sauge, l'ivette, etc., substances qui, si elles ne sont pas positivement des poisons, possèdent au moins, à peu d'exceptions près,

des propriétés médicamenteuses bien prononcées, en sorte que
l'usage du vin, même étendu d'eau, pourra présenter assez d'inconvéniens pendant un traitement homœopathique, si le malade
ne fait pas attention à la qualité du vin qu'il prend. Mais ce qu'il
y a de plus horrible, c'est que la cupidité des marchands les
porte à se servir même de véritables poisons pour adoucir les
vins aigris, en y ajoutant diverses préparations de *plomb*, substance qui, en effet, est plus propre qu'aucune autre à corriger
les vins détériorés.

TROISIÈME PARTIE.

De l'administration des médicamens homœopathiques.

CHAPITRE PREMIER.

De la médication homœopathique en général.

407. Le principe d'après lequel l'homœopathie prescrit de choisir les médicamens, étant diamétralement opposé à celui de l'ancienne école, il est évident que les règles qui président à l'administration des doses ne peuvent pas non plus être les mêmes pour les deux écoles. L'ancienne en s'appuyant sur l'axiome: *Contraria contrariis curantur*, se propose d'obtenir les modifications à apporter dans les fonctions, par l'action *primitive* des médicamens ; tandis que l'homœopathie, partant du principe : *Similia similibus curantur*, se propose d'obtenir la guérison par la *réaction* de l'organisme contre ces mêmes effets. Suivant l'expérience, l'organisme vivant possède la faculté de réagir en sens opposé contre toute impression reçue par un agent extérieur, en sorte qu'en donnant de fortes doses d'un médicament qui dans son action primitive cause de la constipation, l'organisme, dans sa réaction, amène l'état contraire qui pourra même aller jusqu'à une forte diarrhée, si les doses administrées sont assez considérables. C'est sur cette faculté de l'organisme, que Hahnemann, guidé par l'expérience, a basé son système des *semblables*, d'après lequel il prescrit de provoquer la réaction de l'organisme par de *petites doses* d'un médicament qui, employé à fortes doses, aurait la faculté de produire dans son action primitive des effets semblables à ceux de la maladie même. Dans le chapitre qui traite des atténuations, nous avons vu jusqu'à quel point ces doses ont été réduites, et quoique nous ayons démontré qu'elles sont loin d'être aussi petites qu'on pourrait le croire au premier aspect, la plus forte dose homœopathique ne laisse pas que d'être

de beaucoup au-dessous de la plus faible qu'administre l'ancienne école.

408. Accoutumé qu'on était jusqu'ici en médecine, à obtenir des résultats d'autant plus sûrs que la dose qu'on administrait était plus forte, la théorie des petites doses a fait jeter plus d'une fois le ridicule sur la doctrine de Hahnemann, et aujourd'hui encore il est des homœopathes qui, quoique bien convaincus de la puissance de nos atténuations, ne peuvent cependant se défaire complètement du principe qui porte à croire que si peu fait bien, plus fera mieux encore. Sous le point de vue de l'ancienne école, ce principe est en effet très-juste, car le but que celle-ci se propose est toujours de produire des effets médicamenteux *positifs*, soit en agissant sur une partie saine pour détourner la maladie de l'organe affecté (méthode *dérivative*, *révulsive*, *allopathique*), soit en produisant dans la partie affectée des effets *contraires* à ceux de la maladie (méthode *antipathique*). D'après la première de ces méthodes, l'ancienne école administre ses *purgatifs*, *vomitifs*, *diurétiques*, *sudorifiques*, etc., et il est clair que plus grande sera la dose dans laquelle ces médicamens seront administrés, plus on sera sûr d'en obtenir les résultats voulus. Souvent même les doses ordinairement usitées de l'ancienne école sont encore trop petites pour faire obtenir ces résultats, puisque plus la maladie qui occupe un organe est intense, moins il est facile d'impressionner une partie saine par des médicamens, et si chez un malade disposé déjà aux vomissemens, le tartre émétique, administré à la dose d'un grain seulement, peut produire des accidens fâcheux, il n'en est pas moins constaté qu'on l'a administré jusqu'à la dose de 20 grains et plus chez les aliénés, sans réussir à obtenir les vomissemens qu'on voulait provoquer. De là donc naturellement les préceptes de l'ancienne école de donner les médicamens à des doses assez considérables pour qu'on puisse facilement en apprécier les effets et de les augmenter graduellement jusqu'à ce qu'on remarque des actions bien sensibles.

409. Ce que nous venons de dire des médicamens *dérivatifs*, *révulsifs*, etc., s'applique plus particulièrement encore à ceux qui sont administrés d'après la méthode *antipathique*. Pour que l'*opium* combatte l'insomnie, la trop grande sensibilité aux

douleurs, la diarrhée, etc., il faut qu'il soit donné à des doses considérables, puisque les organes malades se trouvant dans une disposition diamétralement opposée à l'action du médicament, ont besoin d'éprouver une secousse très-forte pour passer immédiatement de cet état à l'état opposé. Il en est de même des antiphlogistiques contre les affections inflammatoires, des purgatifs contre la constipation, des soi-disant corroborans contre la faiblesse, des prétendus calmans contre la surexcitation, des excitans contre l'apathie, etc. Dans toutes ces circonstances, il est indispensable que le médicament soit administré à assez haute dose pour que son action puisse prévaloir sur celle de la maladie. Il y a plus encore. L'organisme vivant ayant une tendance à produire, dans sa réaction contre le médicament, un état opposé à celui que lui imprime ce dernier par son action primitive, il arrive fréquemment que, cette action épuisée, l'ancien mal reparaît avec une nouvelle intensité, en sorte que pour le combattre de nouveau, on est obligé d'administrer pour la seconde fois une dose plus forte que la première, et de l'augmenter ainsi de plus en plus, si l'on veut pour quelque temps encore se rendre maître de la maladie. C'est là ce qui arrive surtout dans les maladies chroniques, où souvent on est obligé d'augmenter jusqu'à un degré effrayant les doses des substances les plus énergiques, sans que cependant le malade en obtienne les effets désirés.

410. Si donc l'homœopathie administrait ses médicamens d'après les mêmes principes que l'ancienne école, si elle donnait le tartre émétique ou l'ipécacuanha pour exciter des vomissemens, la rhubarbe ou le séné pour purger, l'opium pour produire l'insensibilité, etc., rien ne serait plus insensé en effet que les petites doses. Mais comme dans la médication homœopathique il ne s'agit de rien moins que de produire des effets médicamenteux positifs, mais seulement de provoquer à la réaction l'organe affecté, en lui donnant une légère impression analogue à celle que donne la maladie, il est facile de voir que dans la plupart des cas la plus petite dose d'un médicament sera toujours assez forte pour remplir le but indiqué. Souvent même, la guérison sera d'autant plus prompte et plus facile que la dose sera plus faible; car, impressionné par une forte dose, l'organe malade tarderait davantage à réagir contre le médicament; et si la dose homœopathique était trop forte, il pourrait même arriver que la

réaction n'eût pas lieu du tout, et que le mal ne fît que s'aggraver. La même chose serait à craindre, si, pendant que l'organisme fait sa réaction contre le médicament, on troublait ce mouvement salutaire par de nouvelles impressions, en continuant d'administrer le médicament soit à doses plus fortes, soit même à des doses pareilles à la première. C'est pourquoi, contrairement aux idées reçues généralement en médecine, l'homœopathie a posé en principe *de ne faire jamais usage que des doses les plus petites, ni de ne jamais en administrer une seconde avant que la réaction de l'organisme contre la première ne soit épuisée.*

411. Ce principe, quelque simple qu'il soit en lui-même, n'est cependant pas toujours facile à appliquer dans la pratique, attendu que les médicamens ne sont pas d'une énergie égale entre eux, et que lors même qu'on aurait trouvé la dose la plus convenable pour l'un, on ne la connaîtrait point encore pour l'autre. Mais en fût-il même autrement, le genre de la maladie, la constitution, l'âge, le tempérament, etc., du malade, et une foule d'autres circonstances modifient la réceptivité des divers organismes tellement que la même dose qui serait beaucoup trop énergique dans un cas, se montrerait infiniment trop faible dans un autre. Il en est de même pour le nombre de doses à administrer. Plusieurs médicamens épuisent leur action dans peu d'heures, tandis que d'autres provoquent une réaction qui peut durer plusieurs semaines ; souvent encore on voit, dans les maladies aiguës, les médicamens qui ont l'action la plus longue, épuiser leurs efforts dans peu d'heures et même dans peu de minutes, de manière que chaque cas exige des considérations particulières et individuelles, aussi bien pour la dose que pour le choix des médicamens. Dans la matière médicale et autres écrits homœopathiques, Hahnemann et ses disciples ont, il est vrai, donné des renseignemens tant sur la dose qui paraît la plus convenable pour chaque substance, que sur la durée d'action de ces dernières; mais quelque précieux que soient ces renseignemens, les circonstances individuelles qui obligent si souvent à modifier les règles, font qu'ils ne peuvent être considérés que comme des données générales. Ce qu'il y a de positif, c'est que n'importe la force de la dose, que quelques cas particuliers exigent, jamais le médecin homœopathe n'aura besoin d'avoir recours à celles de l'ancienne

école ; ce sera toujours dans les diverses *Atténuations* qu'il trouvera la dose convenable, et rarement il aura besoin de remonter jusqu'à la teinture-mère.

412. La même différence qui existe pour *le degré de concentration* dans lequel ces deux écoles emploient leurs médicamens, a lieu aussi pour la *quantité* dans laquelle ils sont administrés. Quelles que soient la force de la maladie, l'urgence et la gravité du cas, jamais une dose homœopathique ne s'élèvera , comme celle de l'ancienne école, à des onces, des gros, des drachmes ; la plus grande quantité qu'un homœopathe ait besoin d'administrer de ces atténuations, ne dépassera jamais une goutte, et dans la plupart des cas, on trouvera que 2, 3 globules, dont 200 peuvent être imbibés par une seule goutte, seront plus que suffisans pour les cas les plus graves. Ce qu'il y a encore de distinctif dans la médication homœopathique, c'est que plus le cas est grave, la maladie violente et les secours urgens, plus il convient d'avoir recours à des doses faibles, afin de ne pas retarder la réaction salutaire de l'organisme. C'est au point que pour obtenir des effets salutaires instantanés, il n'y a pas de dose plus convenable que la simple olfaction de l'exhalaison que répandent 2, 3 globules imbibés d'une atténuation assez élevée. C'est ainsi que la médication homœopathique est dans presque tous ses points diamétralement opposée à celle de l'ancienne école ; dans cette dernière, la dose d'une goutte de la teinture-mère peut être regardée comme le premier degré de l'échelle que les médecins remontent d'autant plus que le cas est urgent et la maladie violente ; tandis qu'en homœopathie cette goutte forme le dernier degré de l'échelle que les médecins redescendent d'autant plus que les secours à apporter doivent être prompts. Souvent il est vrai cette règle souffre des exceptions , mais ces exceptions mêmes sont en dernière analyse conformes au principe, et peuvent en être déduites. C'est ce que nous tâcherons de faire ressortir dans les chapitres suivans, en traitant successivement *de la différence des Atténuations*, de la *Grosseur des doses*, de leur *Répétition*, de la *Durée d'action des médicamens*, et enfin de leurs *Combinaisons*.

CHAPITRE II.

Différence des atténuations.

413. Dans le commencement de sa carrière médicale, Hahnemann, comme nous l'avons dit déjà à diverses occasions, ne fesait usage des atténuations que dans le seul but de diminuer l'énergie de ses doses. Cependant, il ne tarda pas à s'apercevoir que leur action ne diminuait point dans la même proportion que leur volume, mais que plusieurs substances au contraire, qui à leur état naturel ne montraient que peu ou point d'action, en déployaient une assez forte lorsqu'elles avaient été portées jusqu'à la seconde ou même à la troisième atténuation. Ce fait le conduisit à poser en principe que le procédé de l'atténuation, loin d'affaiblir l'intensité des médicamens, en développait plutôt les vertus, et que les dernières atténuations étaient de toute manière beaucoup plus propres que les premières à exciter, à la plus petite dose possible, la réaction de l'organisme. C'est pourquoi il conseilla plus tard de porter tous les médicamens jusqu'à la trentième atténuation, non pour les rendre plus faibles, mais bien au contraire, pour mieux développer leurs vertus. Cette opinion est aussi celle d'un grand nombre de médecins homœopathes, et il en est qui ne se servent jamais que de la trentième atténuation, tandis que d'autres veulent qu'on réserve les dernières pour les maladies chroniques, et que dans les maladies aiguës on fasse usage des premières, ou même, au besoin, de la teinture-mère. D'autres encore regardent les atténuations comme absolument plus faibles et ne s'en servent presque jamais, n'ayant recours qu'aux trois ou tout au plus aux six premières. Plusieurs enfin regardent toutes les atténuations comme également puissantes et admissibles dans tous les cas, persuadés qu'ils sont que la question importante est le choix du médicament spécifique et non celui de l'atténuation.

414. Cette grande différence dans les opinions vient de ce que les nuances entre les diverses atténuations d'un médicament, sont en réalité si imperceptibles que dans la plupart des cas on réussit tout aussi bien avec la 30e qu'avec la 3e, pourvu que le médicament soit bien choisi. Dans un temps, nous avons employé

nous-même tous les médicamens aux atténuations prescrites dans les pharmacopées et dans la matière médicale de Hahnemann, et à une autre époque nous n'avons fait usage que de la 30e exclusivement, sans que cependant il nous soit possible aujourd'hui de dire avec certitude à laquelle de ces deux époques nous avons eu des résultats plus heureux ou moins favorables. La seule chose que nous croyons avoir constaté, c'est que chez les sujets nerveux, sensibles, irritables, ou bien dans les cas de surexcitation nerveuse, ainsi que dans quelques cas aigus, il arrive facilement que les *dernières* atténuations, administrées à trop fortes doses, jettent le malade dans une grande agitation et qu'elles produisent des aggravations très-prononcées, surtout lorsque le médicament a été mal choisi ; tandis que, données à la dose la plus petite possible, et le choix du médicament ayant été bien fait, elles nous ont paru, dans les mêmes circonstances, beaucoup plus propres que les premières, à amener une réaction prompte et salutaire, sans faire éprouver presque aucune aggravation. En outre, nous avons cru remarquer aussi que si l'on tient à exciter, par une seule dose, une action longue et soutenue, les dernières atténuations sont beaucoup plus à même que les premières à faire atteindre ce but ; jamais du moins nous n'avons vu l'action d'une goutte de la teinture-mère ou des trois premières atténuations se prolonger pendant un temps aussi long que celle de quelques globules de la 30e ou même de la 15e atténuation.

415. Il est cependant aussi des cas où nous n'avons obtenu, par les dernières atténuations, que des résultats nuls, ou du moins inférieurs à ceux que donnaient les premières (depuis la 1re jusqu'à la 6e.) Ce fait s'est reproduit surtout dans les cas de maladies aiguës avec lésions organiques et caractérisées par une grande activité, telles que les chancres et autres maux syphilitiques primitifs, les gonorrhées aiguës, le croup, la petite-vérole, etc. Dans tous les cas de ce genre les dernières atténuations n'ont fait souvent que fatiguer le malade et aggraver son état par des symptômes médicamenteux, tandis que les premières amenaie nt fréquemment un résultat beaucoup plus prompt et sans aucun inconvénient pour le malade. Il n'en reste pas moins prouvé, cependant, que dans les maladies les plus aiguës, mais sans tendance à la destruction ou à la résolution de la matière

organique , ainsi que dans les lésions et les destructions organiques *chroniques*, telles , entr'autres , que les affections carcinomateuses, les engorgemens, suppurations et ulcérations scrofuleuses , les inflammations , ulcérations et autres maladies des os, etc. , les dernières atténuations rendent tout autant et quelquefois même plus de services que les premières. Ceci pourrait servir à prouver que la règle que plusieurs homœopathes ont voulu établir , de n'employer dans les maladies aiguës que les premières, et dans les maladies chroniques, que les dernières atténuations, n'est pas sans de nombreuses exceptions, et que celle même qui tend à réserver aux maladies dynamiques les dernières et aux maladies matérielles les premières atténuations , est loin d'être aussi générale qu'on ponrrait le penser. Il y a même des médecins qui, contrairement aux observations que nous venons de mentionner, ont guéri des chancres récens , des gonorrhées aiguës , le croup , et enfin toutes les espèces de maladies sans exception, par les dernières atténuations , en prenant seulement la précaution d'augmenter les doses dans les cas où d'autres auraient employé des atténuations plus basses.

416. De ce qui précède ainsi que de ce que nous avons dit à l'occasion de la théorie des atténuations (n° 50-60), il en ressort qu'il est encore impossible de donner des règles fixes et généralement applicables sur l'usage des diverses atténuations. Tout ce qu'il nous est possible de dire à ce sujet, peut se résumer dans les axiòmes suivans : 1° *La différence entre les diverses atténuations d'un médicament est en général si petite , qu'il est presque impossible de s'en apercevoir, à moins qu'on ne compare deux atténuations très-éloignées l'une de l'autre, telle que la* 1*re et la* 30*e., etc.*—2° *Entre deux atténuations très-rapprochées, telles que la* 3*e et la* 6*e , la* 12*e et la* 15*e, ou même la* 18*e, il n'y a absolument aucune différence sensible.*—3° *Les différences deviennent d'autant plus insensibles que les atténuations se rapprochent de la* 30*e, en sorte que si la différence qu'il y a entre la* 1*re et la* 3*e est parfois assez prononcée, elle devient presque nulle entre toutes les atténuations depuis la* 15*e ou même depuis la* 12*e jusqu'à la* 30*e.*—4° *La petite différence qu'on remarque entre les premières* (1*e*-6*e) et les dernières* (15*e*-30*e) atténuations d'un médicament, parait consister en ce que les dernières ont une action plus soutenue, qu'elles excitent plus le système nerveux, et qu'elles sont*

susceptibles de manifester leur action sur ce système à la plus petite dose, sans cependant suffire toujours pour la guérison des affections matérielles d'une grande activité morbide.—5° Les premières atténuations au contraire paraissent moins irritantes, mais plus propres à exciter la réaction de l'organisme contre des lésions matérielles ; seulement ces réactions paraissent moins durables que celles qui suivent les dernières.—6° Les aggravations que provoquent les dernières atténuations, ne consistent ordinairement que dans des surexcitations du système nerveux, ou dans l'augmentation de l'activité morbide déjà existante, et disparaissent ordinairement soit d'elles-mêmes, soit par l'influence d'un antidote.—7° Les premières, si elles sont nuisibles, sont plus à même de produire des affections réelles, matérielles, et de faire naître des activités morbides qui n'existaient point auparavant, et qui sont plus difficiles à combattre que celles qui pourraient être provoquées par les dernières atténuations.—8° Administrées à doses par trop fortes et répétées pendant trop long-temps, les dernières atténuations peuvent cependant aussi faire survenir tous les accidens qui ne suivent ordinairement que les fortes doses des premières.

417. En appliquant à des cas de maladies ce que nous venons de dire sur les propriétés des diverses atténuations, voici ce que nous obtenons: 1° Dans le traitement, des *prédispositions aux maladies,* ainsi que dans celui des *maladies périodiques,* les atténuations les plus convenables sont les *dernières,* à cause de la longue réaction qu'elles sont à même de provoquer.—2° Dans la plupart des *maladies chroniques* les *dernières* atténuations conviennent également mieux que les premières ; seulement dans celles qui sont caractérisées par une grande tendance à la destruction ou à l'altération de la matière organique, les premières atténuations peuvent quelquefois être aussi salutaires ; mais dans toutes les affections chroniques *dynamiques,* les dernières devront être préférées.—3° Dans presque toutes les maladies franchement *aiguës,* les *premières* atténuations sont les plus convenables ; seulement dans celles qui ne consistent qu'en lésions de fonctions ou de sensation, les dernières sont souvent préférables ; mais dans toutes celles avec tendance à la destruction de la matière organique, les *premières* sont indispensables.—4° Dans toutes les affections soit chroniques soit aiguës, plus la maladie est

franche et violente, les systèmes nerveux et vasculaire irrités, la marche du mal rapide, etc., plus les *premières* atténuations sont en général indiquées ; tandis que plus les progrès du mal sont lents, la maladie elle-même peu prononcée, le système nerveux peu susceptible, etc., plus on trouvera que les dernières atténuations seront à leur place. — Aucune de ces règles, du reste, n'est exempte d'exceptions ; elles se modifient non seulement selon une foule de circonstances qui ne peuvent être appréciées que dans la pratique, mais encore suivant la dose à laquelle on emploie les atténuations et le nombre de fois qu'on les répète. C'est pourquoi avant de terminer ce chapitre nous répéterons encore ce que nous avons dit tant de fois, c'est-à-dire, que *le choix de l'atténuation est une chose tout-à-fait secondaire comparé à celui des doses et principalement à leur répétition.*

CHAPITRE III.

De la grosseur des doses.

418. En parlant de la médication homœopathique en général, nous avons déjà fait observer que ce n'est point par l'action immédiate du médicament, mais bien par la réaction de l'organisme contre les effets médicamenteux que l'homœopathie se propose d'amener la guérison. Par conséquent, plus la dose est volumineuse plus il est à craindre que la réaction ne se fasse, soit avec trop de lenteur, soit point du tout. C'est pourquoi Hahnemann, qui, dans le principe, avait administré ses atténuations à la dose d'une goutte, en vint bientôt à] ne plus se servir que de petits *globules*, moyennant lesquels il lui était possible de n'administrer que la 200ᵉ partie de la goutte d'une atténuation, et dont il ne donnait ensuite jamais plus de 2 ou 3 par dose. C'est là aussi le mode qu'ont adopté la plupart des homœopathes, quoiqu'il y en ait quelques-uns qui n'ont pu se familiariser encore avec les globules, et qui, de crainte que la dose de 2, 3 globules ne soit par trop faible, n'administrent jamais que des *gouttes entières* ; tandis que d'autres, craignant au contraire, que ces 2, 3 globules n'agissent d'une manière encore trop énergique, les font délayer dans 6, 8, 10, 15 cuillérées et même plusieurs verres d'eau, dont ils font prendre à leur malades soit une seule, soit plusieurs cuillérées ; ou bien ils ne font

usage que de la simple *olfaction*, ne faisant prendre que rarement à leur malade des doses substantielles. Ces différentes manières d'administrer les médicamens sont bonnes en elles-mêmes et chacune d'elles, employée en temps opportun et dans les cas convenables, peut devenir d'une utilité toute spéciale ; quoique dans bien des cas aussi, les résultats que fournissent ces divers modes d'administration n'offrent guère de différence entr'eux.

419. Le mode le plus usité de tous, celui d'après lequel on administre 2 à 3 globules par dose, mérite la préférence en ce que, comme nous l'avons démontré plus haut (n° 55), ces globules auront toujours assez de ressources pour que l'influence qu'ils exercent sur les organes malades, suffise pour exciter la réaction, surtout lorsqu'on les fait dissoudre dans une petite quantité d'eau, procédé qui les rend plus propres à déployer immédiatement une plus grande énergie, sans cependant en déployer trop à la fois. En outre, si l'on veut ménager cette action, il suffit d'administrer les globules à sec, soit seuls, soit mêlés à quelques grains de sucre de lait. Si, dans ce dernier cas, on les écrase avant de les mêler au sucre de lait, et qu'on les laisse en contact de ce dernier pendant quelque temps, la dose devient également susceptible de déployer immédiatement presqu'autant d'action que si on la faisait dissoudre dans une petite cuillérée d'eau. Les globules pris à sec et sans être mêlés à du sucre de lait, constituent la dose la plus faible de ce mode d'administration, parce que leurs ressources se déploient moins brusquement que celles des autres. Quant au *nombre* de globules, c'est un point qui, d'après toutes les expériences que nous avons faites à ce sujet, est beaucoup moins important que la forme sous laquelle on les administre, à moins que ce nombre n'excède les limites des prescriptions homœopathiques. Dix globules, administrés à sec et sans être mêlés à du sucre de lait, n'agiront pas avec beaucoup plus d'intensité que 2, 3, 4, étendus sur 10, 15 grammes de sucre de lait, ou dissous dans une petite cuillérée d'eau, puisque les ressources que, sous cette forme, les 2, 3, 4 globules présentent immédiatement au contact des organes, sont plus considérables que celles que présentent *dix* globules pris à sec et seuls. Même administrés dans la même extension que ces 2, 3, 4 globules, les *dix* ne développeront pas *immédiatement* une action plus forte

puisque la surface qu'ils présentent aux organes est la même que chez les autres.

420. Ce que nous venons de dire du nombre de globules, s'applique également aux *gouttes*, en ce sens que l'on remarquera rarement une grande différence d'énergie entre la dose d'une goutte entière et celle de 2, 3, 4 globules délayés dans une petite cuillérée d'eau ou mêlés assez intimement à 10, 15 centigrammes de sucre de lait. C'est pourquoi nous les voyons agir en général avec beaucoup moins d'énergnie qu'on ne devrait s'y attendre eu égard à l'énorme différence qu'il y a entre 2 globules et une goutte (la dose étant au moins cent fois plus forte), et les prétendus accidens que quelques personnes ont cru observer à la suite de l'administration d'une goutte entière pourraient aussi bien être provoqués par 2, 3, 4 globules, administrés dans un moment inopportun, ou dans un cas où le médicament aurait été mal choisi. Ce qui provoque des aggravations fâcheuses, ce n'est pas toujours le volume de la dose homœopathique prise *à la fois*, mais le plus ou moins grand *nombre* de ces doses, c'est-à-dire *leur répétition*. Sous ce rapport, le médecin homœopathe peut nuire aussi bien avec des doses de 2, 3, 4 globules qu'avec celles d'une goutte, et par contre, il peut parvenir aussi à la guérison au moyen des unes et des autres, dans tous les cas où la répétition est indispensable. La seule différence qu'il y ait entre les doses de 2, 3, 4 globules et celle de *dix* ou même d'une goutte entière, c'est que ces dernières ont plus de ressources pour agir, dans tous les cas, pendant un temps plus long que ne le font 2, 3, 4 globules, et que même, sans être délayés soit dans de l'eau soit dans du sucre de lait, elles déploieront *immédiatement* plus d'action que ces 2, 3, 4 globules pris seuls et à sec. Enfin, ce qu'il y a de certain encore, c'est que lorsqu'on délaie les doses dans une *très-grande* quantité d'eau, la différence ne tarde pas à se faire sentir, et une cuillerée d'une solution qui contiendra une goutte entière ou seulement 10, 20 globules, agira *immédiatement* avec beaucoup plus d'énergie que si elle n'en contenait que 2 ou 3.

421. Plusieurs médecins homœopathes, comme nous l'avons dit plus haut, voyant qu'un seul globule délayé dans une petite cuillerée d'eau affectait souvent les malades très-sensibles d'une

manière trop énergique encore, ont imaginé de délayer ce globule dans un quart, un demi et même tout un verre d'eau, afin de faire prendre cette solution cuillerée par cuillerée. Si l'on se contente de n'en administrer qu'une seule cuillerée pour toute dose, le but qu'on s'est proposé, de diminuer l'énergie, peut parfaitement être atteint ; mais il faut encore pour cela que la dose que l'on fait dissoudre ne soit pas au-dessus d'un globule, que la quantité d'eau soit assez considérable (un verre d'eau au moins), et de plus, qu'on n'en administre qu'une cuillerée à café. Car en faisant dissoudre dans une petite quantité d'eau 10, ou même seulement 6 ou 4 globules, en sorte que toute la solution s'imprègne de parcelles médicamenteuses, et en administrant une cuillerée à bouche de cette potion, la dose, au lieu d'être plus faible, sera plus forte que si on n'avait administré que le globule seul et à sec. Même une seule cuillerée à café de la solution d'un globule dans 8 cuillerées d'eau, développera souvent *immédiatement* une action plus forte que le globule seul, en sorte que les solutions ordinaires ne sont rien moins qu'un moyen d'affaiblir, mais bien au contraire un moyen de renforcer l'action des doses. C'est là aussi ce qui fait que nous voyons souvent des malades très-sensibles beaucoup plus affectés lorsqu'ils prennent les médicamens de cette manière. Et quant au mode d'administration qui consiste à faire prendre non une seule cuillerée, mais toute la solution par cuillerées successives, c'est là une véritable répétition des doses, dont les effets ne sont souvent pas moindres que si l'on administrait autant de gouttes ou autant de doses de 5, 6, 10 globules, qu'il y a de cuillerées dans les solutions.

422. Enfin quant à l'*olfaction*, c'est là sans contredit le mode d'administration le plus propre à produire des effets prompts et en même temps assez doux. Seulement pour que l'action soit réellement plus douce que celle des autres doses, il faut avoir soin que le malade ne respire pas trop. L'olfaction la plus douce est celle qui consiste à ne faire flairer que 2, 3, 4 globules placés dans un petit tube ; quant à celle qui consiste à dissoudre ces globules dans un mélange d'eau et d'alcool du volume de 150 gouttes environ et de faire flairer ensuite cette solution, elle équivaut à faire flairer une atténuation entière, et peut produire, sur des personnes par trop sensibles, des effets

beaucoup moins doux que ceux que produiraient 2, 3, 4 globules pris à sec. Cependant, quoi qu'il en soit, les effets produits par l'olfaction seront toujours beaucoup plus prompts que ceux que l'on obtient par les autres moyens, et quelque forte que puisse être l'action qu'exercerait sur les personnes d'une grande irritabilité une dose trop élevée, administrée de cette manière : les symptômes provoqués ne seront que très-passagers, et ne tarderont jamais à se dissiper d'eux-mêmes, en faisant place à une réaction bienfaisante.

423. En récapitulant ce que nous venons de dire sur les diverses doses, voici en quoi nous croyons pouvoir résumer toute leur théorie : 1° *Le volume des doses est, dans de certaines limites, beaucoup moins important que la forme sous laquelle on les administre. — 2° Plus étendue sera la surface dans laquelle on administre une dose, plus forte sera l'action qu'elle déploiera immédiatement. — 3° Toutes les doses homœopathiques, quelle qu'en soit la grosseur absolue, déploient en général une action immédiate égale, lorsqu'elles sont administrées dans la même étendue de surface. — 4° Une petite dose administrée dans une surface étendue aura une action immédiate plus forte qu'une plus grande dose administrée dans une surface moindre. — 5° Quoique le volume absolu de la dose ait peu d'importance, quant à l'action immédiate du médicament, il n'en est cependant pas de même de la durée d'action, laquelle sera d'autant plus longue que le volume absolu de la dose sera plus considérable. — 6° C'est dans le cours de cette action plus longue que les doses plus volumineuses peuvent développer aussi plus de symptômes que les petites, et ces symptômes seront en général plus prononcés, plus intenses et plus tenaces. — 7° La dose la plus douce, c'est l'olfaction ; vient ensuite celle de quelques globules pris seuls et à sec, puis celle d'un mélange de ces mêmes globules avec le sucre de lait, ou leur solution dans une petite cuillerée d'eau, enfin celle d'une goutte.* — Ces trois dernières espèces de doses se distinguent cependant en général si peu l'une de l'autre, qu'il est presque impossible de dire laquelle a la plus forte ou la plus faible action immédiate. *On ne devra pas oublier non plus que tout ce que nous venons de dire sur la différence des doses et sur leur forme, ne s'applique rigoureusement qu'aux doses* HOMOEO-PATHIQUES *renfermées dans les limites d'un globule jusqu'à 1,*

2 gouttes d'une ATTÉNUATION *quelconque; pour les substances à leur état primitif et les teintures-mères, il y a d'autres lois de proportion ou plutôt certaines modifications des mêmes lois,* qu'il serait cependant tout-à-fait en dehors de notre but de discuter ici.

424. Si donc, dans l'administration des médicamens on se base sur le principe incontestable que, plus la dose sera forte, plus la réaction de l'organisme tardera à s'établir apres la prise d'un médicament *homœopathique,* on peut facilement voir que dans les maladies aiguës, consistant en lésions de fonctions ou de sensations, névralgies, spasmes, etc., ainsi que chez les sujets irritables, surexcités, etc., les plus petites doses, notamment *l'olfaction ou quelques globules pris à sec,* ou une petite cuillerées à café de la solution d'un globule dans une très-grande quantité d'eau, seront les plus convenables. Pour les maladies chroniques de même nature, les doses devront rarement être plus fortes; mais comme il convient de soutenir dans ces maladies, une action assez prolongée, les doses les plus convenables paraissent être 2, 3, 4 globules dissous dans une petite cuillerée d'eau; rarement une goutte entière. Dans les maladies chroniques avec lésions organiques et symptômes matériels, tels que suppurations, flux catarrhaux, désorganisations, etc., les gouttes entières sont souvent d'un grand secours, quoiqu'il nous soit aussi arrivé d'obtenir tout ce qu'il est possible d'espérer avec des doses de 2, 3, 4 globules, dissous dans une petite cuillerée d'eau. Enfin quant aux maladies aiguës avec tendance à la destruction de la matière organique, surtout si ces maladies dépendent de l'action d'un virus, tels que la syphilis, la petite vérole, etc., les fortes doses sont souvent indispensables. Du reste, il en est des doses comme des atténuations : quel que soit le volume dans lequel on les administre à la fois, la chose la plus importante, c'est toujours *leur répétition.*

CHAPITRE IV.

De la répétition des doses.

425. Le point principal de toute la doctrine de l'administration des doses, c'est la RÉPÉTITION. Dans la préface de la première partie de notre *Nouveau Manuel,* pag. XV, nous avons

déjà dit *que si pendant un certain temps on prenait pour règle, de donner à tous les malades sans exception 10, 12, 15 globules et même une goutte entière de la* PREMIÈRE *atténuation,* SANS CEPENDANT RÉPÉTER CES DOSES, A MOINS QU'IL N'Y AIT FORTE INDICATION, *on ne remarquerait pas d'aggravations plus fâcheuses que si l'on n'avait administré que quelques globules des dernières atténuations, et qu'en tout cas la différence entre les résultats obtenus ne serait nullement en proportion avec l'accroissement des doses.* Aujourd'hui encore, nous sommes absolument du même avis, et nous pensons que, pourvu qu'on sache bien saisir les indications pour l'administration d'une nouvelle dose, ou, ce qui revient au même, pour la *répétition*, on peut dans la plupart des cas, et *à un* TRÈS-PETIT *nombre d'exception près*, se servir de telle atténuation qu'on voudra et l'administrer à n'importe quelle dose depuis celle d'un globule jusqu'à une goutte, sans jamais avoir à se repentir de cette manière de procéder. Aussi Hahnemann, Hering, Ægidi, et tous ceux qui ont écrit sur l'administration des médicamens homœopathiques, se sont-ils beaucoup plus occupés de la *répétition* que du volume et de la force des doses, preuve évidente que pour peu qu'on se mette à réfléchir sur les principes de cette doctrine, et à comparer les divers résultats que fournit la pratique, on en vient à envisager la question sous son véritable point de vue. C'est aussi pourquoi dans la préface de notre Manuel, nous avons réduit toute la question de l'administration des doses à une question de répétition, et ce chapitre ayant été traité assez en détail, nous pourrions à la rigueur nous borner ici à renvoyer à cet ouvrage si nous ne faisions pas la réflexion qu'il est plus agréable pour le lecteur de trouver ici un ensemble de toute la doctrine.

426. Le principe fondamental de toute répétition, c'est toujours *de ne point répéter la dose tant que se poursuit la réaction provoquée par la première, et que l'amélioration fait des progrès,* QUELQUE LÉGERS QUE SOIENT D'AILLEURS CEUX-CI. C'est d'après ce principe que dans la plupart des indispositions légères, dans bien des maladies aiguës, non inflammatoires, les spasmes, les névralgies, etc., on enlèvera souvent tout le mal par une seule dose, et que dans les maladies chroniques sans altérations organiques, on verra souvent l'amélioration produite par un seule dose se prolonger jusqu'au delà de 4, 6, 8 semaines. Dans des cas de

cette nature, la répétition des doses n'est presque jamais indiquée
dès le début, quoiqu'elle puisse devenir nécessaire lorsque, après
un temps plus ou moins prolongé, la réaction que la première
dose avait provoquée, reste stationnaire ou que la maladie s'ag-
grave de nouveau ; et encore n'est-elle nécessaire dans ces deux
derniers cas que lorsque l'ensemble des symptômes indique encore le même médicament ; tandis que si l'état de la maladie
avait changé de face, un autre médicament, mieux approprié à
l'état du moment, serait préférable à la répétition d'une dose du
premier. Mais ce qu'il importe avant tout, c'est de s'assurer que
l'état est réellement tel qu'il y ait lieu, soit à la répétition, soit à
un changement. Souvent l'aggravation qui remplace l'amélioration survenue, n'est due qu'au médicament même, et se dissipera
bientôt d'elle-même, si l'on a le courage d'attendre. C'est pourquoi
nous avons toujours donné le conseil de ne jamais trop se hâter,
lors même qu'on croirait la répétition indiquée, et de bien observer les changemens qui pourraient survenir après la répétition,
si elle avait eu lieu, afin de se garantir au moins de toute répétition trop prolongée.

427. On nous a souvent témoigné le désir de nous voir préciser
exactement le temps qu'il faut attendre, pour savoir si l'on a encore quelque bien à espérer d'une dose donnée. C'est là une chose
absolument impossible, puisque ce temps varie non-seulement
suivant la grosseur de la dose que l'on a administrée, mais encore selon les médicamens, le genre de l'affection, la constitution,
le tempérament de l'individu, et une foule d'autres circonstances
qu'il est impossible de prévoir. Cependant, pour donner aux
commençans le plus de renseignemens possible, nous allons encore essayer ici d'émettre quelques règles générales. Il va sans
dire, que plus la maladie est aiguë et ses progrès rapides, plus
sera court le temps qu'on devra laisser s'écouler avant de prendre
une détermination, en sorte que si dans les maladies chroniques,
il convient parfois d'observer une aggravation ou un état stationnaire pendant 4, 8, 10 jours, avant de prendre une résolution, il en est bien autrement dans les maladies très-aiguës, où
souvent les répétitions peuvent être nécessaires d'heure en heure
et même à des intervalles encore plus rapprochés, comme cela
arrive dans le choléra, les apoplexies, etc. En général, on peut
poser en principe que les intervalles auxquels le médecin juge

convenable de revoir son malade, sont les meilleurs points de mire pour l'observation de l'action des médicamens. Ces intervalles, sont dans les maladies aiguës, ordinairement de 6, de 12 ou de 24 heures; dans les maladies chroniques de 4, de 5 ou de 10 jours. Pendant ce laps de temps, il arrivera constamment de deux choses l'une, ou l'état *restera absolument le même*, ou il *changera quelque peu que ce soit*, et pourra ainsi indiquer à l'observateur attentif ce qu'il aura à faire.

428. Le cas où l'état restera absolument le même dans l'un de ces intervalles, est excessivement rare, et ne se rencontre peut-être jamais pour un observateur exercé. Car, dans la plupart des cas, lors-même qu'on ne remarquerait pas un changement visible dans les symptômes pathognomiques, on trouvera presque constamment, soit dans les symptômes accessoires, soit dans l'état général du malade, quelque légers indices qui peuvent dénoter l'action du médicament et la marche qu'elle va prendre. Si cependant, à la première visite qu'on fait au malade après l'administration du médicament, l'état restait absolument le même, on attendrait la seconde, et si alors il n'y avait encore rien de changé, et qu'on fut sûr du choix du médicament, on répéterait la dose, attendant encore les effets qu'elle produirait. Dans les maladies très-aiguës, inflammatoires, on trouvera constamment à la seconde visite quelques changemens, soit en bien soit en mal ; dans les maladies aiguës à progrès plus lents, la seconde dose produira indubitablement assez de changemens pour qu'on puisse les apercevoir à la visite qui suivra la répétition. Seulement dans quelques maladies chroniques et surtout dans quelques affections locales, il peut arriver que la première fois qu'on reverra le malade, après la prise de la seconde dose, il n'y ait encore aucun changement. Dans ce cas, on attendrait jusqu'à la visite suivante, et si alors *on ne remarquait encore nulle trace de l'action du médicament*, on répéterait encore la dose, et continuerait la répétition jusqu'à ce qu'il y eût un changement quelconque, ayant cependant soin de la cesser, dès qu'on en apercevrait les moindres indices, *quelques légers qu'ils fussent.* Car souvent il n'est rien de plus pernicieux que de répéter sans nécessité; ce qui arrive à bien des débutans qui, faute de bien observer, ne voient presque jamais agir leurs médicamens que lorsque les effets en deviennent si évidens qu'il faut avoir recours

à des antidotes, et il en est même qui, dans ce cas encore, mettent tout sur le compte de la maladie rébelle et continuent éffrontément la répétition sans se laisser détourner. C'est là le meilleur moyen de rendre souvent les maladies les moins opiniâtres absolument incurables.

429. Ainsi donc, dès qu'après avoir administré une dose, on remarquera les plus légers indices de son action, on attendra tranquillement, afin d'observer les changemens survenus. S'ils dénotent une *amélioration*, on abandonnera cette dernière à sa marche aussi long-temps qu'elle fera des progrès, et lorsqu'elle restera stationnaire, on observera encore cet état pendant l'espace de deux visites, avant de rien faire, et si pendant ce temps l'amélioration reprend, on la laissera marcher comme auparavant, sans administrer de nouvelles doses. Si elle varie pendant ce temps, tantôt reprenant tantôt s'arrêtant, on attendra encore jusqu'à ce qu'il se soit déclaré, soit une amélioration franche, soit une aggravation nettement prononcée. Si l'amélioration au bout de ce temps devient franche, on attendra, comme auparavant, sans rien faire, fût-ce même, jusqu'à la dixième semaine après l'administration de la dose. Mais si, au contraire, l'amélioration qui s'était établie reste définitivement stationnaire pendant les intervalles de plus de deux visites, c'est-à-dire qu'il n'y ait ni variation ni aggravation franche, on pourra essayer de répéter la première dose, quoique dans ce cas ce soit rarement le même médicament qui sera indiqué. Les cas où après une amélioration de longue durée la répétition du même médicament paraît convenable, c'est plutôt lorsque les symptômes de l'ancienne maladie s'aggravent de nouveau, mais non lorsqu'une partie de la maladie s'est améliorée définitivement, et que l'autre reste simplement telle qu'elle a toujours été.

430. Mais si au contraire, après l'administration d'une dose, il survient, soit immédiatement, soit après une amélioration peu prolongée, une aggravation quelconque, on examinera d'abord si cette aggravation est *due au médicament* ou *à la maladie*, c'est-à-dire si elle est *artificielle* ou *naturelle*. Le premier de ces cas se décèle à l'observateur attentif en ce que *l'aggravation a ordinairement lieu d'une manière assez subite, ne portant souvent que sur des symptômes isolés, tandis que l'état général s'améliore ; en ce qu'elle est toujours entremêlée de symptômes carac-*

téristiques *du médicament administré, et que, dans ses phéno-*
mènes, elle montre un caractère peu stable, disparaissant souvent
aussi subitement qu'elle est survenue et ne persistant en général
que peu de temps (dans les maladies très-aiguës 10, 15, 30 minutes
dans les maladies aiguës ordinaires 2, 4, 6 heures au plus, et dans
les maladies chroniques 3, 4, 6 jours). Mais si au contraire l'aggravation est due à la maladie, c'est-à-dire que celle-ci se relève
de nouveau, l'observateur exercé le reconnaîtra en ce que
l'aggravation aura lieu après un temps de bien-être plus ou
moins long ; en ce qu'elle ne sera pas aussi subite que dans le
cas précédent, se manifestant peu à peu et portant en même temps
sur l'état général des malades ; qu'elle ne sera point entremêlée de
symptômes caractéristiques du médicament, mais qu'elle se com-
posera purement de symptômes pathognomiques, et qu'au lieu de
disparaître au bout d'un temps assez court, elle ne fera qu'ac-
croître de jour en jour ou d'heure en heure.—Dans le premier de
ces cas, c'est-à-dire dans l'aggravation artificielle, on en attendra
les effets, sans rien faire jusqu'à ce qu'on voie survenir une amélioration que l'on traitera ensuite comme il a été dit plus haut.
Dans le second cas, c'est-à-dire lorsque l'aggravation est naturelle, on répétera la dose si le même médicament est encore indiqué, ou bien on en administrera un autre.

431. Outre ces deux cas d'aggravation, il y en a cependant encore un autre, c'est lorsque *par un médicament mal choisi et*
administré à dose trop forte, il survient des symptômes médicamenteux en même temps que ceux de la maladie s'aggravent.
Cette sorte d'aggravation se distinguera des deux précédentes, en
ce *qu'elle aura presque toujours lieu sans être précédée d'aucun*
moment de bien-être; en ce qu'elle sera mêlé de symptômes carac-
téristiques du médicament et de symptômes pathognomiques an-
nonçant la marche progressive de la maladie; qu'elle augmentera
soit rapidement, soit lentement, mais toujours d'une manière
constante et progressive, et enfin en ce que surtout l'état général du
malade s'empirera. Des phénomènes semblables peuvent se manifester à la suite d'une dose trop forte ou trop souvent répétée
d'un médicament du reste très-bien approprié à la maladie; mais
ce qui distinguera ce dernier cas du précédent c'est que *bien que*
l'aggravation ait lieu autant dans les symptômes pathognomiques
que dans ceux qui sont propres au médicament, elle montrera ce-

pendant moins de stabilité dans ses phénomènes, portant tantôt sur telle tantôt sur telle autre souffrance, tantôt sur les symptômes pathognomiques, tantôt sur ceux qui appartiennent au médicament, tantôt sur l'état général tantôt sur les souffrances locales, etc , et il est rare qu'un œil exercé ne puisse distinguer à travers tout ce désordre une tendance à l'amélioration. Dans l'un et l'autre de ces cas, la répétition de la dose administrée est ce qu'il y a de pire ; et dans le premier cas, il n'y a pas autre chose à faire qu'à administrer sur le champ un autre médicament mieux approprié; tandis que dans le dernier, si les souffrances ne se dissipent pas d'elles-mêmes, l'administration d'un antidote sera souvent d'un grand secours.

432. Tout ce que nous venons de dire s'applique cependant plutôt aux maladies *chroniques* qu'aux maladies aiguës, et encore est-ce de préférence dans les maladies chroniques caractérisées par un travail morbide *peu* actif que ces règles trouveront le plus souvent leur application rigoureuse. Dans les maladies chroniques caractérisées par un travail morbide *très*-actif, telles que les ulcérations, les écoulemens, les désorganisations, etc., enfin dans tous les cas, où il importe de mettre fin aussitôt que possible à un travail destructeur, on réussira souvent parfaitement en administrant, dès le principe, le médicament à doses répétées, et dans bien des cas ce mode d'administration sera même indispensable. Car, l'activité morbide et le grand travail qui s'est developpé dans les organes malades, sont souvent tels qu'il faut constamment exciter de nouveau la réaction de l'organisme par de nouvelles doses, et dans tous ces cas, il convient infiniment mieux d'administrer souvent une très-petite dose que de n'en donner qu'une seule quoique plus forte. C'est pourquoi nous voyons dans presque toutes les maladies chroniques de cette sorte, les solutions d'un globule d'une atténuation assez élevée, dans 6, 10, 15 cuillerées d'eau, et prises par cuillerées, (toutes les 24 heures une), mieux réussir que tout autre mode d'administration, seulement, dès que les symptômes actifs de la maladie sont combattus, et que cette dernière est redevenue latente, ce mode ne convient souvent plus du tout, et doit être remplacé par l'administration d'une seule dose pour un temps assez long.

433. Il en est de même pour les maladies aiguës, inflamma-

terres ; tant qu'elles sont violentes, la fièvre forte et l'inflammation intense, l'usage de très-petites doses fréquemment répétées est préférable à tout autre mode d'administration, et plus la maladie est violente, sa marche rapide et l'inflammation franche, plus il convient de rapprocher les doses. C'est ainsi que dans la première période du croup par exemple, le mode qui réussit le mieux c'est de donner toutes les demi-heures une cuillerée à café d'une solution d'un ou de deux globules dans un verre d'eau; dans les pleurésies, les rhumatismes aigus avec fièvre, etc., une cuillerée à bouche d'une solution pareille toutes les 2, 3 heures, etc., suivant le degré et le genre de la maladie. Dans les affections aiguës qui sont dues à l'action d'un virus destructeur, tels que les virus syphilitique, variolique, etc., ainsi que dans les accidens produits par l'action d'un poison, la répétition est également indispensable, et dans quelques cas très-graves, on peut même administrer des gouttes entières et répéter la dose suivant les circonstances toutes les 12, 24 heures, jusqu'à ce que la réaction de l'organisme l'ait emporté sur l'action du virus ou du poison. Mais, ainsi que dans les maladies chroniques à travail très-actif, la répétition ne convient plus dès que la maladie est redevenue latente, de même elle n'est ordinairement indiquée dans les maladies aiguës que jusqu'à la cessation de la fièvre et des symptômes inflammatoires ; le reste des souffrances se combat dans la plupart des cas beaucoup plus sûrement par l'action prolongée d'une seule dose.

434. En résumant tout ce que nous venons de dire sur l'usage des diverses atténuations, la grosseur des doses et la répétition, on pourrait peut-être établir les règles générales suivantes, qui cependant ne seront pas sans exception. — 1º Dans le traitement des prédispositions à certaines affections, des maladies constitutionnelles, des souffrances chroniques qui ne sont pas des maladies proprement dites, en un mot *dans tous les cas où il s'agit plutôt d'une tendance morbide, ou d'une faiblesse ou susceptibilité maladive d'un organe, sans maladie déclarée, les* DERNIÈRES *atténuations,* administrées SANS RÉPÉTITION *à la dose de* 2, 3 *globules* (soit à sec, soit dissous dans une petite cuillerée d'eau) conviennent le mieux sans nulle exception. — 2º Il en est de même pour la plupart des *affections locales chroniques peu actives, et qui sont plutôt des symptômes*

d'une constitution maladive que des maladies indépendantes;
seulement lorsque ces affections acquièrent une certaine intensité et activité, la répétition peut devenir opportune, ainsi que
l'emploi des premières atténuations.—3° Dans toutes *les maladies*
aiguës, inflammatoires, avec fièvre, la dose la plus convenable
est de 2, 3, 4 globules des PREMIÈRES *atténuations,* DISSOUS DANS
UN VERRE D'EAU, *et pris par cuillerées (soit à café soit à bouche)*
d'heure en heure, ou bien toutes les 2, 3 heures, suivant les cir-
constances.—4° *Il en est de même pour toutes les affections dues à*
l'action d'un virus, et les accidens produits par des substances
vénéneuses, tant que ces affections ou ces accidens auront encore
une certaine violence.—5° *Dans toutes les affections purement*
dynamiques, telles que lésions de fonctions, spasmes, névral-
gies, etc., soit aiguës, soit chroniques, ainsi que dans *tous les*
accidens et indispositions sans fièvre ni grande violence, la meilleure dose est *de 2, 3 globules des* DERNIÈRES *atténuations, ad-*
ministrés EN UNE SEULE FOIS ET SANS RÉPÉTITION, ou bien
l'olfaction, chez certains sujets.

CHAPITRE V.

De la combinaison des médicamens.

435. Dans l'introduction de cet ouvrage, nous avons déjà dit
qu'un des principes de l'homœopathie est de ne jamais administrer qu'un seul médicament à la fois, et de ne jamais se servir
de médicamens composés de plusieurs substances médicamenteuses. C'est-là un des principes contre lesquels les adversaires
de cette doctrine se sont élevés le plus, prétendant que dans des
maladies riches en symptômes un seul médicament ne saurait
suffire à toutes les indications, ou bien que les composés médicamenteux déployaient souvent des vertus toutes nouvelles et
faisaient ainsi obtenir ce qu'aucun des médicamens qui entrent
dans cette composition ne saurait faire obtenir isolément.
Quant à la première de ces assertions, l'objection qu'elle contient
tombe d'elle-même, lorsqu'on songe qu'après tout chaque composé médicamenteux forme une nouvelle unité pathogénétique
qui peut être regardée comme un nouveau médicament simple,
qui, par conséquent, ne développera ni plus ni moins d'effets cu-
ratifs que toute autre substance médicamenteuse simple, mais

nullement toute la somme des effets des substances qui entrent dans la composition. En ce sens, il est vrai que tout composé, formant un nouveau médicament, pourra déployer des vertus qu'aucune des substances qui le forment ne déploierait à elle seule. Mais comme il est impossible de savoir d'avance quelles seront les vertus que le composé pourra déployer, il faudrait, si l'on voulait s'en servir rationnellement, qu'on l'étudiât dans ses effets comme tout autre médicament simple.

436. C'est sous ce point de vue que récemment encore quelques médecins homœopathes mêmes ont proposé d'introduire aussi dans notre Code pharmaceutique des médicamens composés, mais de les étudier d'abord dans leurs effets. Quant à nous, on pourra facilement conclure de ce que nous venons de dire, que nous sommes loin de regarder cette proposition en elle-même comme impraticable; mais ce qui nous empêche de fonder dessus de grandes espérances pour la pratique; c'est que nous pensons que ces composés, même étudiés, ne se trouveraient être ni plus ni moins propres que les médicamens simples, à répondre à un grand nombre d'indications. Il n'y aurait donc absolument rien à gagner à étudier plutôt les médicamens composés que les simples. Et en outre, avant d'engager les homœopathes de se mettre à cette étude, il faudrait que nous pussions leur indiquer le principe d'après lequel on devra réunir les médicamens en composés; car si on le faisait au hasard, les cent médicamens dont nous connaissons à peu près tous les effets, nous donneraient déjà près de *dix mille* composés à étudier, lors même qu'on se bornerait à ne réunir que deux médicamens, mais qu'on se ferait en même temps un devoir d'en faire toutes les compositions binaires que ces cent médicamens permettraient de faire. La composition des médicamens ne pourra donc point être encore érigée en *principe*, ni rendue obligatoire pour personne, tant surtout que nous n'aurons pas étudié tous les médicamens simples qui sont dignes de fixer notre attention (1).

____

(1) Quelques partisans des médicamens composés nous ont souvent fait la remarque que jusqu'ici on s'était constamment servi, en homœopathie, de substances composées, telles que le foie de soufre, le savon, les sels, etc., et que notre matière médicale était loin de ne contenir que des substances absolument simples. A cela nous répondrons que jamais non plus on n'a prétendu ne vou-

437. D'autres homœopathes encore, sans prétendre toutefois ériger en principe la composition des médicamens, pensent cependant que souvent l'administration simultanée de deux médicamens indiqués l'un pour telle, l'autre pour telle autre partie des symptômes, accélérait beaucoup plus la guérison que l'administration consécutive de ces mêmes médicamens. Il peut y avoir du vrai dans cette idée, et dans quelques cas où diverses parties de l'organisme sont affectées d'une manière différente ; il est fort possible que deux médicamens administrés ensemble, puissent faire chacun ce qu'on a le droit d'en attendre ; mais comme on ne peut jamais savoir d'avance jusqu'à quel point l'un pourra entraver l'action de l'autre, cette manière d'agir ne pourra non plus jamais être érigée en principe. Dans la plupart des cas les olfactions médicamenteuses mêmes, que l'on fait faire parfois contre des accidens survenus pendant l'action d'un médicament soi-disant antipsorique, entravent toujours plus ou moins les effets de ce dernier. Enfin, quant au mode de combinaison que quelques personnes encore ont proposé de faire, et qui consiste à administrer simultanément deux médicamens qui paraissent réunir à eux deux tous les symptômes d'une même maladie, ce genre de médication est encore trop dépourvu de toute règle fixe et de toute condition d'une méthode sûre pour mériter ici une sérieuse attention.

438. Quoi que l'on puisse objecter en faveur des combinaisons de toute nature, le *véritable principe*, la *règle fondamentale* restera donc toujours l'administration D'UN SEUL MÉDICAMENT

---

loir faire usage que de corps absolument simple ou *élémentaires*, mais qu'il y a une différence énorme entre les *compositions* médicamenteuses qui réunissent deux ou plusieurs substances absolument étrangères, et les *combinaisons* chimiques, qui forment toutes des *individus* chimiques, à propriétés déterminées. Tous les corps de cette dernière espèce, sont des *médicamens simples*, quoique, quant à leurs élémens, ils soient des *substances composées*. Les combinaisons chimiques doivent nécessairement avoir des propriétés invariables, parce qu'elles ne peuvent être obtenues qu'en proportions définies; les *mélanges* varieront constamment, suivant les proportions dans lesquelles on les fera, et dont rien ne gaantit l'exactitude dans les diverses préparations.

A LA FOIS, et toute combinaison quelle qu'en soit le mode, ne formera jamais qu'une EXCEPTION à la règle, exception que le praticien pourra faire quand bon lui semblera, mais que la DOCTRINE comme *telle*, ne peut ni enseigner ni poser en principe. La seule médication en quelque sorte composée, que la doctrine puisse recommander et qu'elle recommande même réellement, c'est l'*alternation* de deux médicamens également bien indiqués. Il y a lieu à cette *alternation* toutes les fois qu'un médicament, après son action révolue, laisse l'ensemble des symptômes dans un état tel qu'ensuite l'autre est indiqué; mais en pratique, on rencontrera rarement des cas où chacun des deux médicamens que l'on alterne sera réellement indiqué plus de deux fois. Il arrive le plus souvent qu'après l'action du second on devra de nouveau avoir recours au premier, mais après le second emploi de celui-ci, le reste des symptômes aura ordinairement tellement changé qu'alors un tout autre médicament sera mieux indiqué. Un cas qui cependant se présente assez fréquemment, et peut-être même plus souvent que tout autre, c'est celui où un médicament se trouvant presque spécifique contre une maladie, sans cependant suffire complétement à lui seul, on le trouvera souvent indiqué de nouveau, mais en l'alternant chaque fois avec un autre médicament. C'est ainsi, par exemple, que rarement on trouvera indiqué : *Lach.*, *Hep.*, *Lach.*, *Hep.*, *Lach.*, etc., mais souvent peut être : *Lach.*, *Hep.*, *Lach.*, *Caust.*, *Lach.*, *Phosph. ac.*, *Lach.*, etc.

439. Voilà ce que nous croyons devoir dire sur l'administration des médicamens. Toutes les règles que nous avons données, sont, nous le sentons bien, excessivement vagues. La faute ne devra pas nous en être imputée, mais bien au contraire à l'état d'enfance dans lequel se trouve aujourd'hui encore notre science. Et lors même qu'elle serait plus avancée, il serait constamment impossible de donner des règles tellement précises qu'aucun débutant ne puisse jamais rester dans le doute. Le meilleur conseil que nous puissions donner aux débutans, c'est de s'en tenir constamment à ce principe que CE N'EST PAS L'ACTION IMMÉDIATE DU MÉDICAMENT QUI GUÉRIT, MAIS LA RÉACTION DE LA FORCE VITALE EXCITÉE PAR CETTE ACTION; vérité à laquelle nous joindrons encore les aphorismes suivans :

1° *Dans tous les cas douteux, il vaut mieux administrer une*

*dose trop faible que trop forte, et ne point la répéter que de la ré-
péter trop souvent.*

*2° Toutes les fois qu'il n'y a pas indication suffisante pour la
répétition ou l'administration d'un autre médicament, il vaut
mieux ne rien donner et attendre que ces indications se dé-
clarent.*

*3° Dans les maladies chroniques, le bon observateur obtient
souvent avec 2 médicamens dans 3 mois ce qu'un autre n'obtiendrait pas avec 60 dans l'espace de 3 ans.*

*4° Il n'y a rien de plus vicieux que l'impatience de la part du
médecin, et le changement trop fréquent des médicamens.*

*5° Tant qu'après l'administration d'un médicament, la mala-
die ne fait pas de progrès, on ne risque rien à attendre.*

*6° La réaction salutaire de la force vitale contre un médica-
ment ne se rétablit jamais d'une manière aussi favorable, lorsqu'elle a été troublée inopportunément.*

*7° Tant que la nature réagit salutairement, le médecin n'a
absolument rien à faire, puisque tout ce qu'il pourrait faire dans
un tel moment, ce serait de changer pour le pire.*

*8° Une amélioration réelle, progressive, mais lente, vaut
mieux que l'espoir vague d'une amélioration plus prompte par
des moyens incertains.*

*9° Les fautes qu'on commet en donnant des doses trop faibles
sont constamment faciles à réparer ; celles qu'on commet en donnant des doses trop fortes ne se réparent quelquefois jamais.*

*10° Il vaut quelquefois mieux abandonner certaines maladies
à elles-mêmes, que de les traiter par des doses trop fortes et trop
souvent répétées.*

*11° Moins on est sûr d'avoir choisi le médicament convenable,
plus il convient de procéder avec précaution, tant pour la dose à
laquelle on l'administre que pour sa répétition.*

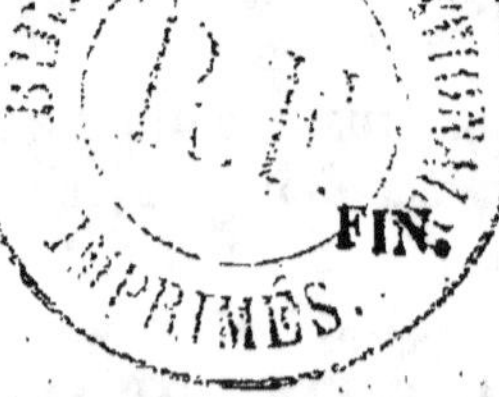

FIN.

TABLES ALPHABÉTIQUES

DES NOMS FRANÇAIS ET LATINS

DES

DIVERSES SUBSTANCES TRAITÉES DANS CET OUVRAGE.

NOTA. Dans les deux tables suivantes, les mots imprimés en caractères ordinaires sont les noms *français* des substances, ceux en caractères *italiques*, sont les noms *latins*, et ceux en **lettres grasses** sont les noms latins dont nous nous servons de préférence en *homœopathie*.

TABLE SUIVANT LES NOMS LATINS.

A

B

C

F

G

H

I

14

N

R

V

Z

TABLE ALPHABÉTIQUE DES NOMS FRANÇAIS (1).

A

Absinthe, *Absinthium.*
Acetate de baryte , *Baryta acetica,*
— de chaux, *Calcarea acetica.*
— de cuivre, *Cuprum aceticum.*
— de fer, *Ferrum aceticum.*
— de manganèse, *Manganum aceticum.*
— de mercure, *Mercurius acetatus.*
— de plomb , *Plumbum aceticum.*
Acide acétique , *Aceti acidum.*
— acéteux , *Acetum.*
— arsénieux ; V. *Arsenicum album.*
— formique, V. *Formica.*
— hydrochlorique , V. *Muriatis acidum.*
— hydrocyanique , *Hydrocyani acidum.*
— molybdique , *Molybæni acidum.*
— nitrique , *Nitri acidum.*
— phosphorique, *Phosphori acidum.*
— prussique, V. *Hydrocyani acidum.*
— sulfurique , *Sulfuris acidum.*
— tartrique , *Tartari acidum.*
— vitriolique , V. *Sulfuris acidum.*
Aconit Napel ; *Aconitum.*
Agaric , *Agaricus.*
Ail , *Allium.*
Aimant artificiel , *Magnes artificialis.*
— naturel , *Ferrum magneticum.*
Alcali volatil , V. *Ammonium carbonicum.*

Alcool , *Alcool.*
— de soufre ; *Sulfur alcoolisatum.*
Alkékenge , *Physalis alkekengi.*
Aloès , *Aloë.*
Alun, Alumine , *Alumina.*
Amandes (huile d'), *Oleum amygdalarum.*
Ambre gris, *Ambra grisea.*
Ammoniaque , *Ammonium.*
— (gomme), *Ammoniacum gummi.*
Anacarde, *Anacardium.*
Ancolie , *Aquilegia vulgaris.*
Anemone des prés, V. *Pulsatilla.*
Angélique, v. *Archangelica.*
Angusture, *Angustura.*
Anis étoilé, *Anisum stellatum.*
Ansérine , *Chenopodium.*
Antimoine , *Antimonium.*
Araignée porte-croix , *Diadema.*
— noire , *Theridion.*
Arbousier, v. *Uva ursi.*
Arbre à poison, *Rhus toxicodendron.*
Argent, *Argentum.*
— (vif), *Mercurius.*
Argile , v. *Alumina.*
Aristoloche, *Aristolochia.*
Armoise, *Artemisia.*
Arnique , *Arnica.*
Aron , *Arum.*
Arrête-bœuf, *Ononis spinosa.*
Arroche , *Atriplex.*
Arsenic , *Arsenicum.*
Asaret , *Asarum.*
Asperges , *Asparagus.*
Axonge , *Adeps suilla.*

B.

Badiane, v. *Anisum stellatum.*
Barbeau , *Barbus.*
Baryte , *Baryta.*

Baume de copahu, *Copaivæ balsamum.*

Belladonne, *Belladonna.*

Berce, *Heracleum sphondylium.*

Bête du bon Dieu, *Coccionella septempunctata.*

Bismuth, *Bismuthum.*

Blanc ou fard d'Espagne, v. *Bismuthum nitricum.*

— d'œuf, *Albumen.*

Bois de Campêche, *Haematoxylum.*

— doux, *Liquiritia.*

— gentil, *Mezereum.*

Bolet Satan, *Boletus Satanas.*

Bonhomme, *Verbascum Thapsus.*

Bonnet de prêtre, *Evonymus europæus.*

Borate de soude, *Borax.*

Bougies, v. *Cera.*

Bouillon blanc, *Verbascum Thapsus.*

Boviste, *Bovista.*

Branc-ursine (fausse), *Heracleum.*

Brinvilliers. *Spigelia.*

Brome, *Bromuim.*

Brucée, *Brucea antidysenterica.*

Bryone, *Bryonia.*

Bugrane, *Ononis spinosa.*

Busserole, *Uva ursi.*

C

Cabaret d'Europe, *Asarum europæum.*

Cacao, *Cacao.*

Café cru, *Coffea cruda.*

Cahinca, *Cahinca.*

Calomel, *Mercurius dulcis.*

Camomille, *Chamomilla.*

Campêche (bois de), *Hæmatoxylum.*

Camphre, *Camphora.*

Cantharide, *Cantharis.*

Carbonate d'ammoniaque, *Ammonium carbonicum.*

— de baryte, *Baryta carbonica.*

— de chaux, *Calcarea carbonica.*

— de cuivre, *Cuprum carbonicum.*

— de fer, *Ferrum carbonicum.*

— de magnésie, *Magnesia carbonica.*

— de manganèse, *Manganum carbonicum.*

— de nickel, *Niccolum carbonicum.*

— de potasse, *Kali carbonicum.*

— de soude, *Natrum carbonicum.*

— de strontiane, *Strontiana carbonica.*

Carbure (per-) de fer, *Graphites.*

— de soufre, *Suifur alcoolisatum.*

Cascarille, *Casearilla.*

Castoréum, *Castoreum.*

Causticum, *Causticum.*

Cérat, v. *Cera.*

Cévadille, *Sabadilla.*

Champignon rouge, *Agaricus muscaricus.*

Chanvre, *Cannabis.*

Charbon, *Carbo.*

Chasse-diable, *Hypericum perforatum.*

Châtaigne, *Castanea.*

Chaux, *Calcarea.*

Chélidoine, *Chelidonium.*

Chlorate de potasse, *Kali chloricum.*

Chlorure (deuto-) d'or, *Aurum murialicum.*

— — de mercure, *Mercurius corrosivus.*

— (proto-) de mercure, *Mercurius dulcis.*

Chocolat, v. *Cacao.*

Christophoriane, *Actæa spicata.*

Cicutaire vénéneuse, *Cicuta virosa.*

Ciguë aquatique, *Phellandrium aquaticum.*

— d'eau, *Cicuta virosa.*

— (grande), *Conium maculatum.*

— des jardins, *Æthusa cynapium.*

— (petite), *Æthusa cynapium.*

Cina, *Cina.*

Cinnabre, *Cinnabaris.*

Cinnamome, *Cinnamomum.*

Cire, *Cera.*

Ciste hélianthème, *Cistus canadensis.*

Citron, *Citri succus.*

Clematite droite, *Clematis erecta.*

Cloporte. *Oniscus asellus.*

Colchique, *Colchicum.*

Colle de poisson, *Ichthyocolla.*

Coloquinte, *Colocynthis.*

Conepate, *Mephitis putorius.*

Copahu (baume de), *Copaivæ balsamum.*

Coque du Levant, *Cocculus.*

Coquelourde, *Pulsatilla.*
Coqueret, *Physalis Alkekengi.*
Coquilles d'huître, *Conchæ.*
Corail rouge, *Corallium rubrum.*
Coumarou, *Tongo.*
Cran de Bretagne, *Cochlearia.*
Crapaud, *Rana bufo.*
Crotale, v. *Lachesis.*
Croton (huile de), *Croton.*
Cubèbes, *Cubebæ.*
Cuivre, *Cuprum.*
Cyclame, *Cyclamen.*

D

Daphné des Indes, *Daphne indica.*
Dent de lion, *Taraxacum.*
Deuto-chlorure d'or, *Aurum muria-*
    ticum.
    — de mercure. *Mercu-*
      rius corrosivus.
Deutoxide de fer, *Ferrum magneti-*
    cum.
Dictamne, *Dictamnus.*
Digitale, *Digitalis.*
Dompte-venin, *Vincetoxicum.*
Douce-amère, *Dulcamara.*
Drosère à feuilles rondes, *Drosera.*

E

Eau distillée, *Aqua destillata.*
— forte, v. *Nitri acidum.*
Ecorce du Bonplandia, *Augustura.*
    — de la racine du grenadier,
      Granatum.
Ecrevisse commune. *Cancer fluvia-*
    tilis.
    — (yeux d'), *Cancrorum*
      oculi.
Electricité, *Electricitas.*
Ellébore blanc, *Veratrum album.*
    — noir, *Helleborus niger.*
Encre de sèche, *Sepia.*
Epine noire, *Prunus spinosa.*
    — vinette, *Berberis.*
Eponge maritime, *Spongia marina.*
Ergot de seigle, *Secale cornutum.*
Esprit de nitre, *Nitri spiritus.*
    — de vin, *Alcool.*
Etain, *Stannum.*
Ether nitrique, *Nitri spiritus.*
    — sulfurique, *Æther.*
Etrangle-loup, *Paris quadrifolia.*
Eugenia Jame-rose, *Eugenia Jam-*
    bos.
Euphorbe, *Euphorbium.*
Euphraise, *Euphrasia.*

F

Fenouil d'eau, *Phellaudrium aqua-*
    ticum.
Fer, *Ferrum.*
Ferula (gomme-résine de), *Asaf-*
    tida.
Fève St-Ignace, *Ignatia.*
    — de Malac, *Anacardium.*
    — Tonka, *Tongo*
    — Pichurim, *Pichurim.*
Figue infernale, *Jatropha.*
Fleur de la Trinité, *Viola tricolor.*
Foie de morue (huile de), *Oleum*
    jec. morrhiæ.
Foie de soufre, *Hepar sulfuris.*
Fougère-mâle, *Filix mas.*
Fourmi rouge, *Formica rufa.*
Fraisier, *Fragaria vesca.*
Fraxinelle, *Dictamnus albus.*
Fusain, *Evonymus europæus.*

G

Galvanisme, *Galvanismus.*
Gattilier commun, *Agnus castus.*
Gayac, *Guaiacum.*
Genêt à balai, *Genista.*
Germandrée maritime, *Teucrium.*
Gingembre, *Zingiber.*
Gins-eng, *Ginseng.*
Gomme ammoniaque, *Ammonia-*
    cum.
    — arabique, *Gummi arabi-*
      cum.
    — résine de férula, *Asa fœ-*
      tida.
Gouet, *Arum maculatum.*
Graine de Tigli, *Croton tiglium.*
Graisse de porc, *Adeps suilla.*
Graphite, *Graphites.*
Gratiole, *Gratiola.*
Grenadier (écorce de la racine du),
    Granatum.

H

Hanneton vulgaire, *Melonthola.*
Hellébore blanc, *Veratrum album.*
    — noir, *Helleborus niger.*
Herbe au charpentier, *Millefolium.*
    — St.-Christophe, *Actœa spicata.*
    — St.-Jean, *Hypericum perfo-*
      ratum.
    — à Paris, *Paris quadrifolia.*
    — à pauvre homme, *Gratiola.*
    — aux poux, *Staphysagria.*
    — sardonique, *Ranunc. scelerat.*
Houblon, *Lupulus.*

Oreille d'homme , *Asarum europæum.*
Orge, *Hordeum.*
Orme, *Ulmus campestris.*
Oronge fausse, *Agaricus muscarius.*
Orpiment, *Aurum pigmentum.*
Ortie blanche, *Lamium album.*
— grièche, *urtica urens.*
Osmium, *Osmium.*
Oxyde blanc d'arsenic. *Arsenicum album.*
— (deut-) de fer, *Ferrum magneticum.*
— hydraté de fer, *Ferrum oxydatum.*
— rouge de mercure , *Mercurius præcipitatus ruber.*
Oxy-chlorure de mercure, *Mercurius solubilis.*

P

Pain de pourceaux, *Cyclamen europæum.*
Panax à cinq feuilles, *Gins-eng.*
Papier ciré, v. *Cera.*
Parisette à quatre feuilles , *Paris quadrifolia.*
Patte d'oie fétide, *Atriplex olida.*
— verdâtre , *Chenopodium glaucum.*
Pavot somnifère, *Opium.*
Pédivaux vénéneux, *Caladium.*
Pensée, *Viola tricolor.*
Percarbure de fer, *Graphites.*
Persil, *Petroselinum.*
Pervenche, *Vinca minor.*
Pétrole, *Petroleum.*
Phellandre, *Phellandrium.*
Phosphate de chaux, *Calcarea phosphorica.*
Phosphore, *Phosphorus.*
Pichurim (fève de), *Pichurim.*
Pied-de-loup, *Lycopodium.*
Pied-de-veau, *Arum maculatum.*
Pierre d'aimant, *Ferrum magneticum.*
Pignon d'Inde, *Croton Tiglium.*
— (gros), *Jatropha.*
Piment, *Capsicum annuum.*
Pin sauvage, *Pinus silvestris.*
Pisseulit, *Taraxacum.*
Pivoine, *Pæonia.*
Platine, *Platina.*
Plomb, *Plumbum.*
Plombagine, *Graphites.*
Poivre de Cayenne, *Capsicum annuum.*
— long, *Capsicum annuum.*

Poivre de muraille, *Sedum acre.*
— à queue, *Cubebæ.*
Polygale de Virginie, *Senega,*
Pomme épineuse , *Stramonium.*
— poison, *Solanum mammosum.*
Porcellion, *Oniscus asellus.*
Potasse, *Kali.*
Poudre aux vers, *Spigelia.*
Précipité blanc, *Mercurius præcipitatus albus.*
— rouge, *Merc. præcip. ruber.*
Proscarabée, *Meloë proscarabæus.*
Proto-chlorure de mercure, *Mercurius dulcis.*
Prunellier, *Prunus spinosa.*
Pulsatille, *Pulsatilla.*
Putier , *Padus avium.*
Putois d'Amérique, *Méphitis putorius.*

Q

Quinquina, *China.*

R

Raifort (grand), *Armoracia.*
Raisin d'ours, *Uva ursi.*
— de renard, *Paris quadrifolia.*
Réalgar, *Arsenicum rubrum.*
Réglisse (bois de), *Liquiritia.*
Renoncule, *Ranunculus.*
Résine (gomme) de Férula, *Asa fœtida.*
— de gayac, *Guaiacum.*
— de jalap, *Jalappæ magisterium.*
Rhubarbe, *Rhabarbarum.*
Ricin d'Amérique, *Jatropha.*
Romarin officinal , *Rosmarinus.*
— sauvage, *Ledum palustre.*
Rosage à fleurs jaunes, *Rhododendron.*
Rose de Sibérie, *Rhododendron.*
Rosée du soleil, *Drosera.*
Rouille, *Ferrum opydatum.*
Rue des Jardins, *Ruta graveolens.*

S

Sabine, *Sabina.*
Safran cultivé, *Crocus sativus.*
— des prés, *Colchicum.*
Sain-doux, *Adeps suilla.*
Salicaire, v. Sanguinaire.
Salpêtre, *Nitrum.*
Salsepareille, *Sassaparilla.*
Sanguinaire du Canada , *Sanguinaria Canadensis.*

FIN DES TABLES.

www.ingramcontent.com/pod-product-compliance
Lightning Source LLC
LaVergne TN
LVHW021121050726
842519LV00002B/310